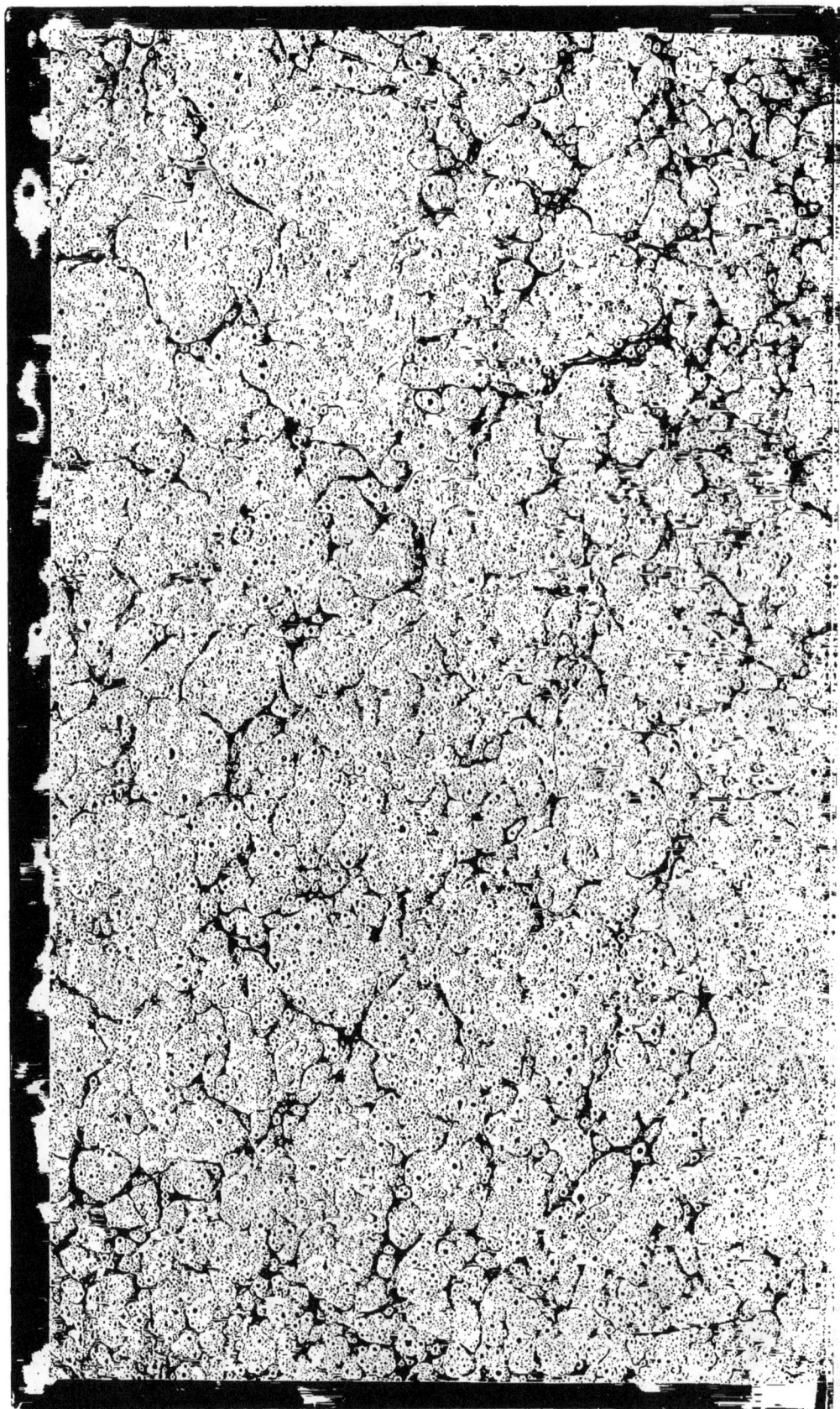

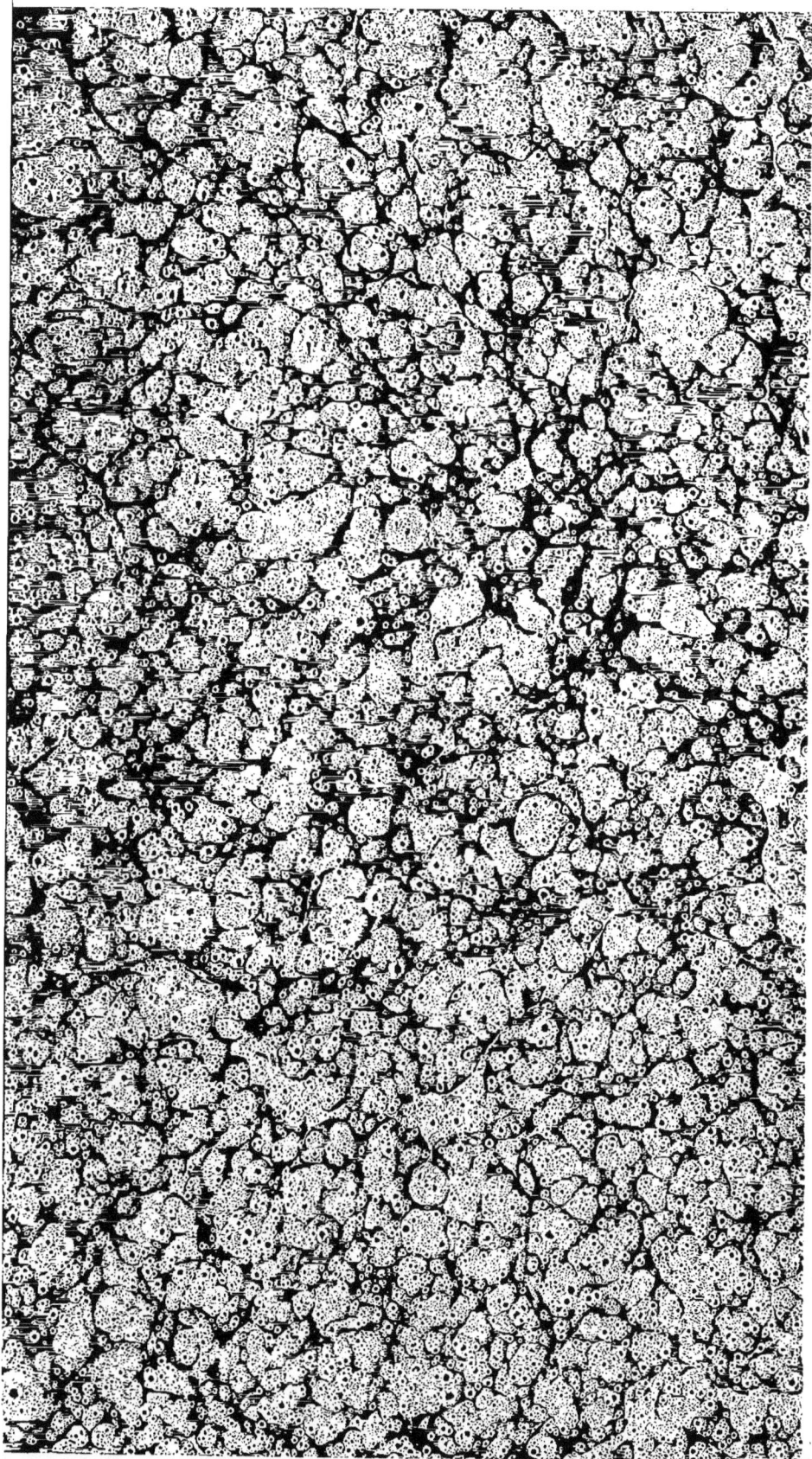

8 T⁵ 120.

T. 2660.
O.t.2.b.

ESSAI

SUR

LES LOIS DE L'ÉQUILIBRE.

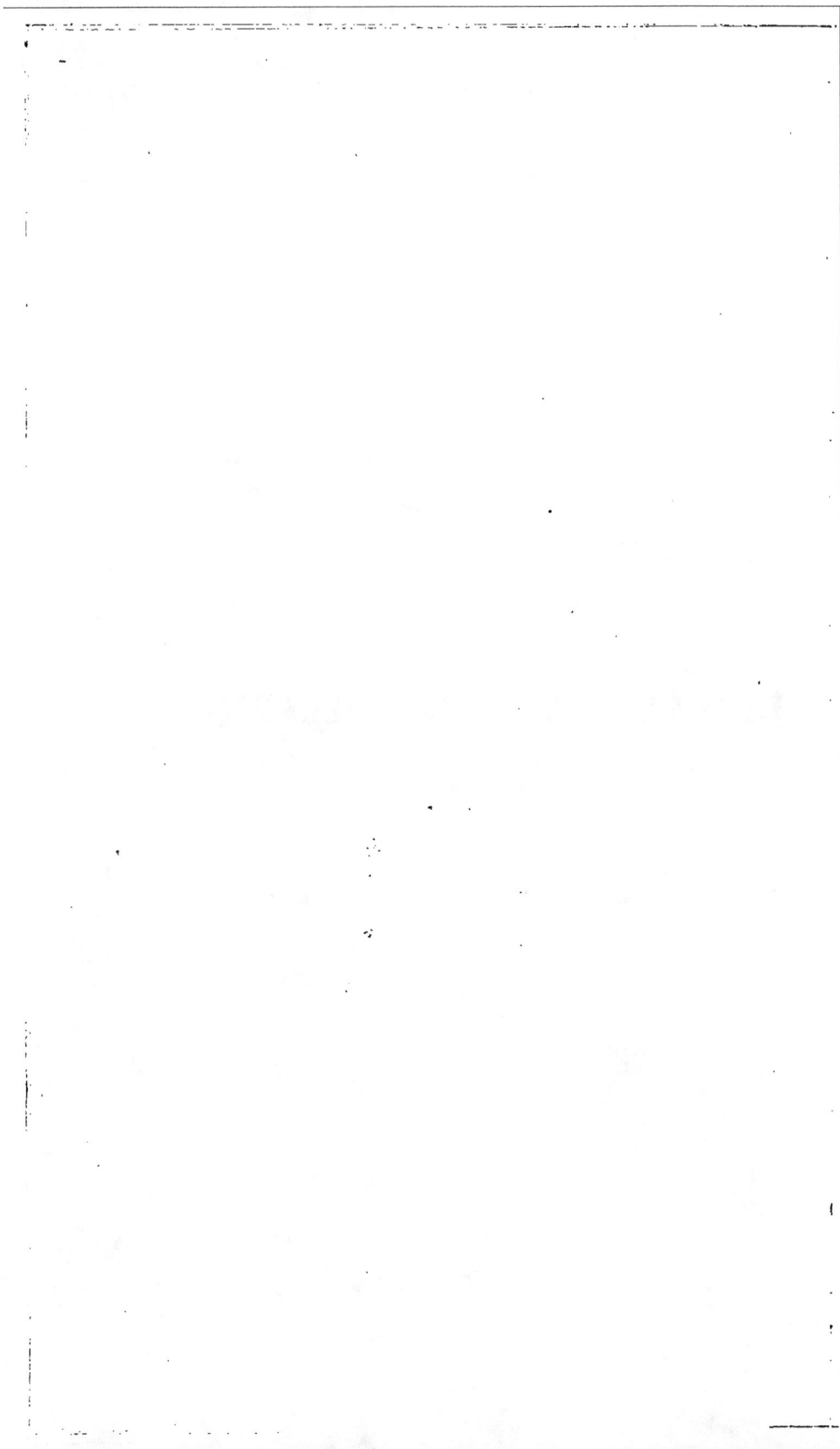

ESSAI

SUR LES LOIS

DE L'ÉQUILIBRE,

Par D. Blagny.

DIJON,

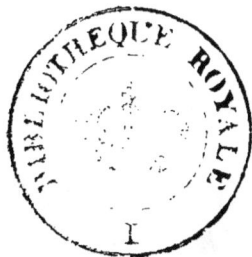

IMPRIMERIE DE CARION, PLACE D'ARMES.

1835.

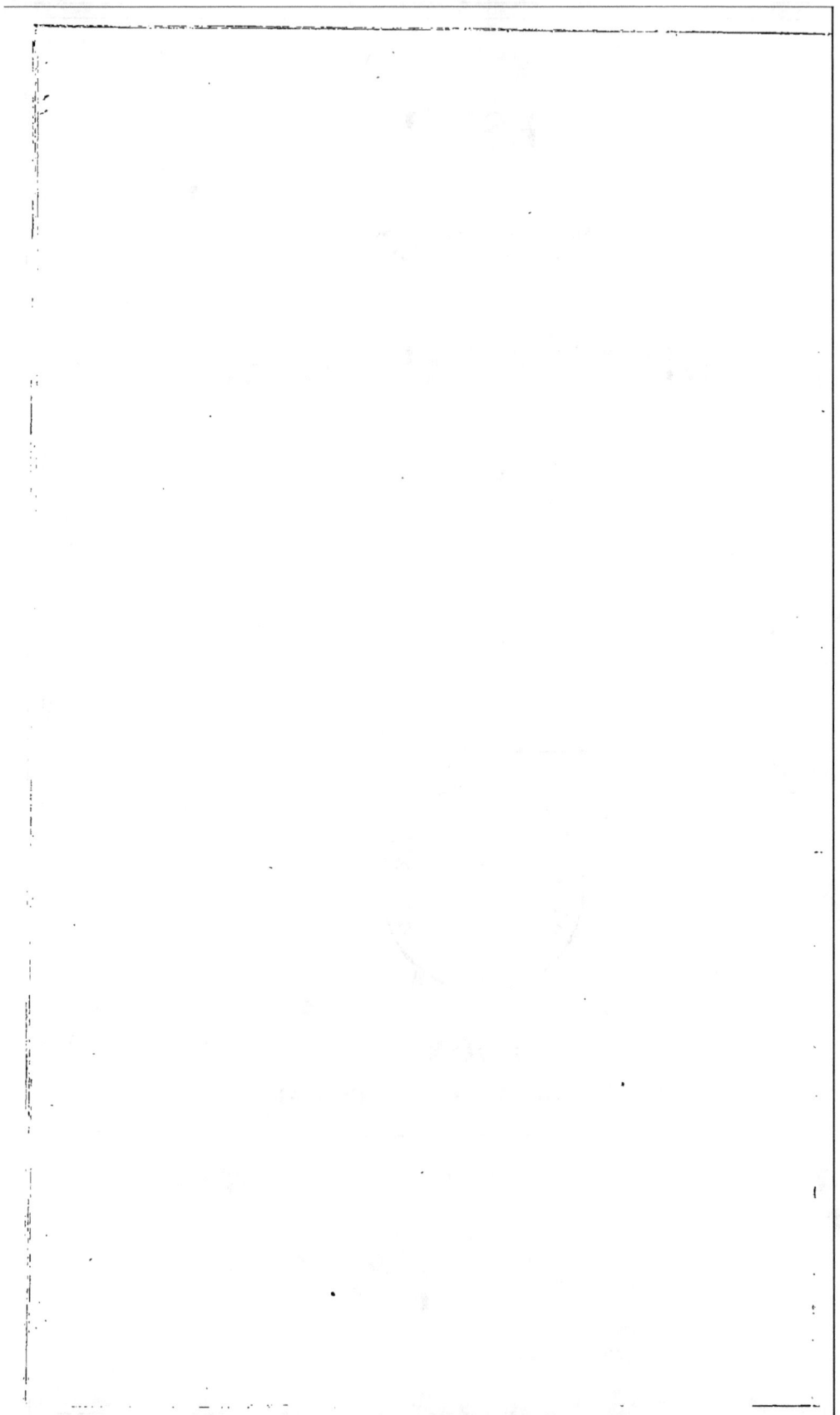

ESSAI

𝔖ur les 𝔏ois

DE

L'ÉQUILIBRE.

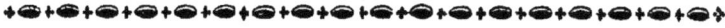

ANATOMIE.

PROPOSITION 1.

Les sciences physique, politique, physiologique : telle est la sphère de connaissances qu'embrasse l'art de guérir.

PROPOSITION 2.

La physique est générale ou spéciale.

PROPOSITION 3.

La physique générale embrasse l'étude de la nature dans son universalité.

C'est en se livrant à l'étude des lois qui régissent les divers corps qu'on peut saisir les points de contact qui les unissent entre eux, et qu'on peut, conséquemment, se former une idée générale du système universel auquel l'attraction et la répulsion président.

Tout mouvement, qu'il soit sidéral, qu'il soit végétal, qu'il soit minéral, qu'il soit animal, est le résultat de puissances actives (l'attraction et la répulsion); puissances qui agissent dans des directions opposées, tantôt simultanément, tantôt successivement.

Les actes qui décèlent leur existence, et pour le règne végétal, et pour le règne animal, sont la proie, l'accouplement.

Les arbres qui ne sont pas favorablement placés pour l'appréhension gazeuse, s'infléchissent, se contournent. Leur empire se manifeste également et pour l'un et pour l'autre règne par la protection. Les végétaux élancés, grêles, croissent ou se rapprochent du tronc des arbres qui bravent les orages : ce sont ces puissances qui président à l'accouplement des molécules minérales, soit homogènes, soit hétérogènes. C'est à leur impulsion qu'obéissent les astres ; ce sont elles qui impriment les formes au gouvernement; ce sont elles, enfin, qui régissent l'univers.

PROPOSITION 4.

On doit l'appeler physique moléculaire, anatomie élémentaire des règnes, lorsqu'elle s'occupe de la nature intime des corps.

En dissociant les divers élémens qui constituent les différens corps, la chimie soumet à l'attention du naturaliste les points d'analogie, les traits de dissemblance qui éloignent ou rapprochent tel ou tel corps de tel ou tel autre dans la vaste chaîne des êtres. Vierges d'action, ces divers élémens étant appliqués à la trame organique, ils y décèlent des modifications qui sont l'expression de leur caractère voilé : c'est l'interprétation de ce caractère secret qui constitue une science vraiment philosophique (je veux parler de la physiologie expérimentale), de ce rameau des connaissances médicales qui doit servir de fanal tout praticien qui ne fait point de son art un vil trafic.

PROPOSITION 5.

La physique spéciale envisage chacune des sections de la nature indépendamment des autres.

On ne peut comprendre l'ordre de la nature qu'en embrassant son système. La nature a tellement lié ses productions que toutes nos classifications, je n'en excepterai pas les plus ingénieuses, décèlent la main inhabile qui a conduit le compas sur chacun des anneaux de la grande chaîne des êtres.

PROPOSITION 6.

La physique, si elle projette ses regards sur les orbes, est céleste.

L'astronomie n'est considérée par beaucoup, je pourrais dire par l'universalité des médecins, que comme une science d'agrément. Frappé depuis si long-temps de cette vérité, que tout ce qui environne frappe, que tout ce qui frappe ébranle, que tout ébranlement produit une perception, etc., etc., j'ai pensé que les astres devaient avoir une influence sur notre organisation ; et qu'en conséquence leurs rapports avec nos appareils devaient être pris en considération du thérapeutiste ; et, d'ailleurs, l'induction qui a placé tant de savans sur la voie des découvertes, venait fortifier cette présomption. Étant à la campagne, je fus à même d'apprécier les phases lunaires, sur les pierres, sur la coupe des bois, et surtout sur la végétation.

Entraîné par les conséquences qui découlaient de ces précédens, j'observai attentivement les maladies aux diverses périodes, et j'arrivai à cette conclusion si remarquable, comme nous le justifierons à l'article *action lunaire*, que la lune agit différemment sur nos tissus à telle ou telle autre de ses phases : ces considérations trouveront surtout leur application à l'article *compression*.

PROPOSITION 7.

La physique spéciale est terrestre lorsqu'elle s'occupe exclusivement de la connaissance des corps gissans sur notre planète.

PROPOSITION 8.

La physique terrestre sera vitale ou non vitale, selon qu'elle s'occupera des corps doués des propriétés de la vie, ou des corps qui en sont dépourvus.

PROPOSITION 9.

La physique vitale sera animale ou végétale, selon qu'elle aura trait à la description des animaux ou végétaux.

PROPOSITION 10.

Privées du flambeau de la physiologie expérimentale, l'une et l'autre perdent leurs droits à la considération médicale.

PROPOSITION 11.

L'étude des corps impondérables lie la physique animale à la physique minérale et à la physique céleste.

PROPOSITION 12.

La politique est l'art de gouverner les Etats.

Les Voltaire, les Rousseau ont arraché cette science au tour-
billon de l'erreur. O siècle de gloire! tes bienfaits iront retentir
dans le cœur des générations les plus reculées. C'est à toi,
vieille postérité dont le front sévère fait entrer dans la balance
de l'équité et les crimes des gouvernemens, et les dévouemens
patriotiques, de publier les actions de ces hommes étonnans :
bienfait que le ciel accorde de siècle en siècle à la terre pour
imprimer le frein de l'opinion publique à ces monstres qui ont
tant de fois porté la désolation dans son sein, en renversant les
institutions où venait s'asseoir l'espoir des peuples. Hélas! quelle
fatalité! un cycle de veilles majestueuses s'est englouti dans
l'océan de l'oubli!

Que l'observateur des scènes mobiles du grand drame politique étende ses regards sur l'orient; qu'il les projette sur l'occident; que du nord au midi il parcoure les zones de cette belle
contrée qui fut le théâtre de tant d'événemens, il verra sur
l'Europe entière la terreur frapper les cœurs, y semer le germe
du désespoir ou de la plus dégoûtante prostitution.

Et toi, France du dix-huitième siècle! France, vierge d'opprobre, tu vois encore le cachet de la démoralisation publique
imprimé sur le front de cette génération avide qui s'est achemi-
née à la fortune, le regard prosterné, la main suppliante, le
cœur ouvert à toutes les souillures.

En se déclarant l'interprète du système villélique, le gouvernement de juillet a démoralisé la France se régénérant, l'a livrée
au mépris des nations qui, pendant vingt ans, subirent le joug
du nouveau César qui viola le sanctuaire de nos libertés pour
arriver aux gradins impériaux.

La preuve vitale de cette assertion s'élève de ces élections qui
devaient livrer le pouvoir à l'un des plus ardens défenseurs du
droit des peuples; comme le ministère de Charles X, le mi-

nistère de Louis-Philippe a fait planer la faux du despotisme sur la tête de tous les fonctionnaires publics. L'obéissance ou la destitution : telle est la volonté suprême qui est venue alarmer, consterner tous les hommes qui ont fixé leur existence incertaine au pavois du gouvernement.

Le germe de la prostitution est lancé ; la cupidité, l'ignorance lui servent de terre végétale. Voyez avec quelle vigueur ses sombres rameaux s'élancent ! Déjà la roture aristocratique, si fière il y a quarante ans, si terrible dans son organe, le foudroyant Mirabeau, en détache la manne infecte que tant d'enfans puisent au sein de leur mère.

C'en est fait, ô mon pays ! ton existence politique n'est plus qu'un songe trompeur qui fuit avec le réveil de la pensée. Cette atmosphère d'événemens ténébreux, si souvent dissipée par le flambeau de la philosophie, et toujours reproduite par la tyrannie, émane de cette terrible période qui frappe tous les états démoralisés par le luxe : qu'en effet l'on interroge l'histoire de ces peuples fameux qui ont étonné la terre par leur vertu, par leur courage, par ces merveilles que l'admiration de trois mille ans contemple, et l'on verra que la phase qui nous menace est écrite dans le grand livre des destinées humaines. C'est à l'observation politique, courageusement signalée par la presse, d'en retarder l'envahissement : voilà la répulsion qui doit enchaîner l'attraction jésuitique sur les confins du droit des peuples.

La dégradation morale est un flot épidémique qui s'épanche tant qu'il ne heurte point la répulsion philosophique. Que de pays, pour n'avoir point compris cette vérité, ont été victimes de leur crédulité ! Nous-mêmes, si nous l'eussions saisie, nous n'aurions pas à gémir sur nos maux. Cette opinion s'appuie sur la guerre d'Espagne, si funeste à l'indépendance des nations, en servant d'égide au congréganisme (l'armée de la foi). Le héros du Trocadéro, le libérateur de la tyrannie a enveloppé dans les serres de l'hydre royale les peuples de la Péninsule, de cette contrée si favorisée de la nature.

O ministres, qui tenez dans vos mains le sort des peuples,

quand vous plaira-t-il de dérider ces fronts où sont empreintes les cicatrices de la douleur ? Opprobre de l'humanité, jusqu'à quand une race d'hommes dont tout le crime est d'être nés sur un sol embrasé, sera-t-elle exposée à la barbarie de féroces patrons ; nourrie des mêmes alimens que ces animaux entretenus par l'orgueil pour insulter à la misère des peuples, pour lui faire comprendre le rôle abject qu'elle est appelée en naissant à remplir ? Interprètes des nations policées, n'apporterez-vous pas un frein à la cupidité de ces colons qui devraient avoir, à tous les instans de leur vie, le knout pour perspective ?

Il appartenait à ton divin génie, généreux Washington, d'élever à la liberté l'esclave américain, en l'électrisant du feu sacré de l'amour de la patrie ! Ton noble dévouement a formulé le patriotisme, créé l'ère de l'indépendance ! ta grande âme a passé tout entière dans le cœur du rédempteur des libertés du sud ! Quelle fatale ambition, ô Bolivar, enchaîna tes sublimes desseins ? Citoyen au milieu d'un peuple libre, tu fus l'idole de tous les temps ! dictateur au sein d'un état ébranlé par la tyrannie, tu deviens un traître !

De l'essence des états naît la situation morale des peuples. Haïti, frémissant sous la verge despotique de la mère-patrie, éprouvait d'autres sensations que sous les lois du gouvernement paternel de Boyer. Là, les lois émanent du palais national.

En arrachant au Portugal se régénérant ses institutions, en encombrant de citoyens les prisons, en exilant les libéraux, en faisant tomber sous la hache du despotisme le dévouement patriotique, le jeune tyran a consterné la nation portugaise, détruit son avenir.

Et toi, belle Italie, patrie des Brutus, sol fortuné où les talens et les vertus reçurent l'hommage du monde, qu'est devenue ta splendeur ? Le joug honteux des filles de la curiosité, de l'ignorance, de l'intérêt, de l'imposture, obscurcit encore ton horizon (1).

(1) Une honte pour les peuples, c'est le patronage de la sainte-alliance.

Après tant de luttes, majestueuse Grèce, tu es encore incertaine de ton sort! Le plus pur de ton sang n'a pu te soustraire au joug des gouvernemens ombrageux!

Oh! si ta plume, noble écrivain, n'était pas descendue dans la tombe, sur les cendres de ta patrie adoptive tu crayonnerais et ses victoires, et sa constance, et ses malheurs, et les perfidies des cabinets européens. Canning, ô grand homme! ton cœur ne palpita jamais que pour enfanter une liberté nouvelle. En s'élevant, ton âme échappa, sur les nations éperdues, le rideau hideux des congréganistes.

Le fer et la flamme n'avaient pas assez appesanti sur ton sol infortuné le courroux des tyrans; il fallait encore, Pologne héroïque, peupler de tes nobles rejetons les stepes sibériques, se donner le plaisir féroce de livrer des héros qu'avaient respectés vingt batailles sanglantes aux outrages des gouvernemens servils. Tant de crimes et point de vengeurs!

Ces scènes politiques constituent le grand drame moral dont la bigarrure émane des actes des divers gouvernemens. Chaque état porte son cachet, dont le moral public est le relief. Dans la Péninsule, où les exactions les plus atroces, où l'infâme inquisition détruisent la faculté même de penser, les peuples y sont remués par d'autres passions qu'à Washington.

PROPOSITION 13.

Les gouvernemens sont monarchiques, aristocratiques, républicains ou mixtes.

PROPOSITION 14.

Le gouvernement est monarchique lorsque le pouvoir est confié à un seul.

PROPOSITION 15.

Le gouvernement est aristocratique lorsque l'exercice du pouvoir est confié à plusieurs chefs.

PROPOSITION 16.

Le gouvernement est républicain lorsque le peuple y exerce l'autorité souveraine.

PROPOSITION 17.

De tous les gouvernemens le monarchique est le plus flétrissant, surtout si le pouvoir dans l'Etat est héréditaire. Livré au joug des plus turpides passions qui puissent s'élever d'un cœur corrompu, le peuple devient l'esclave du monstre qui a sucé, au sein de l'hyène couronnée, la haine de la liberté populaire.

Dans les gouvernemens monarchiques, l'homme doit être envisagé sous le double rapport de la naissance (1), de l'éducation.

L'homme qui est appelé par sa naissance à aborder les gradins impériaux devient l'un des ressorts du gouvernement ; il en contracte l'allure. La dissimulation est son premier mobile ; cette passion, en se développant, constitue avec l'ambition les principaux élémens de ses affections anormales. Éloigné des cours perfides, le peuple ne respire point l'air corrupteur du séjour des grandeurs, de ces lieux où jamais la vertu ne conserve son attrait virginal. Noble Carnot, Caton français, en descendant les degrés où t'avaient élevé tes talens distingués, tu as donné à la postérité l'exemple d'un admirable dévouement à la liberté dés peuples !

_____

(1) La distinction qui émane de la naissance établit une scission entre les états libres et les états dominés. Elle est le germe des dissensions politiques qui embrasent les états. Parcourez l'histoire des peuples, et vous verrez quel noble sang par elle a été répandu chez toutes les nations depuis le moment de sa désastreuse aurore jusqu'à nos jours.

PROPOSITION 18.

L'aristocratie, gouvernement tantôt farouche, tantôt barbare, tantôt hypocrite, selon qu'apparaît telle ou telle tendance populaire, fait plier la nation sous le joug de son despotique empire.

Sous un tel gouvernement, l'humanité dégradée coule ses jours sur les flots de l'oubli. Que de génies ont été étouffés par ces siècles de barbarie qui ont laissé naguère des traces de leur existence sur le sol de la malheureuse Pologne !

PROPOSITION 19.

La démocratie, l'élection populaire, en brisant le temple des priviléges de la polygarchie, ouvre aux capacités la noble carrière des droits de l'homme. Là où fleurissent les institutions libérales, là croît l'héroïsme, là brille la sagesse.

PROPOSITION 20.

La physique est le moteur des rouages organiques ; la politique, le régulateur de la vie morale ; l'hygiène, de la vie automatique : donc la physique ébranle ; la politique, l'hygiène, dirigent, l'une les organes de la contemplation, l'autre ceux de la végétation.

M. Londe pense que le mouvement est l'âme de la vie générale. En doutant de l'exactitude de cette assertion, nous nous appuyons de cette considération générale, que le mouvement est toujours conséquent à l'impulsion. En effet, point d'impulsion, point de mouvement ; ainsi, si le mouvement naît de l'impulsion, il ne peut être l'âme de la vie générale, surtout si on le considère comme propriété universellement répandue dans la nature. L'auteur de la gymnastique se fût exprimé avec plus de vérité s'il eût dit que l'attraction et la répulsion président au mouvement général.

C'est également l'erreur qui a présidé à cette pensée, que le mouvement est l'acte par lequel les corps changent de rapports. Un corps peut se mouvoir sans changer de rapports. Par exemple : la terre dans son mouvement rotatoire. Il en est de même du mouvement considéré chez les êtres animés. Pense-t-on que le lion, qui franchit les déserts, change de rapports ? Point du tout ; ses extrémités sont toujours en rapport avec le sable brûlant de la zone torride, son corps en contact avec l'atmosphère ardente de ces contrées embrasées. Il y a plus : les rapports peuvent changer sans qu'il y ait mouvement. Louis XVIII, dans les derniers momens de sa vie, conservait ses rapports ; et cependant...

PROPOSITION 21.

Pour assister aux scènes mobiles de l'ébranlement organique, il faut étudier les mouvemens physiques, suivre leur action sur les appareils aux diverses phases de leur existence, apprécier les modifications qu'impriment les climats à leur déploiement. Ces considérations servent d'échelle aux régulateurs moral et physique.

PROPOSITION 22.

L'intelligence supérieure qui fit sortir du repos le système universel l'alimenta de lois immuables : étudions ces lois, et nous arriverons, à travers les préjugés, au temple de la vérité.

PROPOSITION 23.

L'équilibre d'action est l'âme du mouvement général.

Considéré dans le système planétaire, l'équilibre a une permanence d'existence qui doit se perpétuer dans la succession des siècles. Que d'années se sont écoulées depuis que l'attraction et la répulsion enchaînent les astres dans leur orbite ! Cependant leur émission, toujours instante, est une source de déperdition qui doit modifier leur constitution, par conséquent déterminer dans leur contexture les périodes qui frappent, dans le cours de leur existence, tous les corps.

Oui, tout ce qui est créé subira le joug des périodes de développement, de station, d'anéantissement. Oui, le César des astres un jour s'anéantira.

Calculer par la déperdition l'origine de ces phases, est du ressort des mathématiques ; tandis que le calcul de l'influence de leur émanation sur les êtres appartient à la médecine.

PROPOSITION 24.

L'attraction et la répulsion sont les pôles du balancier de son levier.

PROPOSITION 25.

L'impulsion simultanée et réciproque des puissances attractive et répulsive, développée dans les divers corps, constitue l'équilibre universel.

PROPOSITION 26.

C'est la coïncidence des impulsions attractive et répulsive qui détermine dans les corps célestes les mouvemens de translation d'occident en orient.

PROPOSITION 27.

C'est la corrélation des actions attractive et répulsive qui développe les germes organiques au sein de la terre, au foyer utérin.

PROPOSITION 28.

C'est du rapport des impulsions attractive et répulsive, développées dans l'atmosphère des molécules brutes, que naît l'individu minéralogique.

PROPOSITION 29.

Tout le temps de la vie occulte les puissances attractive et répulsive ne déploient leur action que dans le département de la nutrition.

PROPOSITION 30.

Les appareils élaborateurs des matériaux de la nutrition ayant reçu le développement propre à l'exercice de leur fonction, le produit de la conception est livré aux influences extérieures.

PROPOSITION 31.

Tout être apparaît sur la scène du monde avec des solides, des liquides, des fluides expansifs.

PROPOSITION 32.

Considérés sous le rapport de leur répartition, les tissus sont généraux ou locaux.

PROPOSITION 33.

Considérés sous le rapport de la date de leur existence, les tissus sont radicaux ou sur-ajoutés.

PROPOSITION 34.

Considérés sous le rapport de leur fonction, les tissus sont primitifs ou consécutifs.

PROPOSITION 35.

Les expansions crano-rachidiennes sont les agens de la perception.

PROPOSITION 36.

Les expansions ganglionico-artérielles enchaînent l'action des vaisseaux nutritifs à l'impulsion ambulante.

PROPOSITION 37.

Les centres ganglioniques, en projetant leurs bras sur les zones érectrices, recueillent les élémens de la sensation ganglionique.

PROPOSITION 38.

Les troncs veineux puisent leur action tant dans la contraction des tissus environnans que dans l'impulsion communiquée par les fluides qui circulent dans leurs parois.

PROPOSITION 39.

Ce sont des causes analogues qui sollicitent les contractions des vaisseaux sympathiques.

PROPOSITION 40.

Les fluides expansifs s'y présentent sous des modifications extrêmement variées, modifications qui ne sont d'ailleurs d'aucune importance pratique. Leur existence, quelle que soit leur essence : voilà ce que l'observation doit constater à la thérapeutique.

PROPOSITION 41.

Entrelacés avec les secondaires, les tissus généraux coopèrent à la formation des organes dont les liquides et les fluides constituent le complément.

PROPOSITION 42.

Unis entre eux par les chaînes sympathiques (percevante et ganglionico-artérielle), les appareils constituent l'organisme.

PROPOSITION 43.

Tout ce qui environne frappe ; tout ce qui frappe produit un ébranlement ; tout ébranlement, une perception ; toute perception, une sensation ; toute sensation, une modification.

PROPOSITION 44.

Quatre élémens concourent à la formation des modifications : l'action ambiante, l'aptitude percevante, la disposition ganglionique, l'encéphalique, lorsque l'ambiante doit l'atteindre.

PROPOSITION 45.

Leur défaut d'harmonie constitue l'état pathologique; cet état peut émaner de causes divergentes
dans leur action.

PROPOSITION 46.

Tantôt elles agissent comme attractives , et alors
les phénomènes émanés du département envahi se
décèlent dans l'organisme par un violent orage.

PROPOSITION 47.

Tantôt elles agissent comme répulsives; et, dans
cette occurrence morbide, la vie s'anéantit sous
leur empire.

PROPOSITION 48.

Les influences intérieures déterminent, en agissant incessamment sur les organes, les périodes
vitales.

PROPOSITION 49.

L'aptitude érectrice s'échappe de l'axe cérébro-
spinal par des canaux qui, de ramifications en ramifications, forment les canevas percevans tant intérieurs qu'extérieurs.

PROPOSITION 50.

Les nerfs sont craniens ou rachidiens, selon qu'ils
naissent de la moëlle alongée et de ses pédoncules,
ou bien qu'ils sortent par les trous de conjugaison.

PROPOSITION 51.

De la considération de leur origine, de leurs divisions, de leur anastomose, tant à leur naissance qu'à leur fusion, naît une triple distinction à laquelle viennent s'adjoindre naturellement celles déduites de leur direction, de leur fusion.

PROPOSITION 52.

Les rapports des nerfs avec l'axe, considérés comparativement, sont manifestement irréguliers dans les nerfs craniens, tandis qu'ils sont évidemment réguliers dans les rachidiens.

PROPOSITION 53.

La direction des nerfs offre à l'observation une troisième distinction.

PROPOSITION 54.

Des nerfs de l'encéphale, l'optique se fond au globe oculaire ; l'olfactif et l'acoustique, quoique se divisant l'un et l'autre, ne franchissent point les limites de l'appareil où se sont opérés leurs embranchemens. Les pathétiques et les moteurs externes offrent également cette disposition, de laquelle s'éloignent les moteurs communs, les trijumeaux, les faciaux, les vagues, les glosso-pharyngiens et hypoglosses.

PROPOSITION 55.

En s'échappant de leur canal respectif, les nerfs rachidiens se divisent constamment en branche antérieure et en branche postérieure.

PROPOSITION 56.

Direction antérieure, anastomose soit entre elles, soit avec les rameaux ganglioniques : voilà l'analogie des branches antérieures ; progression convergente des unes, progression latérale des autres : voilà leur trait de dissemblance.

PROPOSITION 57.

Une cinquième distinction, beaucoup plus importante que la précédente, est celle qui résulte de leurs anastomoses.

PROPOSITION 58.

Les anastomoses des nerfs sont ou homogènes, ou hétérogènes, selon qu'elles s'opèrent entre des ramifications de même nature, ou qu'elles ont lieu entre des ramifications d'essence diverse.

PROPOSITION 59.

Lorsque les premières s'opèrent entre des ramifications de l'axe crano-spinal, elles doivent s'appeler anastomose d'érection.

PROPOSITION 60.

Lorsqu'elles ont lieu entre des rameaux ganglioniques, anastomose de sensation ganglionique.

PROPOSITION 61.

Les secondes ont lieu lorsqu'un rameau ganglionique s'anastomose à un rameau de perception, et réciproquement.

PROPOSITION 62.

Lorsqu'un rameau érecteur va se fuser dans une trame sans avoir préalablement contracté d'anastomose, nous appelons cette extinction musculaire, muqueuse, osseuse, etc., selon qu'elle s'éteint dans une trame musculaire, muqueuse, percevante, etc.

PROPOSITION 63.

C'est sous l'influence, tant des anastomoses percevantes que des ganglioniques, que s'établit la relation entre les organes de la vie automatique.

PROPOSITION 64.

La relation entre les appareils qui constituent la vie instincto-intellectuelle a lieu par les rameaux ganglioniques.

PROPOSITION 65.

Des ramifications extrêmes des nerfs de l'axe naît le cercle percevant.

PROPOSITION 66.

Les membranes musculo-muqueuses, gastro-pul-monaires et leurs ramifications expansées (les appareils des sens); les glandes buccales, les globes hépatique, rénaux, splénique; la musculo-muqueuse-duodénale : voilà le théâtre où se déploie l'érection cranienne.

PROPOSITION 67.

Les régions antérieure et latérales musculo-périphériques-faciales; l'origine des muqueuses des sens ; les régions antéro-jugulaires ; les postéro et antéro-thorachiques, ainsi que leurs appendices; les régions postéro et antéro-abdominales et leurs appendices, ainsi que les musculo-muqueuses-génito-urinaires et intestinales, et les appendices abdominales : telle est celui où s'opère la rachidienne. Nous n'omettrons point la thoraco-abdominale.

PROPOSITION 68.

Ainsi l'encéphalique préside et aux fonctions des sens et aux fonctions élaboratrices.

PROPOSITION 69.

Tandis que la rachidienne commande aux fonctions excrétoires digestives (sous cette dénomination nous renfermons l'expultrice des fèces des urines), sécrétoires et excrétoires génitales, sécrétoires et excrétoires périphériques.

PCOPOSITION 70.

Les cannevas encéphaliques doivent être divisés en trois groupes, qui constituent les principaux anneaux de la chaîne encéphalo-sympathique.

PROPOSITION 71.

Le premier groupe naît des nerfs lacrymaux de l'ophthalmique, se termine par les pharyngiens des hypoglosses et des glosso-pharyngiens.

PROPOSITION 72.

Le second ordre établit la communication du troisième ordre avec le premier ; celui-ci a son origine aux ramifications pharyngiennes du grand vague, se termine à ces ramifications pulmo-cordiales.

PROPOSITION 73.

Le troisième groupe prend naissance aux expansions pulmo-cordiales, se termine par les ramifications stomacales, hépatiques, rénales, splénique, duodénales, les plexus correspondans servent de base à celui-ci.

PROPOSITION 74.

Les cannevas rachidiens doivent être distingués en trois grands ordres : les branches postérieures, en se fusant du synciput à la région anale, constitue l'ordre postéro-latéral-musculo-périphérique profond.

PROPOSITION 75.

Les branches antéro-supérieures, antéro-infé-rieures, en convergeant comme les médianes, en marchant latéralement, concourent, et les unes et les autres, à la formation des agglomérations ganglio-nico-percevantes; celles-ci établissent l'ordre plexial.

Chacune de ces agglomérations a des relations spéciales; ces relations puisent leurs nuances tant dans l'ordre ganglionique, qui concourt à la formation du faisceau, que dans l'atmosphère de leurs expansions extrêmes.

De ces considérations, qu'appuie d'ailleurs une masse imposante de faits, ne sommes-nous pas autorisé à conclure que la dissemblance d'effets, qui se manifeste si souvent à la suite de l'emploi des mêmes moyens dirigés sur la surface cutanée, tient à la discordance d'idées que les praticiens se sont formées, tant sur l'action des agens modificateurs que sur les rapports de cette membrane. Désirant échapper aux graves erreurs dans lesquelles ils sont tombés, en méconnaissant les intentions de la nature, créant les ressorts sur lesquels s'opèrent les réactions médicatrices, nous interrogeâmes la zoologie qui nous apprit que les animaux ont une membrane enveloppante qui se réfléchit sous diverses formes, selon le degré d'organisation des appareils intérieurs; de plus, que sa structure est un tissu extrêmement complexe, sillonné dans toutes ses directions par un élément érecteur.

PROPOSITION 76.

En projetant des branches, ceux-ci créent trois sous-ordres qui doivent être désignés, si on prend en considération leur épanouissement, sous les

noms, 1° de musculo-muqueuse ; 2° de musculo-
périphérique-tronciale ; 3° de musculo-périphérique-
appendixale. Ces sous-ordres ont eux-mêmes des
divisions que nous signalerons en faisant la topographie organique.

Le canevas périphérique percevant, ainsi que celui des appareils génito-urinaires et intestinal , est constitué par les dernières
ramifications antéro-rachidiennes, qui forment une chaîne continue, tant par leurs projections supérieures que par leurs projections inférieures, à partir des nerfs faciaux, pour arriver aux
dernières branches sacrées. Les premières, par leurs expansions
antéro-latérales, établissent des rapports, tant d'anastomose que
d'atmosphère, avec les nerfs qui se fusent dans les appareils des
sens, tandis que par les postéro-latérales elles en établissent avec
les rachidiennes postéro-supérieures.

Les antéro-inférieures établissent des relations avec les expansions abdominales, comme les postéro-inférieures en établissent
avec les branches postéro-inférieures.

Ainsi, le système rachidien antérieur lie le système rachidien
postérieur au système cranien, comme il communique à celui-ci
l'influence extérieure en même temps qu'il est appelé à balancer
son action.

PROPOSITION 77.

Le premier groupe du canevas percevant cranien
constitue le plateau extérieur du balancier antéro-
crano-jugulo-facial. Les divisions oculo-lacrymale ,
nasale, auditive, buccale, pharyngo-laryngée, coopèrent à sa formation.

Quand l'on porte sa méditation sur les nombreux organes qui
constituent la masse encéphalique ; quand l'on dirige son atten-

tion sur leur activité, on est étonné que tant et de si prodigieux ressorts se meuvent sans le secours d'organes percevans : cependant, en prenant en considération ces circonstances physiologiques, qu'il n'a point de rapport direct avec les agens extérieurs ; que les rameaux ganglionico-carotidiens pour les appareils antérieurs, les ganglionico-vertébraux pour les appareils postérieurs, servent de communication par la voie des tentacules percevantes, tant intérieures qu'extérieures des appareils tant thoraco-facio-abdominaux que musculo-périphériques des appendices, on comprendra combien ils reçoivent facilement les impressions de l'organisme en général.

PROPOSITION 78.

Les filamens lacrymaux (1), branche de l'ophthalmique, portent l'aptitude percevant à la glande de ce nom.

Les voies afférentes et déférentes de la perception lacrymale doivent être distinguées en celles qui se rendent à leur destination avant que la fusion lacrymale se soit opérée, et en celles qui lui sont consécutives.

La glande lacrymale, par l'anastomose sphéno-maxillaire de son organe percevant, reçoit la perception des agens agissans :

Sur les fosses nasales antérieures, par les rameaux des sphéno-palatins qui se rendent au méat correspondant à la face concave du cornet supérieur, près l'ouverture postérieure des cellules etmoïdales, au cornet moyen ; à la partie postérieure des fosses

----

(1) L'appareil lacrymal doit être considéré comme une dépendance de la fonction visuelle, puisque ses produits sécréteurs sont destinés exclusivement à favoriser, en arrosant tant les organes protecteurs que les appareils constitutifs de cette fonction, leur mouvement réciproque. Cette considération nous engage à observer les rameaux qui s'y rendent, avant que de nous occuper de ceux qui se dirigent à l'appareil visuel.

nasales, par d'autres rameaux ; à la cloison des fosses nasales, par
le naso-palatin ;

Par le rameau du palatin inférieur qui se fond au bord libre du
cornet moyen, à la face concave du cornet inférieur ;

Sur le rempart buccal supérieur, par les rameaux dentaires
supérieurs et postérieurs, qui se distribuent aux racines des trois
dernières molaires, par les rameaux dentaires antérieurs.

L'abouchement des divisions des maxillaires supérieurs, au
maxillaire inférieur, établit des voies de projection modificatrice
qui doivent être prises en considération du thérapeutiste, qui
épuise ses données aux connaissances anatomico-physiologiques.

Les causes modificatrices détonant sur les tonsiles, par les
rameaux du guttural ; sur le palais et ses glandes, par les ramilles
du petit palatin, du palatin moyen ; sur la luette, par les ramuscules du petit palatin.

Les influences des actions se déployant sur la paupière supérieure, sur les muscles orbiculaires, pas les ramilles palpébrales ;
sur les tégumens des joues, sur la caroncule et le sac lacrymal,
sur la région du nez, toujours par les rameaux palpébraux.

Les influences des agens frappant le relever propre, le canin,
le muscle, la périphérie labiale, ainsi que la muqueuse correspondante, par les rameaux dentaires supérieurs, qui se distribuent exclusivement à ces trames.

Les influences des modificateurs en activité sur les trames de
l'élévateur commun, du dilatateur des ailes du nez, de la périphérie nasale, ainsi que de la muqueuse adjacente, par les rameaux nasaux ;

Par les rameaux dits externes, celles qui heurtent les trames
des zygomatiques, du canin, de la commissure.

Les influences des actions se déployant sur l'orbiculaire des
lèvres, sur la périphérie, la muqueuse labiale et ses cryptes muqueux, par les rameaux labiaux.

Les influences des agens dont l'action frappe sur la membrane
sinus sphénoïdal, par les divisions du rameau ptérygoïdien ; celles
qui agissent sur la voûte muqueuse postérieure et supérieure de

la cloison, sur la voûte du pharynx qui circonscrit l'orifice d'Eustache, sur l'orifice d'Eustache également, par les ramilles ptérygoïdiennes.

La glande lacrymale, par l'anastomose malaire, reçoit des impressions analogues, attendu que les expansions faciales vont également s'éteindre aux trames musculo-périphériques des régions faciales.

Cependant la projection temporo-frontale du rameau malaire doit être prise en considération, tant sous le rapport des influences qui sont déposées sur leurs expansions, que par leur embranchement avec le rameau maxillaire inférieur.

Ainsi, les embranchemens sphéno-maxillaire et malaire placent la glande lacrymale sous l'influence indirecte des agens qui exercent leur empire sur la vaste sphère qu'embrassent et le maxillaire supérieur et le nerf facial.

Les filets lacrymaux, qui se rendent à la conjective, établissent la communication percevante entre le globe oculaire et l'appareil sécréteur des larmes.

Les filets de terminaison ophthalmique, en se ramifiant tant au tendon de l'élévateur de la paupière supérieure qu'aux parties environnantes, préparent les élémens d'une nouvelle communication percevante ; cette communication a lieu par l'abouchement avec l'élévateur du moteur commun.

L'analyse que nous venons d'opérer, soit des expansions percevantes qui s'échappent du rameau lacrymal avant qu'il n'ait atteint la glande, soit de celles qui, après l'avoir traversée, vont se ramifier tant à la conjonctive qu'à la paupière supérieure, nous met en rapport avec la source des nombreuses affections (1) de cet appareil, affections d'autant plus perfides qu'elles prennent naissance à distance, se développent fréquemment sourdement

_____

(1) Les affections naissent directement ou indirectement. Dans le premier cas, elles sont primitives ; l'essence, l'énergie du modificateur, l'aptitude percevante de l'organe frappé : tels sont les élémens de l'activité de celles-ci. Dans le second cas, elles sont consécutives ; souvent l'un de ces élémens (l'estomac, l'énergie du modificateur) se nuance. Cette remarque, justifiée

dans l'organe, tantôt par la voie de son filet sphéno-maxillaire, et alors elle reçoit, comme nous l'avons signalé, les influences modifiantes des agens qui vont heurter les diverses trames où se fusent les branches du maxillaire supérieur; tantôt par celle du malaire, et reçoit celles des agens généraux et locaux qui frappent sur le facial.

La théorie sympathique, que nous venons de développer, repose sur des faits nombreux. En dirigeant, en effet, son attention sur les phénomèmes, tant physiologiques que thérapeutiques, émanés d'anastomose homogène, développés dans la trame où le rameau malaire va s'aboucher avec l'un des faciaux, on voit que les agens qui impriment une modification à la sphère du facial sont généraux ou locaux : celle des premiers (les fluides impondérables) est surtout apparente lors des transitions subites, par le larmoiement qui affecte plus spécialement ceux qui sont atteints d'une irritation chronique palpébrale.

Le sphéno-maxillaire lui transmet des influences et générales et locales, par ses rapports avec le facial (voie indirecte), par les filets maxillaires des influences locales.

Les dernières ramifications du lacrymal mettent en rapport cette fonction, et avec les causes générales, et avec les causes locales.

De toutes les influences perçues par voie d'anastomose de perception, celle qui s'exerce avec le plus de puissance est incontestablement celle du filet lacrymal du rameau nasal externe, avec la pulpe lacrymale de l'ophthalmique.

Il existe d'autres voies afférentes et déférentes des modifications organiques entre la glande lacrymale et les appareils que nous venons de relater : en faisant la topographie ganglionico-artérielle, nous les signalerons.

---

par l'observation journalière, est extrèmement importante en thérapeutique ; puisqu'elle met en rapport le thérapeutiste avec ce grand principe de l'équilibre : Augmentez ou diminuez la puissance attractive selon l'activité plus ou moins prononcée du foyer ; ainsi, le foyer primitif ayant plus d'activité que le second , l'action secondaire aura moins d'énergie.

PROPOSITION 79.

La perception oculo-musculaire s'établit par les moteurs communs, que leur direction autorise à diviser en supérieurs et en inférieurs :

1° Des premiers, l'un va se rendre à l'élévateur de la paupière supérieure, tandis que l'autre se dirige à l'élévateur de l'œil ;

2° Les seconds doivent être désignés, toujours en prenant en considération leur direction, en interne qui s'éteint à l'origine du droit interne ; en moyen qui s'épanouit à l'extrémité postérieure du droit inférieur ;

3° L'externe pénètre le droit oblique.

Le pathétique, en se dirigeant au grand oblique comme le moteur externe au droit externe, ajoute le complément à la perception locomotrice-oculaire.

La description que nous venons de présenter des expansions du moteur commun ; l'exposé anastomostique que nous avons produit, nous met sur la voie des indications thérapeutiques à remplir lorsque les parties où elles vont se rendre sont tombées dans l'éréthisme. Masqués par le globe oculaire, ces organes ne peuvent recevoir d'une manière directe le bénéfice des répulsifs que par le rameau qui va se rendre à la paupière supérieure : considération bien importante sous ce rapport que l'action répulsive qui favorise tant par son concours l'action attractive développée à distance, en permettant, par sa vertu expansive, à l'inflammation de s'évader des tissus qu'elle occupait primitivement, ne saurait frapper l'appareil moteur commun que par voie de propagation.

Les expansions percevantes du grand oblique, du droit externe étant, comme les précédentes, entièrement privées d'anostomose homogène, l'attraction seule peut leur prêter un appui lorsqu'ils sont envahis par l'irritation.

PROPOSITION 80.

La faculté érectrice s'établit aux paupières (1) par les projections du nasal externe aux appareils protecteurs du globe oculaire.

Les paupières reçoivent des influences différentes, quoique alimentées par une source percevante commune. En effet, la paupière supérieure reçoit les filets du nasal externe (palpébral), qui s'y anastomose avec les filets du frontal interne, tandis qu'à l'inférieur vient se joindre, en s'y fusant avec les mêmes rameaux externes, le sous-orbitaire.

La considération des rapports établis par l'anastomose du nasal interne, soit avec le naso-labaire, soit avec le lacrymal, ne nous fournit-elle pas l'explication de cette coïncidence si fréquemment observée entre l'activité accrue des glandes de méibomus et les pituitaires? Nous envisagerons cette question sur un horizon plus vaste, en traitant de la direction à imprimer, soit aux répulsifs, soit aux attractifs; il nous suffit, quant à présent, de poser la question.

PROPOSITION 81.

Le nerf optique, les ciliares du lacrymal, les ci-

---

(1) Les voiles mobiles doivent être examinés après l'appareil lacrymal : ces organes, en servant d'enveloppe à l'appareil visuel, établissent par leur surface interne (la sélérotique palpébrale) des rapports de contiguïté, circonstance qui explique la tendance de l'inflammation à la propagation que l'on observe, soit que la conjonctive palpébrale en devienne le siége, soit qu'elle se développe sur l'oculaire.

3

liaires du nasal; tels sont les organes érecteurs
du globe oculaire.

Le nerf optique, par la fusion de son extrémité oculaire, se
met-il en rapport avec les divers modificateurs qui déposent leur
action sur la trame oculaire ? ou bien son action est-elle limitée
à la perception des rayons provocateurs de son action ? Résolvons
la seconde question : elle nous fournira des données pour obtenir la solution de la première.

D'abord, admettons cette vérité incontestable, puisqu'elle est
proclamée par l'oracle de la vérité (l'observation), qu'un organe
n'entre en fonction qu'autant que le lassis nerveux de sa trame
est en communication avec l'agent relatif; ce qui est démontré,
pour l'appareil oculaire, par la perte de la vue résultant de
l'obstacle apporté à la vision par l'opacité du cristallin.

Si, d'une part, la vision se perd par la digue de l'opacité, et
qu'elle reparaisse lorsqu'elle est détruite ; que, d'autre part, la
nutrition organique se continue, la corde optique étant détruite,
on est porté *à fortiori* à considérer le nerf optique comme étant
l'agent exclusif de la fonction visuelle, tandis que les expansions
ciliaires ont pour but de veiller à la nutrition. La considération
de l'anastomose de celles-ci avec les expansions ganglioniques, mi-
lite en faveur de cette assertion.

PROPOSITION 82.

Le canevas érecteur de l'appareil nasal résulte de
l'épanouissement, 1° des ramifications diverses du
nerf olfactif, ramifications qui offrent des directions
différentes. Les internes suivent la cloison; plusieurs
atteignent la base de la membrane; les externes se
prolongent dans les conduits que l'on observe dans
les cornets. 2° De la fusion du nasal à la partie antérieure et supérieure, il se divise en ramification

interne qui sillonne la face interne de l'os du nez pour s'éteindre dans les tégumens du lobe (nous signalerons celle-ci en parlant de l'aptitude percevante de la région cutanée nasale), l'externe à la pituitaire. 3° Les rameaux sphéno-palatins y arrivent par l'ouverture qu'on remarque près du cornet moyen : ceux-ci vont s'éteindre au méat correspondant au cornet supérieur, non loin de l'ouverture postérieure des cellules ethmoïdales ; il en est qui se distribuent au cornet moyen. 4° Des ramifications du grand palatin, les unes se perdent au cornet moyen, les autres s'éteignent à la surface convexe du cornet inférieur, tout près de la voûte palatine.

De la branche nasale externe, l'organe de l'odorat reçoit indirectement, par la ramuscule dirigée à la paupière supérieure, l'action des agens frappant sur la région frontale, tandis que par les rameaux dirigés à l'inférieur, il reçoit celles qui agissent sur la région sous-orbitaire ; par les filets ciliaires, envoyés au globe oculaire, s'établissent des relations indirectes communes à la pituitaire et aux voiles mobiles.

Par les voies afférentes et déférentes des palatins arrivent les influences déposées sur la voûte du palais et ses glandes, sur la luette, sur les amygdales.

PROPOSITION 83.

Des divers ordres de nerfs qui constituent le réseau érecteur auditif, le labyrintique est le principal : ses filets sont nombreux; aucun d'eux ne franchit la sphère auditive. Les divisions labyrintiques sont, 1° les limaciennes qui s'éteignent sur la dernière lame membraneuse ; quelques-unes sont projetées au sommet du limaçon. 2º Les vertibulaires, les divisions de celles-ci s'épanouissent au vertibule, aux conduits vertical supérieur et horizontal, à la membrane interne.

Le second ordre des rameaux provient du glosso-pharyngien ; les rameaux pharyngiens s'éteignent au conduit auditif, au promontoire du tympan.

Le troisième ordre émane du nerf fabial, qui, par ses projections, apporte l'aptitude érectrice au muscle interne du marteau, au muscle de l'étrier, au tympan et au pavillon de l'oreille.

Par les rameaux pharyngiens s'établissent quelques-unes des voies afférentes et déférentes du conduit auditif, l'action frappant sur la muqueuse-pharyngienne, par les constricteurs; par les filets tonsilaires, celles déposées sur la trame amygdalienne; par le stylo-pharyngien, celles qui frappent la trame musculaire de ce nom ; par les linguaux, celles qui heurtent la partie postérieure et supérieure de la langue; par les épiglossiens, celles qui agissent sur la trame de cet organe; par le facial, l'érection auditive est déversée et afférée à la glande parotidienne, par les ramuscules qui s'éteignent à cette glande; par les rameaux temporaux profonds, il recueille celles qui sont déposées sur les muscles auriculaire, antérieur, supérieur, frontal, temporal, orbiculaire des paupières et tégumens correspondans ; par les rameaux malaires, ils reçoivent celles qui frappent les muscles zygomatique, orbiculaire, canin, élévateur de la paupière supérieure, tégumens de la paupière inférieure et de la partie supérieure de la face ; par les rameaux buccaux, celles qui agissent sur les muscles zygomatique, canin, releveur propre, releveur commun de la lèvre supérieure ; par les rameaux sus-maxillaires, les actions des agens qui heurtent les muscles peaucier, triangulaire, buccinateur, orbiculaire des lèvres et des tégumens correspondans : la partie in-

férieure des muscles masséter et ptérygoïdien interne, les muscles du menton et des tégumens qui les recouvrent ; par les rameaux sous-maxillaires, les influences frappent sur le peaucier et
ses tégumens.

PROPOSITION 84.

Le canneyas érecteur-buccal se compose, 1° des
rameaux dentaires postérieurs et supérieurs ; ces rameaux s'introduisent dans les conduits de la tubérosité maxillaire, pour se répandre dans la cavité des
quatre dernières dents malaires : un de ces filets arrive dans le sinus maxillaire ; celui-ci communique
avec le dentaire antérieur ; quelques rameaux s'éteignent dans la gencive correspondante, ainsi qu'au
buccinateur. 2° Des rameaux dentaires antérieurs qui
se fusent aux incisives, aux canines et aux deux premières molaires. 3° Des rameaux staphylins externes
qui s'éteignent aux gencives correspondantes aux
canines et au milieu de la voûte. 4° Du palatin moyen,
à l'amygdale correspondante et au voile du palais.
5° Du petit palatin, à la luette, à la membrane du
palais. 6° Des fibres du glosso-pharyngien aux papilles muqueuses de la langue. 8° Du rameau lingual sur les parties latérales. 9° des filets du hyoglosse.
10° Du dentaire inférieur, aux dents de la mâchoire
inférieure, à la membrane interne de la lèvre inférieure, de la région buccale. 11° Des ramilles muqueuses du buccal, qui se distribuent également au
buccinateur.

Examinons successivement les voies afférentes et déférentes de
ces divers ordres de perception.

Déversement des ramifications dentaires supérieure et postérieure aux ramifications dentaires antérieures.

M. Philibert, manouvrier à Magny, éprouvait une violente
odontalgie, qui, à l'origine, paraissait émaner de la dernière molaire. Une rémission s'étant manifestée, M.*** négligea de faire
inspecter sa bouche jusqu'au moment où éclatèrent des douleurs
intolérables, qui, d'abord limitée au siége primitif, s'expansèrent
à la troisième, à la quatrième, et par le filet de communication
signalé aux premières molaires, ainsi qu'aux canines et incisives.

A la suite d'un accès violent, M. Philibert quitta ses occupations (il était à la charrue) pour se rendre chez moi. Incertain
d'où émanait le foyer, M. Philibert accusait toute la mâchoire,
et n'aspirait qu'au moment où on lui arracherait toutes les dents.
Appuyé des antécédens et de l'investigation buccale, je crus que
l'indication qui se présentait était d'extraire la dent qui avait servi
de foyer à l'irritation. L'événement justifia mes espérances :
M. Philibert n'éprouva, après l'opération, qu'une douleur vague qui alla successivement en diminuant des premières dents
envahies aux dernières.

Nous venons de voir l'irritation lancée, fomentée par le contact d'un agent dont les propriétés vitales ne sont plus en rapport
avec la situation organique de l'organe où elle a pris naissance,
envahir, à la faveur d'un tissu homogène, d'autres organes congénères. Actuellement nous allons assister à d'autres phénomènes
qui paraissent très-précieux sous le rapport de la thérapeutique.

M.***, médecin à Magny, à la suite d'une transition énergique, s'aperçut d'une inflammation dans la seconde molaire supérieure, qui subsista pendant deux jours avec une égale intensité.
Constamment occupé de cette odontalgie, M.*** examina attentivement sa dent, en parcourut les contours à la glace; n'y
ayant découvert aucune lésion extérieure susceptible d'avoir provoqué la douleur qui le tyrannisait nuit et jour, il la soumit à
l'observation de quelques personnes, qui n'y aperçurent aucune
altération. Le troisième jour, les douleurs perdirent de leur intensité : le soir même elles étaient tolérables; cependant il

éprouva un sentiment de détente gengivale, qui le porta à promener le doigt sur la molaire d'où s'était irradié le sentiment pénible qui lui avait jusqu'alors arraché le repos; indifférent au
tact précédemment si pénible, il poursuivit ses recherches : arrivé à la gencive correspondante, il reconnut le siège du déversement irritatif (elle était fortement tuméfiée). Cette irritation,
d'abord parasite, de la molaire végétait d'autant plus que l'inflammation primitive diminuait davantage; après quelques jours d'a-
cuité, elle tomba à l'état chronique. Les gargarismes émolliens,
l'exercice à cheval continuel, ramenèrent à l'état normal cet
organe.

Ici, nous voyons le déversement irritatif s'établir : quelle
cause y a présidé ? C'est ce que les antécédens vont nous apprendre. M. B.*** avait contracté, pendant son séjour à Paris, une
gengivité chronique, qui passa long-temps de l'état aigu à l'état
chronique, pour se perpétuer dans cette dernière station. Fouettée
par la phlogose dentaire, la gengivité, prenant le caractère aigu,
éteignit l'odontalgie. Nous aurons fréquemment occasion de relater cette circonstance anormale.

Lorsque la douleur des dents est établie en permanence par
une cause incessamment active, l'effet révulsif ne peut alors
s'opérer.

Mlle.***, de Saint-Julien, avait une carie de la seconde et de la
troisième molaire, qui, après un long temps, détermina dans la
gencive correspondante un épulis. Cette phlegmasie, alimentée
par l'irritation percevante, acquit une intensité telle que les sympathies anormales apparurent promptement; la langue se rougit,
la pâtosité buccale se prononça. Le médecin précédemment appelé, n'ayant pas reconnu la cause (1) de l'épulis, n'eut recours

---

(1) *Sublatâ causâ, tollitur effectus :* tel est l'axiome dont se prévalent
trop souvent les médecins expectans pour voiler leur coupable inactivité.
Ce prétexte fournit les élémens de la première indication, dont, comme
nous le montrerons par les faits, les répulsifs et les attractifs constituent
les seconde et troisième indications. L'importance de chacune d'elles pré-

qu'au gargarisme, moyen qui n'attaquait qu'indirectement l'effet primitif. La destruction de la cause devait d'abord attirer l'attention du médecin : ce qui le prouve, c'est que des que nous eûmes arraché les deux dents malaires cariées, dont le centre versait sur les bases gengivales un fluide ichoreux , les phénomènes anormaux disparurent.

La ramification buccinatrice développe fréquemment des sympathies anormales, lors des transitions un peu subites. Tandis que nous suivions à Lyon les leçons cliniques d'un grand chirurgien (M. ***), nous fûmes à même d'observer souvent sur lui ces influences. Toutes les fois que les brouillards s'élevaient dans l'atmosphère, il se plaignait de douleurs de dents qui étaient immédiatement suivies d'un gonflement considérable de la joue correspondante.

Le dentaire intérieur, par les filamens qui traversent le sinus, établit des rapports entre les deux premières molaires, les incisives, la canine et les surfaces où s'épanchent les ramifications dentéro-postérieures.

La ramification auditive du glosso-pharyngien établit une sympathie, qui, comme tant d'autres, a été méconnue des thérapeutistes, et cela s'explique.

Depuis que M. Broussais n'a aperçu, dans l'anormalité linguale, que l'expression pathologique de l'estomac, tous ses sectateurs se sont écriés au chevet des malades : La langue est rouge, donc l'estomac est enflammé. Et pourquoi donc la phlegmasie d'autres appareils ne la développerait-elle pas ? Et, d'ailleurs, les faits confirment les inductions thérapeutiques que nous présentons sur l'analogie des agens percevans.

M. Claude Huot, de Saint-Julien, éprouvait depuis quelque

---

sente des nuances selon les appareils où on les envisage. Considérées à l'estomac, la première a plus d'avantage que la seconde ; la première moins que la troisième. C'est en parcourant successivement chacun de ces appareils, que l'on est à même d'apprécier leur influence mutuelle.

temps des tintemens, de l'ardeur à l'oreille droite ; comme il s'éveilla la bouche pâteuse, la langue sèche, brûlante, des sangsues appliquées, d'après notre méthode, secondées de bains, diminuèrent l'affection auditive, qui entraîna dans sa chute les phénomènes qui s'étaient développés sous son influence.

Par les filets tonsilaires, il constitue un autre ordre de sympathies, caractérisé par la sécheresse pharyngienne, la difficulté, l'impossibilité de la déglutition des solides, et par suite des fluides.

Mlle. ***, de Magny-Saint-Médard, eut l'été de l'année 1827 une phlegmasie tonsilaire, qui fut accompagnée du développement des cryptes muqueux de la langue tout le temps que dura l'irritation primitive, qui céda à deux applications claviculaires ainsi que l'inflammation linguale.

Dans le même village, la fille d'un garde champêtre éprouva une pareille affection qui développa des sympathies analogues. Deux applications de quatre sangsues, des gargarismes émolliens triomphèrent et des accidens primitifs et des accidens consécutifs.

Par l'anastomose du glosso-pharyngien, avec le rameau stylo-hyoïdien du facial, la langue reçoit l'influence des modifications du digastrique, du sterno-mastoïdien, etc., etc.

Les influences transmises par l'hyoglosse émanent, ou de la branche cervicale descendante, ou de la linguale ; mais avant, il fournit une anastomose à la première et à la seconde cervicale. Cette anastomose ne soumet-elle pas l'organe rotateur à l'influence du plexus ?

Par la branche descendante qui s'anastomose avec la descendante interne du plexus cervical, de nouveaux rapports ne s'établissent-ils pas entre les organes supérieurs et l'organe rotateur de la langue.

Par la branche descendante, l'organe rotateur reçoit les influences en activité sur les trames omoplat-hyoïdienne, sterno-hyoïdienne, sterno-thyroïdienne.

Par la branche linguale, elle reçoit les influences muscule-

thyroïdienne, génio-hyoïdienne, génio-glosse, mylo-hyoïdien, les constricteurs du pharynx stylo-pharyngien.

En s'unissant à la corde du tympan, il nous place sur le théâtre des relations qui s'exercent réciproquement entre l'appareil rotateur et l'auditif.

Par les filets tonsilaires, nous apercevons une nouvelle voie de sympathies entre ces glandes et l'organe rotateur : il en est de même des filets qu'il destine aux constricteurs du pharynx.

Ceux qu'il envoie à la partie postérieure et interne des gencives lui sont propres : aussi, nous nous empressons de les noter. Ces sympathies sont évidentes dans l'observation suivante.

Mme. *** est atteinte depuis long-temps d'un caryza qui présente tantôt la nuance aiguë, tantôt la nuance chronique ; toutes les fois que la seconde prend le caractère de la première transition, qui est accompagnée d'un boursouflement considérable des fosses nasales qui oblitère tellement ces conduits, que Mme.*** éprouve des suffocations instantes : tout le temps que dure cette période, l'irritation s'élance avec une promptitude extrême sur l'appareil masticateur. Les dents offrent une sensibilité inouïe; les gencives se gorgent.

Ces excursions fréquentes de l'irritation sur le rempart buccal ont porté de tels ravages sur cet appareil, que Mme. *** a toutes les dents altérées.

Les anastomoses avec la glande lui sont communes avec le dentaire inférieur.

Les rapports organiques qui découlent de cette fusion apparaissent fréquemment. Nous avons été à même de les observer souvent dans le cours de notre pratique. Le cas le plus frappant que nous ayons remarqué, et qui prouve jusqu'à l'évidence que l'analyse à laquelle nous nous livrons actuellement est la seule base physiologique sur laquelle doit s'appuyer la symptomatologie, est celui-ci :

Mme. D.***, à Cirey, était arrivée à l'âge de quarante ans sans éprouver la plus légère douleur de dents. Comme elle fut éveillée par une douleur atroce qui émanait des grosses molaires, me rendant à Tellecey le surlendemain de l'apparition de cette affection, cette dame me fit appeler pour lui extraire les dents d'où s'élevaient ses douleurs. Après avoir inspecté la bouche, je n'aperçus aucune dent cariée; celles d'où émanaient les douleurs étaient extrêmement irritables. Le seul contact du doigt les surexcitait tellement, que la malade n'en pouvait supporter la présence. La grande quantité de salive qui s'échappait de la bouche, ainsi que ses propriétés qui avaient un caractère anormal, attirèrent mon attention.

Préoccupé des sympathies anastomostiques, je m'empressai de vérifier une supposition déduite de ma théorie, et que vous avez, lecteur, déjà comprise : du côté sain de la bouche (le droit), la salive avait les caractères normaux, tandis que du gauche elle avait les caractères anormaux.

Ainsi, les organes inférieurs de la mastication sont soumis aux influences des causes qui frappent l'appareil sécréteur de la salive.

La ramification buccinatrice ne devient-elle pas le confluent des aptitudes percevantes, maxillo-supérieure, maxillo-inférieure, lors de l'action des modificateurs?

Les expansions du rameau buccal viennent figurer également sur le théâtre de la perception buccale ; ses ramilles sont muqueuses ou musculo-cutanées.

Les muqueuses se distribuent autour des commissures ; les musculaires au ptérégoïdien externe, au buccinateur, au canin ;

Les cutanées, à la périphérie des muqueuses et des musculaires.

L'énumération des ramilles bucco-labiales ne nous met-elle pas sur la voie de ces odontalgies qui se développent simultanément aux irritations développées dans la trame musculo-temporale?

Les ptérigo-maxillaires n'établissent-ils pas des rapports du même ordre?

L'auriculaire (temporal cutané), par ses filets auditifs, n'établit-il pas les canaux de déversement entre la cavité buccale et auditive? Cet ordre de relation n'est, à la vérité, qu'indirect.

A Beire, à Orgeux, nous avons été consulté par plusieurs

malades qui, étant mis sur la voie de ce balancement irritatif, nous ont avoué que l'irritation auditive avait succédé à l'odontalgie, et réciproquement.

Nous avons été également consulté par une jeune dame qui, depuis long-temps, souffrait d'une douleur qui avait son siège dans les trames musculo-cutanées, où vont s'épancher les branches temporo-frontales de l'auriculaire, qui, en s'éveillant, ressentit une douleur atroce dans l'oreille correspondante, ainsi que dans les dents de la mâchoire inférieure.

Le nerf pneumo-gastrique lui darde, par les rameaux de communication qu'il envoie au glosso-pharyngien et hypoglosse, les influences des nombreuses perceptions des muqueuses où il se ramifie.

PROPOSITION 85.

Les nerfs, qui par leurs projections établissent l'aptitude percevante à l'appareil vocal, sont le vague, l'hypoglosse, le glosso-pharyngien.

De ces trois ordres de rameaux naissent des sympathies différentes; les glosso-pharyngiennes et hypoglossiennes ayant été mentionnés en parlant des appareils pharyngo-stomacaux, nous ne nous en occuperons plus dans la crainte de tomber dans des redondances fastidieuses.

Les rameaux trachéens servent de communication des appareils laryngés aux pulmonaires, comme l'appareil trachéen devient fréquemment la voie du déversement irritatif de l'appareil vocal.

Les rameaux laryngés du vague établissent une des voies les plus actives du déversement laryngé. L'estomac, le duodénum, les globes hépatiques, rénaux, splénique, peuvent en devenir le théâtre, ainsi que le pancéas, l'appareil pulmonaire, le centre circulatoire.

PROPOSITION 86.

La perception pharyngienne puise sa source aux ramifications du rameau pharyngien du nerf vague, ainsi qu'aux ramifications des glosso-pharyngiens et hypoglossiens.

Le nerf vague s'anastomose avec le spinal dont nous apprécierons les influences sur la membrane pharyngienne, en énumérant successivement les diverses anastomoses qu'il contracte, tant avant qu'après la fusion.

L'anastomose pneumo - gastrique sera examinée en faisant l'historique des rameaux spinaux, ainsi que l'hypoglossienne, et les première, seconde, troisième, quatrième cervicales : nous devons nous contenter ici de les énumérer.

La fusion spino-trapésienne soumet la muqueuse-pharyngienne aux influences qui frappent la surface musculo - périphérique omoplatienne.

Par les filets œsophagiens s'établissent les relations pharyngo-œsophagiennes.

Par les filets stomacaux du nerf vague, la surface pharyngienne est livrée aux influences stomacales.

Par les filets hépatiques s'établissent les relations hépatico-pharyngiennes.

Par les filets spléniques, les relations splénico-pharyngiennes.

PROPOSITION 87.

Le plateau extérieur du balancier antéro-crano-jugulo-facial a son atmosphère d'action aux confins des régions fronto-temporo-jugulaire ; en se divisant, en se ramifiant, les rameaux érecteurs de ce canevas projettent des styles qui traversent là trame musculaire pour aller dans les organes des sens éta-blir avec la pulpe érectrice de ces appareils un pacte d'action avec la périphérie. Outre cette voie d'abouchement, qui jette les bases d'une relation entre les plateaux extérieurs et intérieurs du balan-cier antéro-crano-jugulo-facial, il en existe d'autres qui sont destinés à préparer, les unes (les diaphrag-matiques), la relation entre les appareils du pla-teau extérieur antéro-crano-facio-jugulaire avec le plateau intérieur médian ; tandis que les autres (les expansions limitrophes) préparent les voies affé-rentes et déférentes entre les plateaux extérieurs antéro-crano-jugulo-facial et postéro-crano-pectoro-appendixal.

Ces considérations générales étant produites, nous suivrons chacune des expansions qui concourent à sa formation dans leur trajet respectif, en signalant chacune de leurs anostomoses lors-que nous aurons circonscrit le plateau.

PROPOSITION 88.

L'expansion faciale, en s'élançant supérieurement par ses rameaux frontaux au synciput, latéralement par ses rameaux temporaux aux tempes, inférieu-rement par les sous-maxillaires aux régions antéro-latérales et médianes-jugulaires, coopère avec les expansions cervicales par leurs branches auriculaire, mastoïdienne, sus-claviculaires, pectorales, phré-

niques, à la formation du plateau extérieur antéro-
crano-jugulo-facial.

Cette atmosphère d'érection comprend plusieurs surfaces que
nous allons successivement examiner, afin de régulariser la relation de chacune d'elles.

PROPOSITION 89.

Le canevas érecteur de la région antéro-cranienne
résulte de la fusion des frontaux.

Les rameaux frontaux, en s'unissant au sus-occipitaux, ferment
la chaîne érectrice; par leur abouchement au maxillaire inférieur
et à l'ophthalmique, ils soumettent la trame musculo-faciale à
l'influence des causes qui modifient les trames où s'épanchent
et le maxillaire inférieur et l'ophthalmique, comme ils les dominent également lors de l'action des modificateurs faciaux. Le
sentiment de contusion que l'on éprouve à l'angle externe de
l'œil lors du rhumatisme du temporal, appuie cette assertion,
d'où découle l'indication de déposer sur les frontaux les tempérans destinés à calmer l'irritation coronale. Plus tard, en parlant des tempérans, nous nous occuperons de cette indication.
C'est par cette anastomose que l'on explique également l'action
de ces transitions qui vont agir sur la glande lacrymale, après
avoir frappé la région frontale : transitions qui déterminent,
lors de l'arrivée des frimas, des larmoiemens tellement intenses,
que l'art a fréquemment essayé infructueusement de les soumettre à l'empire des déplétifs et des tempérans : la révulsion,
dirigée d'après les lois de l'équilibre, facilement en triomphe.

PROPOSITION 89.

L'érection de la région antéro-médiane est constituée par les ramifications des faisceaux buccaux et malaires qui s'éteignent aux trames musculaires, sygo-
matiques, orbiculaires des paupières, canin, élévateur de la paupière supérieure, palpébrales, périphérie correspondante.

Les diverses émanations buccales et malaires communiquent
avec le lacrymal, le sous-orbitaire, le frontal interne, le nasal externe : abouchement qui établit des relations de la surface malaire
avec les lacrymale, nasale, buccale. Cette dernière a un nouveau
point de contact dans l'anastomose des rameaux buccaux avec le
bucco-labial.

La considération des anastomoses que nous venons de signaler
trouve son application dans l'emploi des tempérans, lors de l'irritation simultanée des surfaces lacrymo-malaire, naso-malaire,
bucco-malaire.

Dans cette occurrence pathologique, on placera les tempérans
sur la région génaire ; en remplissant l'indication déduite de
cette disposition anatomique que j'ai fait disparaître des flu-
xions palpébrales coïncidentes avec des irritations malaires, des
larmoiemens qui s'établirent consécutivement.

PROPOSITION 90.

Les expansions faciales qui érectrisent la région
latéro-faciale sont les temporales faciales, les temporales superficielles et profondes du maxillaire inférieur.

Ces rameaux établissent des rapports de l'extérieur avec l'intérieur, par ceux de leurs filets qui communiquent avec les tem-

poraux profonds du maxillaire supérieur ; 2° par ceux qui s'épanchent dans le pavillon de l'oreille : ceux-ci projettent (et cette
circonstance anatomique est fort remarquable sous le rapport de
l'acte répulsif) des filamens aux muscles auriculaires supérieur
et antérieur.

L'irritation étant et temporale et maxillaire inférieure, on
placera, pour la combattre, les tempérans sur la région temporale.

Ces considérations seront applicables aux rameaux qui se ramifient à la parotide, comme à ceux qui s'épanchent à l'ouverture
auditive.

C'est sur la partie cutanée, où viennent se fondre les auriculaires
postérieures, que le plus grand nombre des praticiens placent les
vésicatoires ainsi que les sangsues. Nous y avons été également
témoin de l'action des barbares sétons employés pour détruire
les irritations encéphaliques.

PROPOSITION 91.

Comme les rameaux sus-maxillaires et sous-maxillaires forment le complément de la sensibilité faciale, de même ils projettent l'origine de la région
jugulaire ; les expansions de ces groupes vont s'é-
teindre au peaucier, au buccinateur, au triangulaire,
à l'orbiculaire des lèvres, au masseter, au ptérygoïdien interne.

La perception jugulo-antérieure est également alimentée par les seconde et troisième expansions qui
jettent des filamens au grand droit antérieur, au
grand droit latéral, etc., etc., etc.

C'est sous l'influence de l'irritation de l'action des ramilles labiales que se développe cette terrible affection, que l'on a
désignée, en considération de sa marche aussi active que des-

4

tructive, sous le nom de cancer. A l'origine de cette hideuse affection, ne serait-il pas prudent d'avoir recours aux révulsifs dirigés d'après les lois de l'équilibre ; et, favorisés de la compression (1) et des tempérans, qui agiraient d'ailleurs simultanément ?
Plusieurs faits, que nous signalerons à l'article *thérapeutique*,
nous autorisent à le penser.

Après avoir projeté des styles jugulaires, préparé, par les
projections vagues, la relation entre les balanciers antéro-cranojugulo - facial et postéro-crano - pectoro - appendixal, des projections latérales s'en détachent ; celles-ci vont concourir à la formation des premiers anneaux de la grande chaîne musculo-cutanée, que les projections des quatrième et cinquième, dont
nous examinerons le trajet subséquent, en suivant dans ses expansions la troisième, offrent la continuation.

Poursuivant dans leur marche ultérieure à leur abouchement
ganglionique, les troisième, quatrième, et cinquième branches
antéro-supérieures-rachidiennes, nous voyons les troisième et quatrième se réunir pour fortifier la relation du plateau extérieur
avec le plateau intérieur du même balancier ; tandis que la quatrième, en s'unissant à la cinquième, va concourir à la formation de la branche phrénique, et établir la relation du balancier
antéro-crano-facial avec le médian. Les troisième et quatrième, en
rampant sur le grand pectoral, la peau et les mamelles, projettent les voies afférentes et déférentes des balanciers antéro-cranofacial, postéro-crano-pectoro-appendixal.

Les expansions trapésiennes concourent également à cette relation, que les expansions pectorales du balancier médian viennent
fortifier.

Par l'anastomose avec les cervicales inférieures s'établit l'un
des anneaux du système crano-facial avec le crano-pectoral.

---

(1) La compression, à l'origine de son déploiement, doit toujours marcher simultanément avec l'action tempérante : en détruisant l'éréthisme,
l'action tempérante prépare les voies à l'action compressive qui déterminerait inévitablement la gangrène, si elle en était privée.

Du quatrième nerf naissent les expansions mastoïdiennes qui s'éteignent sur les splénius et les tégumens correspondans et la périphérie des surfaces latérale et postérieure de la tête : celles-ci, par leur anastomose avec le rameau auriculaire du facial, établissent une nouvelle voie afférente entre les plateaux crano-facial et crano-pectoral.

Le rameau auriculaire, en se fusant à la glande parotide, va établir une troisième communication avec le plateau crano-facial. Les rameaux mastoïdiens ont également la même destination.

PROPOSITION 92.

L'aptitude érectrice est projetée à la région postéro-crano-jugulaire par les ramifications postérieures de la quatrième antéro-cervicale ; en se fusant au droit postérieur, au grand droit, elle établit les premiers anneaux de la chaîne postéro-érectrice.

PROPOSITION 93.

Le balancier postéro-crano-pectoro-appendixal domine les divisions inférieures œsophagiennes, trachiennes, plévrales, cordiale, pulmonaire. Les divisions extérieures se terminent supérieurement aux expansions antéro-crano-faciales, inférieurement aux médianes.

PROPOSITION 94.

La perception œsophagienne s'établit par les cordons œsophagiens que le thoraco-abdominal projette à ce canal.

La perpendicularité du canal œsophagien est une circonstance défavorable à la réception d'action des répulsifs, circonstance

qui doit être prise en considération, attendu que les modifications anormales ne peuvent être combattues que par l'attraction
correspondante. Plusieurs affections démontrent avec quelle rapidité l'action irritative s'élance de l'estomac à l'œsophage, du
pharynx au canal perpendiculaire. Ces considérations sont applicables au canal trachéen.

PROPOSITION 95.

C'est par les rameaux trachéens que l'éréthisation
s'établit dans le canal aérien.

PROPOSITION 96.

L'éréthisation pulmonaire s'établit par les rameaux
envoyés à cet appareil par le grand vague.

PROPOSITION 97.

C'est par les rameaux cordiaques que s'établit la
perception du centre circulatoire.

Par les cordiaques, comme par les expansions du plexus cordiaque, s'établissent les voies afférentes et déférentes. Nous les examinerons en décrivant les expansions ganglionico-artérielles.

PROPOSITION 98.

L'éréthisation du plateau extérieur du balancier
crano-pectoral a ses limites antéro-inférieures aux
expansions médianes, ses limites antéro-supérieures aux jugulaires-faciales, ses limites pectoro-

supérieures aux expansions auriculo-mastoïdiennes inférieures, ses limites postéro-inférieures aux postéro-supérieures-médianes.

PROPOSITION 99.

Le canevas percevant pectoral-antérieur, division du plateau extérieur, est constitué par les expansions du huitième cervical aux pectoraux, aux mamelles, à la périphérie correspondante.

PROPOSITION 100.

La division antéro-postérieure naît de l'extinction des sixième et septième aux sous-épineux, sus-épineux, sous-scapulaires ; de la fusion de la sixième et de la septième, et de quelques divisions de l'axillaire au grand dorsal, au grand rond, au sous-scapulaire.

PROPOSITION 101.

La division percevante brachiale occupe le centre des précédentes : des rameaux qui en opèrent le canevas érecteur, les uns sont périphériques, les autres musculaires : encore une voie de détonation.

PROPOSITION 102.

Le balancier érecteur-médian s'élève au centre de l'organisme.

PROPOSITION 1o3.

Le plateau intérieur du balancier médian résulte de l'épanouissement aux globes hépatique, sphénique, rénaux, stomacal, à la musculo-muqueuse-duodénale des projections inférieures du pharyngo-pectoro·abdominal.

PROPOSITION 1o4.

Les projections des branches antéro-médianes président à l'érection du plateau extérieur du balancier médian. Sa sphère d'action s'établit aux surfaces brachiales internes, où s'abouchent ses divisions aux cutanées-internes, aux régions pectorales antérieures ; celles-ci s'accolent aux pectorales des balanciers crano-facial et pectoro-appendixal, et enfin aux régions pelviennes, où elles s'anastomosent aux pelvi-appendixal, musculo-péripheriques ascendantes.

Des branches dorsales antérieures, les unes ont des rapports d'atmosphère, les autres d'anastomose.

La première, par son rameau intercostal (celui-ci fournit aux intercostaux en les traversant pour se rendre à la partie supérieure et antérieure de la poitrine) donne un exemple du premier mode, tandis que par le brachial il offre un exemple du second.

Les seconde et troisième branches ont un mode analogue de division et d'abouchement. Le rameau brachial de l'une et de l'autre communique près de l'aisselle avec le cutané interne : ces rameaux, dans leur marche descendante, épanchent plusieurs rameaux qui se prolongent jusqu'au coude.

Le rameau intercostal de l'une donne aux intercostaux, sort entre le sternum et le muscle intercostal externe, s'épanche sur la partie antérieure de la poitrine et dans le grand pectoral. L'intercostal de l'autre se divise aux ramuscules, qui se répand à la partie antérieure de la poitrine et aux ramuscules qui donnent au triangulaire et à l'intercostal interne.

Les quatrième, cinquième, sixième et septième projettent aux muscles intercostaux, au triangulaire, au grand pectoral et aux tégumens.

Les cinq branches suivantes, avant d'opérer leurs divisions intercostale et pectorale, envoient également des filamens aux intercostaux, projettent aux transverses, au petit oblique, au bord externe du muscle droit et aux tégumens de la partie antérieure de l'abdomen.

Les rameaux pectoraux portent l'aptitude érectrice aux parties latérale et inférieure de la poitrine, au grand dentelé, au grand oblique, aux tégumens.

Les dernières donnent au carré, au diaphragme; ses dernières ramifications projettent l'érection par leurs rameaux profonds au pyramidal et aux tégumens qui circonscrivent la crête iliaque.

PROPOSITION 105.

Le balancier pelvi-appendixal embrasse l'atmosphère érectrice lombo-sacrée.

PROPOSITION 106.

L'érection arrive au plateau intérieur par les projections génito-crurale et hémorroïdales.

Des rameaux hémorroïdaux, les ascendans vont en s'éteignant, les uns à l'iliaque du colon; les autres, en la franchissant, vont préparer les voies afférentes et déférentes de la perception musculo-muqueuse-intestinale recto-duodénale (1).

PROPOSITION 107.

Le plateau extérieur pelvi-appendixal se compose des régions pelvienne-postérieure, pelvienne-antérieure et appendixale-abdominale.

PROPOSITION 108.

La perception de la région pelvienne-antérieure est alimentée par les branches musculo-cutanées-abdominales qui s'épanchent, se ramifient pour s'éteindre en s'abouchant aux médianes.

PROPOSITION 109.

La pelvi-postérieure est alimentée par les expansions musculo-périphériques qui vont s'éteindre avec les postérieures-médianes.

PROPOSITION 110.

La pelvi-appendixale reçoit les expansions terminales, sciatiques et crurales.

---

(1) Une circonstance anatomique remarquable, soit sous le rapport physiologique, soit sous le rapport pathologique, soit enfin sous le rapport thérapeutique, c'est la distribution simultanée de l'appareil érecteur, et à la muqueuse, et à la musculaire correspondante: comme à la musculo péri-phérique, l'appareil érecteur préside aux détonations de la musculo-muqueuse. Les expansions de l'une de ces membranes n'auraient-elles pas une armure négative, tandis que l'autre en posséderait une positive ?

PROPOSITION 111.

Le système ganglionique étant au système artériel ce que le système nerveux est au ganglionique, le système veineux au lymphatique ce que l'artériel est au veineux, c'est-à-dire les uns, par rapport aux autres, des propagateurs successifs et respectifs de l'action ambiante; en décrivant le système artériel sur la trame duquel s'imprime le ganglionique, on se fera une idée exacte, tant de la marche du système ganglionique que de l'action ganglionico-artérielle, attendu que la situation artérielle est constamment l'expression de la ganglionique.

PROPOSITION 112.

Le système ganglionique, comme le cérébral, se compose de centres et d'expansions.

PROPOSITION 113.

Les centres cérébraux sont unis par adossement; les centres ganglioniques par anastomoses.

PROPOSITION 114.

Les rayons ganglioniques ont été divisés par les auteurs en antérieurs, postérieurs, etc., etc.; cette division n'est d'aucune importance pratique : celle

déduite des organes auxquels ils vont se rendre ;
voilà ce qu'il fallait signaler.

PROPOSITION 115.

Des limites toujours fixes, toujours constantes
des trames artérielles, naissent, par induction, des
sphères ganglioniques, tracées d'après un plan également toujours constant, toujours uniforme.

PROPOSITION 116.

Toute atmosphère ganglionique ayant ses confins sur les limites de l'appareil où vont s'épanouir
les canaux nutritifs dont elle domine l'action, on
doit étudier attentivement les expansions des troncs
qui vont verser l'aliment organique et partant de ses
ramifications extrêmes, remonter à l'origine du
tronc, en notant ses diverses anastomoses, qui
sont autant de voies de déversement.

Chaque satellite de l'astre ganglionique étant décrit, nous em-
brasserons d'un coup-d'œil les limites de chaque balancier organique, dont les ressorts seront fixes aux expansions des agglomérations ganglionico-percevantes, tant internes qu'externes.

PROPOSITION 117.

Des rameaux qui sont projetés par les ganglions,
les uns sont angainans (les ganglionico-artériels),

les autres marchent isolément; ceux-ci, beaucoup
moins nombreux que les artériels, doivent être divisés en ceux qui s'éteignent dans l'un des satellites
de la sphère ganglionique qui les a élancés; et en
ceux qui, franchissant ses limites, vont s'anéantir
dans la sphère voisine.

Les premiers sont les voies afférentes et déférentes
de sensation entre satellites; les seconds des voies
afférentes entre sphères.

PROPOSITION 118.

Les centres d'où émane la sensation sont appelés
cervicaux, brachiaux, thorachiques, lombaires et
sacrés. Ces dénominations sont inexactes : on leur
substituerait avec avantage celles déduites des organes
où vont s'éteindre leurs projections : ainsi, il existerait des balanciers antéro-crano-jugulo-facial, pos-
téro-cérébro-pectoro-appendixal, médian, pelvi-
appendixal.

PROPOSITION 119.

La sensation du balancier antéro-crano-jugulo-
facial y arrive à chacune des divisions, soit du
plateau intérieur, soit du plateau extérieur, par
les embranchemens des carotides externes et internes.

Les voies afférentes et déférentes s'établissent avec la sensation
antéro-crano-pectoro-appendixale par deux ordres d'anastomoses;
les unes résultent de l'abouchement des projections angainantes,

des thyroïdiennes-carotidiennes aux thyroïdiennes-sous-clavières et des labaires vertébrales aux labaires cérébrales ; les autres, des abouchemens des rameaux cordiaques de la sphère crano-faciale à la crano-pectoro-appendixale, et consécutivement de la médiane et de la pelvi-appendixale, par les abouchemens cordiaques, solaires.

PROPOSITION 120.

La sensation ganglionico-artérielle postéro-crano-pectoro-appendixale s'échappe des ganglions inférieurs cervicaux. Les troncs, les branches, les rameaux, les ramuscules, les ramilles des sous-clavières, et celles des bronchiques, des œsophagiennes, des médiastines postérieures, émanées de l'aorte thorachique, lui servent de canaux.

Les voies de communication qu'ils projettent sont relatives et aux appareils constituant le balancier antéro-crano-facial, et au balancier médian, et au pelvi-appendixal.

Les communications supérieures du balancier postéro-crano-pectoro-appendixal sont postéro-craniennes (l'abouchement des labaires postérieures aux labaires moyennes), antéro-jugulaires (l'abouchement des thyroïdiennes-carotidiennes aux thyroïdiennes-jugulaires).

Les communications établies par l'abouchement des projections inférieures sont postéro-inférieures (les scapulaires postérieurs et inférieurs s'abouchant au grand dorsal, au grand dentelé et aux tégumens correspondans avec les fescières ascendantes et intercostales, antéro-inférieure : celle-ci résulte de l'abouchement de la thorachique interne, avec les épigastriques, les intercostales-abdominales, à l'ombilic).

Outre ces communications, il s'en établit une centrale (d'isolement) : celle-ci résulte de l'abouchement des cordiaques inférieurs aux cordiaques supérieurs ; de ceux-ci aux expansions solaires des expansions hypo-gastriques aux solaires.

La trame centrale que nous venons d'établir ne sert-elle pas d'axe aux fonctions intérieures ?

PROPOSITION 121.

La sensation du plateau médian s'échappe des ganglions thorachiques, qui se conglobent, se réunissent à l'agglomération dite solaire, pour constituer un centre commun d'action, d'où s'échappent des irradiations qui vont s'aboucher aux divisions cœliaque, diaphragmatique, stomachique, hépatique, splénique, mésentérique supérieure, mésentérique inférieure, rénale.

PROPOSITION 122.

L'agglomération, la direction des projections ascendantes ganglionico-lombaires, n'est-elle pas destinée à lier le centre solaire au centre hypogastrique ?

PROPOSITION 123.

Du centre pelvi-appendixal s'échappe la sensation du grand tronc dont les divisions, subdivisions, ramifications vont porter la nutrition, ainsi que la sensation aux appareils pelviennes et appendices-abdominales.

Pourquoi les expansions érectrices ganglionico-artérielles des appendices thorachiques et abdominales n'ont-elles pas d'aboutissant ? Leur adossement aux plateaux intérieurs des balanciers facio-pectoraux et pelvi-appendixal, n'indique-t-il pas une intention de débordement ?

PROPOSITION 124.

L'adossement des veines aux artères n'explique-
t-il pas la corrélation qui existe entre ces canaux ?

Qu'on observe une trame, quel que soit d'ailleurs l'organe
auquel elle appartient, et l'on verra qu'il existe une coïncidence
parfaite entre l'action des veines et celle des artères. Là où il
existe exaltation artérielle, là il existe également sur-activité
absorbante. Les soldats qui sont soumis à des marches forcées,
les animaux qui sont dans la nécessité de se livrer à un violent
exercice pour se procurer leur subsistance, sont élancés, parce
que, et chez les uns et chez les autres, la circulation y est énergique, l'absorption extrêmement active ; tandis que chez les personnes oisives, les animaux dormeurs, la circulation est lente,
l'absorption paresseuse. Comparez le moine indolent au cultivateur vigilant, et vous aurez un exemple de ces contrastans
résultats.

PROPOSITION 125.

La ligne de démarcation entre les vaisseaux absorbans et les veines a-t-elle été bien établie ?

Les observations de M. Magendie me paraissent avoir jeté
un grand jour sur cette importante question, qui, en la poursuivant, nous attirerait dans le domaine de la thérapeutique. A
l'article *déplétifs*, nous l'envisagerons sous un horizon beaucoup
plus vaste.

Au cerveau, comme à l'axe spinal, la circulation est généralement tardive (1) ; la disposition de leurs canaux respectifs
n'est pas aussi favorable au transport des molécules fluides qu'aux

---

(1) L'ondulation régulière des fluides : voilà la condition *sine quâ non*
en organisation ; elle est basée sur les rapports constans de la charpente,
avec l'atmosphère de cette vérité incontestable découle l'indication précieuse de tenir les expansions érectrices, soit pulmonaires, soit cutanées,
à couvert des transitions subites.

régions pectoro-abdominales et musculo-périphériques : ici, des mouvemens soit continus, soit périodiques, favorisent leur accélération; aussi, n'observe-t-on dans leurs trames que des stases sanguines, et lorsqu'elles se sont dégagées de l'irritation, soit sous l'influence de la réaction, soit à la faveur de l'attraction dirigée d'après les lois de l'équilibre, elles recouvrent de suite l'aptitude fonctionnelle, tandis que les trames cérébrales conservent long-temps de l'engourdissement.

Comparez la fréquence des apoplexies cérébrales aux apoplexies pulmonaires, stomacales, hépatiques, etc., etc., et comme moi vous vous prononcerez en faveur des attractifs dirigés d'après notre méthode.

PHYSIOLOGIE.

PROPOSITION I.

La charpente organique se meut par des ressorts.

PROPOSITION 2.

Les fonctions naissent des puissances appliquées à ces ressorts.

Dans les prolégomènes de son traité élémentaire, M. Rostan s'exprime ainsi :

« Il n'existe et il ne saurait exister dans l'économie vivante que des organes et des fonctions. Les fonctions ne sont autre chose que les organes en exercice : tout ce qui n'est pas organe, principe d'organe, effet d'organe, n'est rien pour le médecin. »

C'est pour avoir raisonné dans cette hypothèse, que la thérapeutique a été négligée dans l'un de ses départemens les plus importans, je veux parler de l'influence de l'action des agens provocateurs de la fonction sur l'appareil. Si on eût compris que les appareils ne deviennent le siége de leur fonction qu'autant que leur stimulus respectif frappe leur trame, on eût dit : Les fonctions ne sont autre chose que le résultat du contact plus ou moins immédiat du stimulus correspondant sur son appareil ; proposition d'où découle nécessairement l'indication de soustraire l'agent à l'appareil lors de l'enchaînement de ses ressorts par l'irritation.

Un principe erroné étant admis, toutes les conséquences qu'on en détache deviennent également erronées. La seconde proposition de M. Rostan nous en offre la preuve. « Si les organes sont sains, dit-il, leur exercice aura lieu, suivant un type donné qui constituera l'état normal ou physiologique ; par la même raison, si les organes sont dans l'état morbide, leur exercice n'aura plus lieu, suivant l'état normal : il y aura donc dérangement des fonctions. »

Nous venons de voir précédemment, du moins l'on doit en induire des considérations précédentes, que l'organe peut être sain ; cependant la fonction s'exerçait normalement ; ce qui a lieu toutes les fois que l'agent possède une puissance d'action trop prononcée. Dans cette circonstance, l'organe est asphyxié.

PROPOSITION 3.

Les puissances ne sont que l'expansion des propriétés appliquées, réfléchies sur les tissus organiques.

PROPOSITION 4.

Les propriétés des corps sont générales ou spéciales.

PROPOSITION 5.

Les puissances des corps frappent incessamment ou périodiquement.

PROPOSITION 6.

Les puissances générales sont l'apanage des fluides, tant pondérables qu'impondérables.

PROPOSITION 7.

Les molécules pondérables sont les matrices des molécules impondérables.

PROPOSITION 8.

L'électricité étant le prototype des puissances impondérables, nous étudierons plus spécialement les phénomènes vitaux qui naissent de son impulsion.

PROPOSITION 9.

Une puissance qui, dans l'expansion de son action, a créé le monde, qui a présidé à son développement, qui a enfanté ses successions, qui l'éveille à son aurore, le vivifie dans sa marche, le plonge dans l'engourdissement par son absence, devait attirer l'admiration des peuples, les porter à l'impulsion de la reconnaissance, leur faire ériger des autels, y brûler de l'encens, y égorger des victimes.

Hé bien ! cette puissance, qui fut en honneur des colonnes d'Hercule au mont Caucase, chez toutes les races, à commencer de celles qui ont formé le premier anneau de la chaîne des générations jusqu'à nos jours, est l'émanation de cet astre qui fut adoré à Memphis, à Athènes, etc., etc.

Oui , de tous les temps elle fut le moteur universel ; oui, de tous les temps , en se déployant sur cet
équilibre qui fait éclore les jours sereins, elle a
versé au sein de la terre sa féconde influence ; oui ,
de tous les temps elle a effrayé les peuples , désolé
les nations en éclatant..... Mais ne franchissons
point les limites de son influence physiologique.

PROPOSITION 10.

L'influence de la lune sur les marées, sur les
pierres récemment extraites des carrières, sur les
métaux, sur la coupe des arbres, sur la végétation
en général , porte, par la voie de d'induction , à
penser qu'elle agit sur l'organisation, à l'instar des
fluides solaires.

PROPOSITION 11.

L'électricité lunaire augmente ou diminue d'intensité selon les phases. La clinique fait l'apologie de
cette vérité.

PROPOSITION 12.

L'immense distance qui nous sépare des étoiles
a pu porter quelques praticiens à nier leur action
sur les fonctions, comme ils l'ont fait relativement
à la lune ; cependant c'est de l'émanation stellaire
que s'échappe la lumière : pourquoi ne nous fourni-
rait-elle pas l'électricité ?

PROPOSITION 13.

Partout et aux diverses époques où apparurent les comètes, elles ont manifesté leur empire par les phénomènes, qui sont l'expression de l'action électrique épanouie. L'expansion cutanée, chez quelques individus, a pris le caractère de celle qu'on observe sous la zône torride. De ce résultat, on doit conclure qu'il existe une plus grande analogie entre les effets produits par le contact des fluides impondérables avec les tissus des végétaux, et ceux produits par leur contact sur la trame humaine.

PROPOSITION 14.

L'électricité, en s'échappant des astres, traverse le fluide atmosphérique, qui est susceptible de présenter une capacité de réception, de conservation, de transmission qui offre des nuances extrêmement variées : tantôt l'atmosphère est chargée d'humidité, tantôt elle en est privée; tantôt le ciel est serein, tantôt il est voilé de nuages orageux qui, quelquefois, éclatent par d'épouvantables trombes, qui quelquefois s'éloignent en mugissant des lieux où ils se sont conglobés.

PROPOSITION 15.

Les localités modifient l'influence électrique. Les décharges sont beaucoup plus violentes et beaucoup plus fréquentes dans les gorges des monts escarpés que dans les plaines. Nous ferons ressortir ces distinctions à l'article *Pathologie*.

PROPOSITION 16.

Dans les habitations en plaine rase, elle n'occasione que des malaises instantanés, tandis qu'elle produit dans celles qui sont adossées aux versans des montagnes d'effrayantes affections épidémiques, qui portent la désolation et le néant partout où apparaît, se développe son germe destructeur.

PROPOSITION 17.

Le terrible choléra-morbus, la dévorante fièvre jaune, la peste hideuse, qui ont tant de fois semé l'épouvante, porté la désolation au sein des états asiatiques, n'ont-elles pas pour origine commune l'électricité? Aussi cruelle marâtre que tendre mère, elle fait planer l'hydre dévastatrice sur le sol délicieux qui ouvre son sein aux merveilles de la nature : là, les yeux étonnés, les oreilles charmées, le palais ravi, le tact enchanté, élancent l'âme hors de son atmosphère. Le cœur enflammé d'un sentiment divin élève l'homme aux régions célestes. O funeste compensation! armée du tranchant de l'équilibre, tu vas en un instant détruire tant de félicités! Une jeunesse caduque, une mort prématurée attendent, menacent l'homme au sortir de son berceau.

PROPOSITION 18.

Pour interpréter les modifications qu'imprime l'électricité aux ressorts organiques, il faut remonter à l'essence des fluides impondérables, les suivre à la piste à travers les trames.

PROPOSITION 19.

Toutes les fois que le temps est serein, l'électricité est résineuse.

PROPOSITION 20.

A l'instant où les électricités atmosphériques viennent frapper l'individu utérin, il crie, il s'agite.

PROPOSITION 21.

Ses cris, ses agitations, sont l'expression de la souffrance organique, produite par la substitution des électricités atmosphériques aux électricités utérines.

PROPOSITION 22.

A l'aurore de ses jours, la vie ne pointille que dans les appareils de la nutrition. Respiration, digestion, nutrition, excrétion : tel est le cercle vital de l'animal, qui puise à la mamelle les premiers élémens du déploiement organique.

PROPOSITION 23.

L'acte nutritif ayant confectionné d'autres appareils, des pôles nouveaux apparaissent, de nouvelles fonctions surgissent; la vision, l'audition, les facultés intellectuelles, la locomotion, arrivent successivement sur le théâtre vital, pour y apprendre le rôle qu'elles doivent remplir dans le grand drame de la vie.

PROPOSITION 24.

Le développement des fonctions ébauchées dans la première phase, la projection des pôles génératifs : telle est la seconde phase de la première période.

PROPOSITION 25.

La perfectibilité des diverses fonctions constitue la troisième période de la première phase.

PROPOSITION 26.

C'est sur l'épanouissement des projections nerveuses élancées dans les divers appareils, d'après l'ordre fonctionnel, qu'apparaît la première période de la phase de station.

PROPOSITION 27.

Son apparition peut être accélérée ou retardée par des causes, tant générales qu'individuelles. Les circonstances générales émanent des régions; celles-ci frappent sur tous les individus qui vivent sous l'influence des climats où elles sévissent. C'est ainsi que dans les pays équatoriaux les femmes sont réglées de sept à huit ans, tandis que dans les régions septentrionales cet écoulement sanguin ne se manifeste que de vingt à vingt-cinq ans.

Le retard ou l'accélération individuelle naît de causes éventuelles. L'on voit des personnes, dont la constitution a acquis tout son développement à quatorze ans ; d'autres n'en offrent le complément qu'au quatrième lustre : et les unes et les autres vivant cependant sous l'influence des causes analogues.

PROPOSITION 28.

Les sexes apportent également des modifications à cette phase, dont le caractère saillant est l'équilibre entre la réparation et la déperdition.

Chez l'homme, et les facultés intellectuelles et les facultés productrices se développent simultanément ; chez la femme, le développement des premières paraît s'anéantir sous l'empire de l'influence des secondes : de-là, le développement des appareils intus-extra au bassin ; de-là, les projections cellulo-glandulaires.

PROPOSITION 29.

La seconde période de la seconde phase est décelée pour la femme par la gestation, l'allaitement; pour l'homme, par les fonctions intellectuelles.

PROPOSITION 3o.

La cessation du fluide mensuel, l'affaissement de quelques fonctions intellectuelles : tels sont, dans le premier cas pour la femme, et dans le second pour l'homme, les préludes de l'origine de la phase dé- cline qui, d'ailleurs, a ses limites aux confins de l'extinction de la phase de station ; ainsi la phase décline est le présage de la destruction. C'est à tort qu'un profond naturaliste a dit que l'époque de la reproduction était celle de l'anéantissement. La re- production appartient à la seconde phase vitale ; elle en est le signal, elle annonce le complément orga- nique : ce qui constitue l'origine de la phase secon- daire.

PROPOSITION 31.

La décadence et morale et physique : telle est l'expression de la phase décline.

PROPOSITION 32.

Après la cessation de l'écoulement sanguin, nous voyons les fonctions des organes des sens s'affai- blir; le défaut d'énergie dans les appareils de ro- tation est aussi un des caractères du retrait du flux nerveux. Chez l'homme, comme chez la femme, il est conséquent aux hémorragies périodiques; chez la femme, de même que chez l'homme, il n'apparaît qu'après l'affaissement des fonctions cérébrales, pri- mitivement développées.

PROPOSITION 33.

Le ralentissement dans l'énergie, la diminution dans la fréquence des pulsations, viennent bientôt annoncer aux extrémités que leur rôle doit cesser.

PROPOSITION 34.

La faculté expansive de l'action nerveuse, s'affaiblissant d'instant en instant, nous voyons la constipation atteindre, frapper l'âge avancé, la rétention d'urine se manifester chez les vieillards.

PROPOSITION 35.

Enfin, la décrépitude étant consommée, les extrémités se fléchissent; le tronc se dévie, la peau se tanne, le front se sillonne, le teint devient adynamique, les yeux s'éclipsent dans leur orbite ; de hideuses excavations apparaissent aux tubérosités malaires, les régions jugulaires et pectorales se décharnent, les glandes mammaires s'affaissent, la périphérie, pressant les cellules désertes, vient s'identifier aux couches musculaires déjà envahies par l'indolente inertie (1). De ces divers points rappelés, l'influence nerveuse vient livrer à la tourmente les appareils qui furent le berceau de son activité. De

(1) Établir le parallèle de la phase décline avec les affections attractives et répulsives ; telle est la question qui est encore à résoudre.

là, ces affections pectorales qui livrent à la mort les restes expirans d'une lente agonie.

Régis par les mêmes lois, les règnes minéral, végétal, animal, doivent en subir également les conséquences. La fonction génératrice occupant, d'après l'ordre du développement organique, le sommet de la pyramide du déploiement fonctionnel, et chez les animaux et chez les végétaux ; chez les végétaux, comme chez les animaux, elle doit la première disparaître de la scène. Chez les végétaux, comme chez les animaux, les appendices étant des expansions tentaculées, dont les fonctions sont destinées à tenir en équilibre les appareils élaborateurs; chez les végétaux, comme chez les animaux, ils doivent être rayés après l'appareil générateur de la liste fonctionnelle.

Le savant professeur Halé donnait le nom d'exercice à une série de mouvemens spontanés ou imprimés.

Plus récemment on a proposé de désigner sous ce nom l'action des organes soumis à l'empire de la volonté (1).

---

(1) Ce défaut d'attention qu'enfante chez quelques praticiens ces idées préconçues qui servent de pâture aux esprits paresseux, les ont entraînés vers cette idée vulgaire, qu'un effet unique, la révulsion musculaire, est le résultat de l'action locomotrice. S'ils s'étaient donné la peine d'en disséquer les résultats avec le scalpel de l'observation, ils auraient retrouvé son empreinte sur les organes et moraux et physiques. Afin de féconder cette proposition, citons un fait.

Le nostalgique qui brûle dans le lointain du désir de revoir le toit paternel, a commencé à éprouver, en s'éloignant des lieux qui l'ont vu naître, une violente tourmente morale qui s'est promptement réfléchie, par l'axe ganglionique, sur les balanciers crano-facial, pectoro-appendixal, pelvi-appendixal. La pâleur, la maigreur dévoilaient déjà sur son front adolescent la douleur cruelle qui le traînait à la tombe. Comme on lui apprend qu'il est libéré, à l'instant l'agitation morale recule, son cœur bat avec violence : une étincelle divine anime tout son être. Les fonctions se dégagent de l'oppression irritative; les forces musculaires demandent de l'exercice, son front se déride, son teint reprend du coloris. A peine a-t-il aperçu les rives désirées, que sa constitution a repris toute son énergie. Méditez, gouvernemens barbares, qui transportez des générations entières dans les climats dévorans de l'Afrique, ces considérations; combien de Français ont trouvé la mort dans nos colonies!

Ces définitions nous ayant paru incomplètes, nous avons jugé utile de substituer celle-ci.

PROPOSITION 36.

L'idée la plus générale que l'on puisse se faire de l'exercice, est de le considérer comme étant le résultat du contact plus ou moins immédiat d'un organe avec son stimulus.

PROPOSITION 37.

L'exercice doit se diviser en nutritif, fonctionnel et anormal. Cette division étant fondée sur l'essence des mouvemens, nous paraît jouir de plus d'exactitude que celles qui ont été proposées jusqu'alors.

PROPOSITION 38.

Les mouvemens nutritifs sont généraux, simultanés : phénomènes de l'alimentation organique, ils subissent des changemens qui sont toujours en rapport avec les phases de fonction.

Cette considération devrait être le régulateur des médecins ; c'est pour ne l'avoir point comprise que des praticiens, élevés par l'opinion publique, ont employé intempestivement à la phase naissante (d'accroissement) des moyens qui ne devaient dévoiler leur action qu'à celle de station, comme le prouve jusqu'à l'évidence l'observation suivante.

Mademoiselle Troisgros, de Saint-Julien, d'un tempérament nervoso-artériel, d'une idiosyncrasie pulmo-cordiale, eut, à l'âge de neuf ans, des palpitations qui se continuèrent, à part quelques rémissions qui se manifestaient à tous les printemps avec une égale intensité, jusqu'à l'âge de douze ans. Ce fut à cette époque que je fus appelé par les parens de la malade pour lui donner mes soins. L'affection avancée, la considération des égards dus à mes confrères, me portèrent à manifester le désir d'en conférer avec le médecin ordinaire de la malade. Ses parens ayant pris en considération ma demande, m'adjoignirent M. Salgues, qui me pria de m'expliquer sur la nature de l'affection, et les moyens curatifs qui devaient être mis en usage. Après avoir fait entrevoir mes doutes sur les résultats de la médication expectante, je crus devoir m'appesantir sur l'urgence d'un traitement actif, persuadé qu'il faut diriger à l'instant même contre l'irritation toute la puissance de réaction que présente le plateau envahi : et en conséquence, dans le cas présent, faire une application de six sangsues sur les centres omoplatiens. Ces effets attracto-déplétifs n'étant considérés, par nous, qu'instantanés, nous crûmes utile d'en favoriser le développement par un exutoire établi sur les mêmes régions, les foyers de chaque centre révulsif devant être distans l'un de l'autre d'un pouce, afin d'établir autant de points d'attraction. C'est par suite de cette considération que j'avais également fait sentir la nécessité de distancer les sangsues. Ces messieurs partagèrent mon opinion, relativement à l'emploi des moyens, mais nous divergeâmes sur le lieu d'élection; M. Salgues s'appuyant de l'époque pubère, préféra la partie interne et supérieure des cuisses, pour l'établissement des cautères et l'application des sangsues. Le premier jour de l'action attracto-déplétive, la malade se sentit un peu mieux; le cœur battait avec moins de violence, le mouvement ascensionnel, qui caractérise l'époque avancée de cette affection, était moins apparent; la tête était un peu allégée, l'agitation plus supportable, le pouls moins vibrant. Le deuxième jour de cette tendance heureuse fit place à une excitation énergique. Dès-lors apparurent des douleurs élancées de la région sus-pubienne, qui, de légères, acquirent de l'intensité sous l'influence de l'action caustique. L'extrémité linguale se rougit, les vomissemens se prononcèrent, le malaise se manifesta, la vibrance du pouls s'accéléra ; cet ensemble de symptômes, s'étant soutenu pendant huit jours, amena la mort.

PROPOSITION 39.

Les mouvemens anormaux s'élèvent dans chaque appareil avec les traits pathologiques qui lui sont propres. L'estomac a ses contractions anti-péristaltiques, etc., etc.

PROPOSITION 40.

Le rapport de l'action provocatrice à la capacité percevante : voilà la condition *sine quâ* en fonction.

PROPOSITION 41.

Les mouvemens fonctionnels sont normaux toutes les fois qu'ils concourent à l'equilibre organique.

PROPOSITION 42.

L'équilibre étant l'expression des mouvemens normaux développés dans chaque organe, nous devons parcourir successivement chaque appreil, afin d'apprécier les conditions de son existence.

L'action stimulante est physiologique ou pathologique.

La stimulation physiologique est celle dont l'action entretient le quasi-équilibre ; elle existe toutes les fois que l'organe, étant soumis à l'empire de son stimulus, passe alternativement de l'état de repos à celui de mouvement.

Nous examinerons successivement ce genre de stimulation dans chaque appareil. La notion que nous fournira cette étude sera pour nous un trait lumineux, à la faveur duquel nous signalerons le pathologique (1). En effet, l'exercice normal d'une fonction constitue la scène physiologique, tandis que l'anormal établit la pathologique. La seconde étant sur les confins de la première, en étudiant les limites de l'une, nous arriverons dans le domaine de l'autre.

PROPOSITION 43.

Les mouvemens fonctionnels des départemens cérébraux antérieurs se développent sous l'influence de la civilisation.

Nihil est in mente quod non olim fuerit in sensu : tel est le grand axiome du divin Aristote, qui a servi de base à la philoso-

---

(1) Anatomie et physiologie saines, anatomie et physiologie morbides : voilà toute la médecine, a dit M. Rostan dans un ouvrage fort remarquable d'ailleurs. Nous croyons qu'on pourrait s'exprimer ainsi : Anatomie physiologique, ou plutôt trame organique disposée favorablement à recevoir l'action de son agent, situation organique qui établit l'état normal de la fonction en action, anatomie morbide ou trame organique, se refusant d'entrer en action à l'aspect de son agent provocateur, situation secondaire qui annonce dans la trame l'influence des lois qui président à la destruction.

phie de Condillac, axiome que Gall (1) combat par la proposition suivante :

Les sens et les sensations reçues par des impressions extérieures ne sauraient donner lieu à aucune aptitude industrielle, à aucun instinct, ni penchant, ni sentiment, ni talent, à aucune faculté morale ou intellectuelle.

Les vérités qui servent de base à cette assertion avaient déjà été dessinées par le pinceau élégant du prince des physiologistes, qui, quoique privé du flambeau de l'analyse chronologique, avait déjà victorieusement réfuté le système d'Anaxagoras.

Comme le docteur Gall, je pense que les sens et les sensations reçues par des impressions extérieures ne sauraient donner lieu à aucune aptitude ; mais ce que je crois, et ce qui d'ailleurs est fondé sur l'expérience, c'est que les objets extérieurs éveillent l'organe qui, à leur aspect, devient le théâtre de la fonction. Mais afin d'éclairer cette assertion, assistons au lever des fonctions entrant en action.

PROPOSITION 44.

L'appareil lacrymal a son excitateur tant dans la fonction visuelle que dans les voiles mobiles. Les points lacrymaux servent de canaux à son influence.

Les organes cérébraux ont une coïncidence d'action avec l'appareil lacrymal, également évidente et dans les passions mélan-

---

(1) Élever le temple brillant de la chronologie sur les décombres de la métaphysique était le plus grand effort que pouvait atteindre l'esprit humain. L'homme immortel qui y sacrifia tous les instans de son sublime génie, a fait un noble emploi du dépôt sacré que la nature lui confia. O humanité ! tu jouirais du fruit de ses longues veilles, si les pitoyables préjugés n'eussent proscrit de l'enseignement sa persuasive éloquence !

coliques, et dans les passions qui portent à l'hilarité. Le nostalgique, comme le sybarite, répandent des larmes : chez l'un elles
sont abondantes, permanentes ; chez l'autre elles sont rares,
périodiques ; expressions du sentiment, elles en portent le cachet.

PROPOSITION 45.

La fonction visuelle s'éveille à l'aspect des rayons
lumineux.

Relativement à l'appareil oculaire, il doit être considéré, soit
sous le rapport du stimulus relatif, soit sous le rapport du stimulus général.

Les propriétés de la lumière sont susceptibles d'apporter des
modifications dont la nuance s'établit et sur l'intensité de ses propriétés et sur la situation organique. Nous devons, afin de saisir
la variante de leur indication, apprécier les résultats qui se développent sous l'influence de telle ou telle de leur intensité, en
rapport avec telle ou telle de leur situation.

Considérée sous le rapport de l'intensité, la lumière doit se
diviser en radiante et crépusculaire ; mais avant de nous occuper
de l'une et de l'autre, nous devons nous demander par quel mécanisme la vision s'opère.

L'œil est formé de membranes et d'humeurs ; la sclérotique,
étant blanche, unie, ne transmet aucun rayon ; elle sert de rempart. Plus l'œil est gros, plus cette membrane réfléchit de
rayons ; au milieu de cette tunique s'élève la cornée ; celle-ci
est mince, transparente. Sous cette membrane est l'iris qui, étant
colorée par elle-même, répand ses couleurs sur la cornée qui la
recouvre. C'est de l'iris que les yeux tirent leur couleur : l'iris
est percé dans son milieu, qui, d'ailleurs, paraît toujours noir.

Cette ouverture donne accès aux rayons lumineux ; elle s'agran-
dit dans les lieux obscurs pour recevoir plus de rayons, tandis
qu'elle se contracte lorsqu'une grande clarté l'offense. Les rayons

arrivés à cette membrane ont déjà souffert une forte réfraction. En franchissant la cornée, tous les rayons obliques se brisent dans son épaisseur ; mais la concavité répare à-peu-près ce qu'a brisé sa convexité.

Les rayons rompus rencontrent, après l'avoir traversée, une humeur transparente dans laquelle ils passent : ce fluide se nomme l'humeur aqueuse. La nature l'a destiné à opérer des réfractions et favoriser, par l'humidité que transsude sa membrane, les mouvemens du cristallin.

C'est de l'expansion du nerf optique que naît la rétine. M. Ribes croit qu'elle constitue une membrane particulière : quoi qu'il en soit, elle tapisse le fond du globe oculaire.

La vision ne peut s'opérer exactement qu'autant que sa disposition est favorable au jeu du stimulus relatif; ainsi, l'œil trop convexe, comme l'œil trop concave, sont des obstacles à la vision parfaite.

L'œil peut être trop plat, soit par la conformation de la cornée, soit par celle du cristallin, que les diverses périodes vitales ou les affections auront disséqué, ou enfin par la diminution de la sécrétion des humeurs oculaires.

Dans cette circonstance anormale, les réfractions devenant plus faibles, les rayons vont s'assembler au-delà de la rétine.

La nature a paré à ce grave inconvénient par la faculté qu'elle a donnée aux organes locomoteurs de l'œil, d'approcher ou d'éloigner la lentille de la rétine. C'est ainsi que dans l'œil de vieillard ou de malade le cristallin a la faculté de s'avancer, d'allonger conséquemment son diamètre. Dans cette occurrence organique, l'intervalle entre le cristallin et le fond de la rétine devient plus grand ; les rayons se réunissent à la rétine, au lieu de se projeter au-delà : mais lorsque cette puissance a été anéantie par l'action, l'art y supplée. Un verre lenticulaire est placé entre l'œil et l'objet. L'effet de ce verre est de rapprocher les rayons, de les disposer relativement au globe oculaire, de manière à ce qu'ils s'abouchent à l'instant où ils atteignent le foyer normal de la vision. Le compensateur doit varier selon la disposition organico-oculaire.

6

Dans l'œil trop convexe, on fera usage de verres qui réfléchissent les rayons avant d'avoir atteint la rétine, tandis que pour l'œil concave, on adoptera la disposition opposée; au lieu d'être concave des deux côtés, il sera convexe également des deux côtés.

L'excitant oculaire est artificiel ou naturel. La lumière solaire est directe ou réfléchie.

Les rayons solaires directs, en s'abouchant à l'appareil érecteur, suscitent dans l'appareil une fonction qui puise ses nuances et dans les zones qu'ils éclairent, et dans le pouvoir plus ou moins absorbant, plus ou moins réfléchissant des objets frappés par l'émanation solaire (1).

La lumière artificielle émane de l'incandescence d'une mèche imbibée d'huile ou d'un corps gras ; son intensité se déduit et du diamètre de la mèche et de l'espace qui existe entre le corps rayonnant et l'objet frappé.

Soit que la vision soit produite par les rayons solaires, soit qu'elle soit déterminée par la lumière artificielle, il faut (et cette considération est extrêmement importante) que l'intensité de l'agent provocateur soit en rapport avec la capacité de l'appareil ; telle lumière fatigue, irrite tel œil, qui pour tel autre n'est qu'un agent normal.

C'est par des lunettes, tantôt bleues, tantôt vertes, que l'on doit affaiblir, paralyser les rayons qui jouissent d'une activité trop énergique.

Ces lunettes sont surtout avantageuses aux personnes qui voyagent dans des pays sablonneux et pendant la saison torride.

Les rayons résultant de la combustion du gaz hydrogène percarboné ne doivent servir que pour l'éclairage public : employés dans les bureaux, ils produiraient sur l'appareil visuel une action volcanique.

---

(1) Quel rapport y a-t-il entre la lumière artificielle et la lumière solaire, considérées sous le rapport de leur influence respective sur l'économie?

PROPOSITION 47.

Les modifications que les rayons lumineux sont susceptibles d'apporter dans la trame oculaire se nuancent et sur l'intensité de leurs propriétés et sur la situation organique, qui devient le théâtre de leur action.

La nuance de l'exercice des fonctions en général procède du degré d'organisation, de l'intensité et de la permanence de l'agent provocateur de la fonction. Les peuples qui ont une vie errante, les Tartares nomades, par exemple, les Sauvages qui se procurent l'existence à la faveur de violens exercices, tels que la chasse, la pêche, l'exubérance se dessine chez eux sur les plateaux extérieurs. La puissance musculo-périphérique y est énergique, l'exhalaison active.

Si des plages désertes nous nous transportons sur des latitudes civilisées, nous assistons à d'autres scènes. Là, l'exercice permanent des viscères, favorisé par la vie sédentaire, produit l'engorgement abdominal ; là, l'exercice permanent des facultés intellectuelles produit les congestions cérébrales, avec ou sans obésité, selon que la stimulation est établie simultanément et sur le plateau antéro-crano-facial et sur le plateau médian.

PROPOSITION 48.

De même que les molécules solaires tiennent en éveil la fonction visuelle, ainsi les molécules odorantes provoquent la fonction olfactive.

L'action olfactive est permanente. La nuit, si bienveillante pour les appareils extérieurs, ne lui verse point ses pavots. L'énergie de la fonction olfactive est toujours en rapport avec l'essence des molécules qui viennent heurter le théâtre de son action.

Des fonctions protectrices, aucune n'est plus susceptible de s'émousser sous l'influence de l'intensité accrue et soutenue de l'agent provocateur.

PROPOSITION 49.

La fonction auditive est une des sentinelles les plus vigilantes de l'économie, toujours congénère de la fonction visuelle ; souvent elle lui sert de régulateur.

La vibration n'est-elle pas la corrélative de la radiation chez les aveugles ?

PROPOSITION 50.

L'appareil gustatif (1) n'est point, comme on le pense communément, borné au palais : l'arrière-bouche possède également la faculté de percevoir les propriétés des molécules nutritives.

PROPOSITION 51.

Envisagé sous le rapport de l'exercice, le tube doit être distingué d'après les expansions érectrices.

---

(1) Cette dénomination est inexacte, attendu qu'elle n'est point spécifique. Les appareils ne deviennent le théâtre de leur fonction, qu'autant qu'ils dégustent leur agent respectif.

PROPOSITION 52.

L'air et le sang : tels sont les agens qui éveillent la fonction pulmonaire.

PROPOSITION 53.

La fonction du centre circulatoire et de ses dépendances est soumise à l'influence du fluide artériel.

PROPOSITION 54.

Le canal œsophagien entre en fonction sous l'influence de l'agent provocateur de la fonction élaboratrice.

PROPOSITION 55.

Comme l'appareil œsophagien, l'appareil trachéen, en entrant en action, favorise l'abord, le passage du fluide excitateur-pulmonaire.

Les urines, l'air, les alimens, les larmes, les agens, en général, font éprouver à leur passage, à travers leur canal respectif, un sentiment d'ardeur, de cuison, qui est constamment en rapport avec l'intensité de l'irritation de la trame, et qui procède de cette loi générale, que tout agent provocateur d'une fonction doit agir lors de son contact avec l'appareil éréthisé, comme corps étranger.

PROPOSITION 56.

Relativement à l'agent provocateur de la fonction stomacale, on doit etablir une distinction qui résulte de l'état du stimulus relatif ; à l'état solide il a déjà reçu une action préparatoire , tandis que sous la forme liquide il arrive à l'état de nature.

PROPOSITION 57.

L'exercice hépatique , ainsi que le rénal , le pancréatique , le splénique , est soumis à l'influence tant du fluide artériel que des canaux qui établissent la communication de la glande avec l'appareil que leur produit doit adjuver dans l'exercice des fonctions.

La direction des produits de la sécrétion hépatique est abandonnée à l'état digestif ; ainsi, si la fonction stomacale s'exerce anormalement, les produits adoptent une marche ascensionnelle ; et la bouche, dans cette occurrence pathologique, leur sert d'eliminateur ; lorsque le canal digestif a une existence normale , ils suivent des élémentaires.

PROPOSITION 58.

L'appareil générateur se compose d'organes extérieurs et d'organes intérieurs ; les uns (les organes extérieurs , en même temps qu'ils servent à conduire en dehors les produits sécrétoires des autres, mettent en rapport les seconds avec les objets extérieurs.

PROPOSITION 59.

L'appareil vésical reçoit le contre-coup de la situation anormale, tant des reins que du canal excréteur génito-urinaire.

PROPOSITION 60.

Les appareils locomoteurs musculo-osseux ont leurs excitateurs dans les appareils des sens, de la nutrition, de la génération.

PROPOSITION 61.

L'appareil cutané reçoit l'excitation de l'atmosphère, ainsi que de l'action locomotrice.

PATHOLOGIE.

PROPOSITION 1.

Les ressorts organiques étant soumis à l'influence de puissances, tantôt expansives, tantôt compressives, l'organisme est fréquemment exposé à de violens orages; ce sont ces orages que l'on a désignés sous le nom d'affections, de maladies.

PROPOSITION 2.

L'organisme est en péril toutes les fois qu'il n'y a pas harmonie entre l'agent provocateur de sa fonction et l'appareil qui doit en devenir le théâtre.

PROPOSITION 3.

C'est en délimitant chaque influence ganglionique que l'on peut apprécier le système d'organe frappé par l'agent modificateur.

PROPOSITION 4.

La corrélation vitale qui existe entre les divers organes qui constituent un même système étant menacée à l'instant que l'activité de l'un d'eux est accrue ou diminuée, le pathologiste doit s'étudier à pondérer la masse de leur vitalité respective, afin de stigmatiser l'appareil qui devient le théâtre du déversement irritatif.

PROPOSITION 5.

Dans les *Annales des lois vitales* on lit : Que l'irritation qui éclate dans une des divisions d'un plateau y végète toujours aux depens des divisions du plateau opposé qui vit sous la même influence ganglionique.

PROPOSITION 6.

Quand l'irritation se fixe sur un appareil à grande fonction, qu'elle y prend le caractère aigu, souvent dans son expansion elle franchit la sphère ganglionique. C'est ainsi que l'irritation du cœur est souvent consécutive à l'irritation encéphalique ; et, dans cette occurrence, l'irritation résultante exerce sur les appareils dominés par son centre les mêmes influences qu'exerce l'appareil primitivement envahi.

PROPOSITION 7.

L'irritation détonnant sur un rayon ganglionique excite fréquemment l'action anormale d'un appareil vivant sous l'influence d'un système opposé, avant de retentir dans ses congénères vitaux, l'irritation oculaire s'expansant au cœur.

PROPOSITION 8.

L'aptitude plus prononcée du cœur (1) à s'emparer du déversement irritatif d'un appareil vivant sous une influence ganglionique différente se déduit,

---

(1) Pourquoi dans la fièvre les contractions du cœur sont-elles accompagnées d'une suractivité dans la fonction cutanée, tandis que dans les hypertrophies, affections qui sont également accompagnées de contractions violentes, on n'observe pas la chaleur, la transpiration fébrile ?

d'une part, des rapports qu'il établit tant par les rameaux cardiaques avec les systèmes supérieurs, que par les rameaux cœliaques avec les inférieurs ; et, d'autre part, de la courte durée de l'intermittence de son action, qui permet à l'irritation de s'y développer plus rapidement que dans les appareils où l'intermittence a davantage d'extension.

PROPOSITION 9.

L'irritation primitive, soit qu'elle soit aiguë, soit qu'elle soit chronique, en s'assoupissant produit l'affaissement de l'irritation consécutive.

PROPOSITION 10.

L'irritation ravivée fréquemment subsiste à l'extinction de l'irritation fomentante.

PROPOSITION 11.

Une inflammation, quelque adhérente qu'elle soit à une trame envahie, peut être absorbée par une inflammation suscitée sur une autre trame.

PROPOSITION 12.

L'inflammation délocalisée, tantôt réapparaît sur la scène primitive, tantôt se fixe, se perpétue dans la trame secondairement envahie ; tantôt, après avoir laissé des traces de son existence dans la trame secondairement frappée, elle vient de nouveau se cramponner dans les tissus saisis primitivement.

PROPOSITION 13.

Les résultats irritatifs varient; les principales nuances de l'inflammation émanent quelquefois de l'agent modificateur, quelquefois de la trame heurtée, quelquefois enfin procèdent de l'une et de l'autre cause.

PROPOSITION 14.

Les inflammations épidémiques, se développant sur une large surface, sévissent à l'instant même sur plusieurs plateaux. De là ces accumulations sanguines qui se manifestent sur toute l'étendue du tube digestif; de là ces crampes simultanées aux éliminations tant supérieures qu'inférieures; de là ce froid glacial; de là ces teintes livides; de là cette extinction subite qui a effrayé tous les peuples qui ont absorbé le germe pestifère.

PROPOSITION 15.

L'irritation, cramponnée simultanément sur les tentacules tant muqueuses que périphériques, brise l'organisme à l'instant : la foudre présente quelques exemples de ces irritations.

PROPOSITION 16.

Chaque phase de la période d'accroissement s'établissant par de nouvelles projections organiques, toutes les fois qu'elles seront enrayées, entravées, il en résultera suractivité vitale, irritation dans les divisions du plateau opposé du même balancier. C'est ainsi qu'à l'atrophie des extrémités inférieures correspond toujours l'engorgement des viscères abdominaux.

PROPOSITION 17.

L'épanouissement des projections vitales s'opérant avec exubérance dans les appendices, ceux-ci deviennent le centre d'une fluxion dont l'atmosphère d'action puise aux confins viscéraux correspondans.

PROPOSITION 18.

A la phase de station toutes les projections ayant reçu leur développement, tous les appareils doivent s'éréthiser pour concourir au grand acte de l'équilibre, qui a reçu à cette période son complément de perfection. L'un d'eux étant le siège d'une fonction exaltée, un reflux morbide s'établit dans sa trame.

PROPOSITION 19.

Le départ de quelques fonctions est un des traits de la retraite vitale. Ce départ, lorsqu'il s'opère brusquement, abandonne l'organe à une suffocation vitale qui se dessine par les traits de l'irritation.

PROPOSITION 20.

Tout organe, qu'il soit destiné à concourir à la fonction de la nutrition, qu'il soit destiné à concourir à celle de la reproduction, est appelé à jouer un rôle dans le grand drame de l'existence ; toutes les fois que ce devoir imposé par la nature, tant pour le développement de l'espèce que pour sa reproduction, n'est pas effectué, il en résulte ou l'atrophie de l'organe, ou l'exubérance de sa trame. Dans la première hypothèse (l'extinction de l'organe) les propriétés vitales qui devaient lui être dévolues tournent au bénéfice des appareils qui appartiennent à son système ; dans la seconde (l'exubérance) le résultat opposé s'observe, toutes les propriétés vitales attenantes au système convergent sur l'organe. De là cette affection aussi cruelle que hideuse, qui a été appelée *cancer,* qui est le triste apanage du célibat.

PROPOSITION 21.

L'irritation s'élevant de la double source organique et modificatrice, ses nuances se multiplient à l'infini sur l'horison de l'observation.

PROPOSITION 22.

Comme l'électricité, l'irritation naît toujours dans l'atmosphère organique.

PROPOSITION 23.

L'irritation se développant dans les diverses irradiations des différentes agglomérations ganglioniques artérielles, on doit, pour en bien envelopper l'expansion, circonscrire chacune d'elles.

PROPOSITION 24.

Les irritations inoculées ont un caractère commun, les bourgeons cutanés.

PROPOSITION 25.

Toute irritation, quelle que soit son essence, quel que soit son siège, a des caractères communs et des caractères spéciaux.

PROPOSITION 26.

La chaleur, la douleur, la tuméfaction, tels sont les traits de l'irritation ; ces traits sont, d'ailleurs, susceptibles d'acquérir de la saillie par l'exercice de la fonction de l'appareil d'où ils s'élèvent.

PROPOSITION 27.

C'est de la modification de ces caractères généraux que naissent les nuances de l'irritation qui sont propres à tel ou tel organe.

PROPOSITION 28.

Les noms de pongitive, de contusive, que les auteurs ont accordés à la douleur comme caractères spécifiques, n'ont aucune importance séméïcologique et thérapeutique.

PROPOSITION 29.

Les séméïcologistes ont-ils été plus heureux en divisant la chaleur en âcre, mordicante, etc., etc.?

PROPOSITION 30.

Comme la chaleur, comme la douleur, la tuméfaction ne saurait avoir ses spécifications.

PROPOSITION 31.

Comme les agglomérations ganglioniques, les artères correspondantes s'offrent sur deux plans

qui sont adossés par leur sommet. Comme les
expansions percevantes, les expansions artérielles
des plans tant intérieurs qu'extérieurs s'abouchent
entre elles; d'où naissent ces canevas continus qui
favorisent tant les déplacemens par bonds de l'irritation.

PROPOSITION 32.

L'irritation des enveloppes encéphaliques naît, se
développe, 1° aux ramifications extrêmes des projections ethmoïdales antérieures, et ethmoïdales postérieures, qui s'épanchent à la fosse moyenne antérieure de la base du crane; 2° de la méningée,
division de la pharyngienne inférieure qui se distribue à la portion de la dure-mère qui tapisse les fosses
occipitales-inférieures; 3° de la méningée, division
de la maxillaire interne.

Les corrélatives de la méningée, division de la pharyngienne
inférieure, établissent le déversement paryngien.

Les corrélatives de la méningée, division de la maxillaire interne, créent les voies du déversement, qui s'opèrent sur les
organes où s'épanchent les ramifications de la dentaire.

PROPOSITION 33.

L'irritation encéphalique surgit aux divisions des
ramifications, des lobaires antérieures, lobaires
moyennes, choroïdiennes et communiquantes.

Le germe irritatif-cérébral puise ses élémens aux divisions carotidiennes, qui vont s'éteindre aux trames musculo-périphéri-

osseuses du balancier antéro-crano-jugulo-facial , ainsi qu'aux trames musculo-périphéri-osseuses des balanciers postéro-crano-pectoro-appendixal, médian pelvi-appendixal consécutivement ; et par bond anastomostique-musculo-périphérique; tandis que par les abouchemens des lobaires vertébrales aux lobaires carotidiennes, et des thyroïdiennes-carotidiennes aux thyroïdiennes-jugulaires, les départemens encéphaliques antérieurs reçoivent l'irritation qui se déploie sur les appareils constituant le plateau intérieur des balanciers pectoro-appendixal, médian et pelvi-appendixal.

Les corrélatives cérébrales antérieures ganglionico-artérielles doivent être distinguées en autant d'ordres qu'il existe d'appareils où vont s'épancher les divisions carotidiennes : ces corrélatives, par rapport à ce centre principal , sont des satellites , tandis que par l'anastomose de celles-ci aux rayonnemens des sous-clavières, des corrélations de sphère à sphère s'établissent.

Le déversement cérébro-lacrymal s'établit par les ramifications lacrymales. La pathologie présente de nombreux exemples de cette irritation expansée.

Par la centrale de la rétine , par les ciliaires longues, postérieures et antérieures le déversement cérébro-oculo s'établit.

Un cultivateur d'Orgeux éprouvait une irritation encéphalique chronique qui s'élevait au type aigu toutes les fois qu'une phlogose oculaire s'exaspérait.

Le déversement cérébro-oculo-musculaire a lieu par les ramifications de la musculaire inférieure , de la sous-orbitaire.

A Cirey, nous avons été consulté par un manœuvre qui éprouvait des douleurs atroces à la région post-oculaire toutes les fois que les yeux éprouvaient un mouvement rotatoire; cette douleur, pendant la nuit, était accompagnée d'un sentiment de compression qui émanait de la région fronto-cérébrale; et l'irritation cérébrale et la post-oculaire cédèrent à des applications de sangsues sus-claviculaires.

Le déversement palpébral a lieu par les fronto-palpébraux ,

7

par les lacrymaux palpébraux, par les palpébrales inférieure et supérieure.

A l'Hôtel-Dieu de Lyon est entrée aux salles de chirurgie une femme qui avait la sclérotique palpébrale droite rouge, escoriée. Quelques jours après son arrivée, elle ressentit des douleurs cérébrales au côté correspondant.

Il y a huit jours une femme de la campagne nous fut adressée; après dix ans de traitement irrationnel, de légères cataractes s'étaient manifestées aux yeux de cette femme, qui éprouvait à tous les premiers quartiers de la lune une ophthalmie palpébrale oculaire beaucoup plus évidente de l'œil droit que du gauche; les douleurs de tête, qui se developpaient simultanément, cédèrent, ainsi que l'oculaire palpébrale, à trois applications de sangsues dirigées d'après notre méthode.

Projections dorsales du nez par les divisions sphéno-palatines dirigées à la pituitaire, par les divisions alvéolaires supérieures qui arrivent aux fosses nasales; par les projections nasales des ptérigo-palatines, sus-orbitaires, ethmoïdales, labiale supérieure, s'établissent les voies du déversement cérébro-nasal.

Il est peu d'appareil qui offre des sympathies aussi fréquentes.

Nous avons connu à Paris un étudiant en droit qui était tous les hivers affecté d'une irritation nasale qui s'élevait simultanément à l'inflammation cérébrale, à l'état aigu; au printemps suivant et l'une et l'autre disparaissaient.

Le déversement irritatif cérébro-auditif s'opère sur les ramifications des auriculaires postérieures, des temporales, stylo-mastoïdienne, méningée moyenne, basilaie.

Le déversement auditif s'est manifesté chez M. ***, d'Orgeux, qui depuis long-temps éprouvait une double otite qui passait alternativement de l'état aigu à l'état chronique; elle continuait dans cette période d'acuité lorsque nous fûmes appelé à lui donner des soins : cette irritation tenait en éveil une phlogose cérébrale antérieure qui graduait ses nuances sur l'otite.

Le déversement cérébro-frontal s'opère par les ramifications projetées par l'ethmoïdale antérieure au sinus.

A l'Hôtel-Dieu de Lyon, nous avons observé un vieillard qui éprouvait, lors de l'exaspération d'une irritation cérébrale qui lui arrachait le repos le jour et la nuit, une inflammation sphénoïdale qui s'était développée quelques mois après l'invasion cérébrale.

Le déversement cérébral de l'appareil buccal a lieu par les ramifications maxillo-dentaire, et malaire, palatine.

Le déversement cérébro-pharyngien s'opère par les expansions pharyngiennes-inférieures, pharyngienne supérieure, thyroïdienne supérieure.

M. *** éprouva, au printemps de l'année 1827, en faisant ses tournées à la prairie de Saint-Julien, une pharyngite qui fut accompagnée dans son extension des phénomènes qui décèlent l'irritation élancée aux départemens cérébraux-antérieurs.

Le déversement cérébro-laryngé s'établit par les thyroïdiennes supérieure et inférieure.

Après avoir jeté un coup-d'œil sur les divisions ganglionico-carotidiennes, qui servent de voies afférentes et déférentes à l'irritation cérébrale, nous devons nous occuper actuellement des voies du déversement cérébral par les divisions des plateaux postéro-crano-pectoro-appendixal, médian et pelvi-appendixal.

Déversement au plateau pectoro-appendixal; division thyroïdienne, par les rameaux anastomostiques des gaînes thyroïdiennes-carotidiennes aux thyroïdiennes sous-clavières; division œsophagienne, par les rameaux œsophagiens; division trachéenne, par les rameaux trachéens; division bronchique, par l'anastomose des trachéens aux bronchiques.

Le déversement à la division lobaire postérieure s'établit par l'anastomose des lobaires postérieures ou antérieures.

A la division cérébelleuse, le déversement cérébral s'opère par les cérébelleuses.

A la division spinale, par les spinales antérieure et postérieure.

A la division plévrale, par les médiastines ;

A la division péricardienne, par la thorachique interne ;

A la division diaphragmatique, par les rameaux diaphragmatiques.

Après avoir franchi le plateau pectoral, nous arrivons au médian ; les divisions diaphragmatiques projetées à l'appareil sécréteur de la bile, au diaphragme, en s'accolant aux diaphragmatiques inférieures et à l'artère hépatique, lient le pectoral au médian ; à l'estomac le déversement s'opère par la coronaire stomachique, qui s'anastomose au côté droit avec le rameau pylorique ; par les branches transverses de l'estomac, qui s'abouchent aux vaisseaux courts de l'artère splénique ; par la gastrique inférieure droite provenant de l'hépatique ; par la gastrique inférieure gauche provenant de la splénique ;

Au duodénum par les rameaux duodénaux ;

Au pancréas par les pancréatiques de la splénique, et par les pancréatiques de l'hépatique ;

Aux reins par les rénales ;

Au foie par les artères qui pénètrent le lobe droit et le lobe gauche ;

Au cœcum, au colon, par la mésentérique supérieure.

Les artères mésentérique inférieure et spergmatique ne jouent-elles pas, à l'égard du plateau pelvi-appendixal, le rôle des diaphragmatiques ?

Au plateau pelvi-appendixal, la division vésicale par les vésicales.

Au rectum par les hémorroïdales moyennes ; celles-ci communiquent supérieurement avec la mésentérique inférieure, inférieurement avec les hémorroïdales de la honteuse interne.

Au vagin, par les vaginales.

A la verge, par les hémorroïdales.

Si de ces expansions angaînantes-ganglionico-artérielles nous nous reployons sur les centres qui les ont élancés pour suivre leurs projections isolées, nous découvrons des sympathies beaucoup plus rapides, dont nous allons examiner les principales.

Par les rameaux carotidiens, il s'établit une voie afférente entre le cerveau et l'appareil oculo-musculaire, le sinus sphénoïdal ainsi que l'orifice et la trompe d'Eustache.

Par le rameau dirigé au moteur externe, les organes oculomoteurs, le globe oculaire, l'appareil nasal, reçoivent indirectement le déversement cérébral.

Par les rameaux envoyés au pharynx, au larynx des déversemens cérébro-pharyngiens s'établissent.

Le plus remarquable des canaux de déversement est celui qui est établi par les nerfs cordiaques.

PROPOSITION 34.

L'irritation lacrymale prend naissance aux expansions terminales de l'artère lacrymale.

Les corrélatives de la lacrymale sont la centrale de la rétine, les rameaux de la palpébrale supérieure et inférieure.

PROPOSITION 35.

L'irritation s'établit à l'appareil locomoteur-oculaire par la musculaire supérieure, qui projette au droit inférieur, au droit externe, au petit oblique.

PROPOSITION 36.

L'irritation oculaire naît aux expansions de la centrale, de la rétine, des ciliaires postérieures, des ciliaires longues, des ciliaires antérieures.

Ses corrélatives sont les projections élévatrice, périostale, palpébrale, frontale, sourcilière, musculaire supérieure et inférieure de la sous-orbitaire.

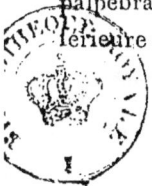

PROPOSITION 37.

L'irritation de l'appareil auditif se développe à des ramifications différentes, selon qu'on les observe à l'oreille externe, moyenne, interne; à l'oreille externe, elle naît aux dernières ramifications des auriculaires postérieures, des temporales, stylo-mastoïdiennes; à l'oreille moyenne aux ramifications des stylo-mastoïdiennes, méningées moyenne, basilaire; à l'oreille interne aux ramifications des stylo-mastoïdienne, basilaires, méningées moyennes.

PROPOSITION 38.

L'irritation naît à l'appareil buccal, aux ramifications terminales de la maxillo-dentaire, qui s'éteint au stérégoïdien interne, au lingual; à la muqueuse de la bouche, à la muqueuse des joues, par la buccale, aux grosses molaires, à la membrane du sinus, aux dentaires postérieurs, aux molaires antérieurs, aux canine et incisive, et gencives correspondantes par le dentaire antérieur, par les ramifications palatines, au voile du palais.

PROPOSITION 39.

A l'appareil pharyngien, par les expansions de la pharyngienne supérieure, de la pharyngienne inférieure, de la thyroïdienne supérieure.

PROPOSITION 40.

L'irritation, aux appareils constituant le plateau
extérieur du balancier antéro-crano-jugulo-facial,
naît aux expansions carotidiennes extérieures ;
comme le plateau intérieur, le plateau extérieur a
ses divisions.

PROPOSITION 41.

A la division frontale, elle s'élève par les ramilles
de la frontale ophthalmique, aux trames musculo-
périphériques, frontale sourcilière-orbiculaire des
paupières.

PROPOSITION 42.

L'irritation antéro-médiane naît aux ramifications
nasales, labiales, à la section externe et inférieure
de l'orbiculaire, et de ses tégumens par les musculo-
périphériques inférieures, à la portion supérieure
par les expansions musculo-périphériques-inférieu-
res, à l'abaisseur de l'aile du nez et aux tégumens de
cet organe par les dorsales.

PROPOSITION 43.

L'irritation, à la région sus et sous-mentale, arrive
au myto-hyoïdien, au digastrique, aux tégumens qui
recouvrent ces muscles, par les ramifications fa-

ciales, au carré, au triangle, par les ramilles mentales de la maxillo-dentaire (1), par les ramuscules
des musculaires internes faciales.

PROPOSITION 44.

Aux régions faciales-latérales, l'irritation s'établit par les ramifications des branches externes, au
masseter, au peaucier, au buccinateur, à la peau de
la joue ; par les ramifications des musculaires supérieures, au zygomatique, au canin, aux auriculaires postérieures, au temporal.

PROPOSITION 45.

L'irritation postérieure naît aux expansions des
divisions occipitales, aux muscles digastrique, sterno-mastoïdien, stylo-mastoïdien, splénius, petit
complénus et tégumens correspondans.

PROPOSITION 46.

L'irritation œsophagienne s'établit au sein des ramifications extrêmes des œsophagiennes diaphragmatiques, thyroïdiennes, aortiennes, gastrique
supérieure, médiastine.

---

(1) L'intensité des irritations rhumatismales n'émanerait-elle pas de
l'abouchement à la trame musculo-périphérique des expansions musculo-
muqueuses ?

PROPOSITION 47.

L'irritation trachéenne naît aux confins des ramifications extrêmes des thyroïdiennes inférieures, qui s'éteignent à l'origine du canal trachéen.

Les trachéennes-thyroïdiennes, en s'abouchant aux bronchiques, favorisent l'écoulement de la sensation exaltée du balancier antéro-cranien ou postéro-cranien.

PROPOSITION 48.

L'irritation péricardienne s'élève au sein des péricardiennes, mammaire interne, diaphragmatique et cordiales postérieure et antérieure, des péricardiennes bronchiques, des péricardiennes envoyées directement par l'aorte.

PROPOSITION 49.

L'irritation cordiale naît aux confins des ramifications des cardiales antérieure et postérieure.

PROPOSITION 50.

La sensation plévrale s'exalte au sein des médiastines, qui vont s'éteindre dans les séreuses pulmonaires.

PROPOSITION 51.

L'irritation bronchique naît aux confins des bronchiques fournies directement par l'aorte.

PROPOSITION 52.

L'irritation diaphragmatique s'établit aux expansions terminales diaphragmatiques.

PROPOSITION 53.

L'irritation s'établit aux trames musculo-périphéri-osseuse, postéro-antéro-pectoro-appendixale, par les divisions des papulaires postérieure, scapulaire supérieure; la cervicale profonde, par l'axillaire.

PROPOSITION 54.

L'irritation stomacale a son berceau au sein des ramifications expansées des coronaires stomachiques, des ramifications de la branche hylorique émanée de la gaîne hépatique des ramifications dé la gaîne gastrique inférieure droite; celle-ci se distribue à la grande courbure : les ramifications de la splénique, branche inférieure gauche.

Les branches œsophagiennes offrent l'exemple des nombreuses voies afférentes et déférentes de l'anormalité de l'appareil élaborateur.

Par les pylorique et gastrique inférieure droite, des voies afférentes et déférentes s'établissent entre l'estomac, le foie, le pancréas, le duodénum.

PROPOSITION 55.

L'excitation se développe au duodénum sur les

expansions duodénales fournies par la gaîne hépatique.

Les voies afférentes s'établissent entre ce canal et le sécréteur de la bile.

PROPOSITION 56.

L'excitation pancréatique naît aux divisions extrêmes des pancréatiques hépatiques, pancréatiques spléniques.

PROPOSITION 57.

L'irritation de l'appareil sécréteur de la bile naît aux divisions de l'artère hépatique.

Les voies de déversement sont nombreuses, comme elles ont été signalées, soit en parlant des voies afférentes de l'estomac, soit des voies de déversement du duodénum, soit des communications sympathiques du cerveau. Nous les passerons sous silence.

PROPOSITION 58.

L'irritation naît aux expansions des capsulaires moyennes échappées à l'aorte, des capsulaires rénales, des capsulaires diaphragmatiques.

PROPOSITION 59.

L'irritation rénale se développe aux expansions des artères émulgentes.

PROPOSITION 60.

C'est aux expansions lobaires que l'irritation musculo-périphéri-osseuse s'établit à la région médiane.

PROPOSITION 61.

L'irritation rectale se développe aux ramifications terminales de la mésentérique inférieure, aux ramifications des hémorroïdales supérieures, division de la honteuse interne, aux expansions rectales de l'hypogastrique.

PROPOSITION 62.

L'irritation testiculaire naît aux expansions des spergmatiques; celles-ci se dirigent les unes à l'épididyme, les autres au testicule.

PROPOSITION 63.

L'irritation utérine apparaît aux expansions de la branche utérine, émanée de l'hypogastrique.

PROPOSITION 64.

L'irritation vaginale s'élève aux expansions projetées par les branches vaginales, division de l'hypogastrique, aux expansions de l'ombilicale, de l'hémorroïdale moyenne.

PROPOSITION 65.

L'irritation vésicale naît aux expansions de l'artère vésicale, aux expansions des hémorroïdales moyennes aux expansions des obturatrices.

PROPOSITION 66.

Le plan extérieur est formé par les ramifications extrêmes distribuées aux trames musculo-périphéri-osseuse de la région fessière-crurale-postéro-anté-rieure, tibéo-péronéale antéro-postérieure.

THÉRAPEUTIQUE.

PROPOSITION I.

La thérapeutique est l'art de rétablir dans l'organisme l'équilibre.

PROPOSITION 2.

Les répulsifs et les attractifs : tels sont les organes de l'équilibre.

PROPOSITION 3.

Les répulsifs sont des agens qui jouissent de la propriété d'imprimer aux appareils éréthisés, sur lesquels frappent leurs actions, une modification narcotique, en vertu de laquelle ceux-ci, se dégageant successivement de l'oppression irritative, recouvrent les conditions imposées à la normalité de leur fonction.

PROPOSITION 4.

Soit que l'action répulsive se déploie sur une division d'un plateau intérieur, soit qu'elle s'exerce sur une division d'un plateau extérieur, elle est susceptible de produire deux résultats, l'un primitif, l'autre exécutif.

PROPOSITION 5.

La trame qui a reçu le germe pathologique devient le théâtre du résultat primitif : la diminution, la cessation des pulsations anormales, le retour à la température normale, l'absence de la douleur; tels sont les traits qui décèlent dans l'appareil une manifestation à la disposition fonctionnelle.

PROPOSITION 6.

Relativement aux résultats secondaires, il apparaît, se dessine dans la trame de l'appareil qui concourt à la formation du plateau opposé. La vibration artérielle activée, l'augmentation de température, la suractivité fonctionnelle, la douleur quelquefois : tels sont les symptômes qui servent de cortège aux propriétés vitales, refoulées par l'action répulsive.

PROPOSITION 7.

L'action répulsive, étant graduée sur la puissance réactive de la trame envahie, les phénomènes disparaissent, reparaissent avec moins de durée, avec moins d'intensité à chaque période d'exacerbation, pour disparaître entièrement de la trame irritée : dans cette occurrence thérapeutique, les propriétés vitales, déviées par l'activité anormale, reprennent sans secousses, sans convulsions, leur direction normale.

PROPOSITION 8.

L'action répulsive, fécondée par la puissance attractive, détruit constamment le germe irritatif ; quel que soit son siége, quelle que soit d'ailleurs son essence.

PROPOSITION 9.

Privée de l'appui attractif, l'action répulsive est impuissante dans la destruction des irritations, qui ont projeté leurs trames sur plusieurs divisions, surtout lorsqu'elles y ont été réveillées par plusieurs secousses irritatives.

PROPOSITION 10.

L'essence des émolliens, des narcotiques (1), des

(1) Les narcotiques, comme l'ont dévoilé nos expériences, n'agissent point en excitant la trame ; mais en y déterminant un relâchement qui a la plus grande analogie avec les phénomènes qui sont la conséquence des pa-

laxatifs, ne présentant à l'attention d'autres traits de dissemblance que l'intensité, on doit les classer également dans la section des répulsifs.

Afin d'appuyer cette assertion, nous emprunterons le langage d'un praticien très-éclairé.

« Les émolliens, dit-il, sont des agens pharmaceutiques qui ont la vertu de diminuer le ton des tissus, d'amoindrir l'énergie d'organe, d'affaiblir les mouvemens de la vie. » Et ailleurs il s'exprime ainsi : « Les narcotiques sont des agens qui suscitent un mode particulier d'excitation ; ils affaiblissent les propriétés vitales de tous les tissus. » Ne sont-ce pas les mêmes phénomènes ? et l'identité des résultats ne décèle-t-elle pas l'analogie de propriétés ?

En décrivant les laxatifs, nous ferons l'énumération des caractères qui groupent naturellement ces médicamens à ceux que nous venons de décrire.

PROPOSITION 11.

La puissance des modificateurs thérapeutiques, dits émolliens, se décèle par le ralentissement dans l'aptitude percevante ; la détente dans les res-

---

ralysies arrivées à la suite des commotions vitales. Les urines, les matières fécales s'écoulent involontairement ; les fluides, destinés aux fonctions excrétoires, s'échappent en flots sur les surfaces muqueuses. La charpente organique s'écroule ; aucun des ressorts ne concourt plus à son entretien ; enfin, l'animal s'éteint quelquefois avec des convulsions qui ont des traits d'affinité remarquables avec ceux que l'on observe chez les femmes qui succombent aux hémorragies utérines, ainsi qu'avec ceux que présentent les animaux qui s'éteignent sous l'action de la phlébotomie ; et enfin, les malades traités tant par les saignées générales que par les saignées locales dirigées d'après la méthode de l'épuisement.

sorts excitateurs, l'affaiblissement d'énergie, l'extinction vibratile : le triple phénomène est d'autant plus apparent qu'on les emploie dans une période plus violente de l'organe inflammatoire.

Les émolliens ont été employés dès la plus haute antiquité. Les médecins célèbres de toutes les nations (1), de tous les âges (2), en avaient déjà consacré l'usage, lorsque l'illustre Morgagni imprima cette impulsion énergique à l'observation cadavérique, qui a dû entraîner tous les observateurs vers cette grande conclusion, que toutes les maladies sont organiques, qu'elles prennent toutes naissance, ou dans la répulsion, ou dans l'attraction vitale exaltée, majestueuse découverte qui deviendrait le patrimoine de l'humanité, si le sot orgueil, si la cupide avarice n'imposaient une digue à ses bienfaits.

---

(1) Les insulaires de l'île de Rotterdam emploient pour base de leur cataplasme la pulpe de canne à sucre, à laquelle ils accordent des propriétés plus tempérantes qu'à la banane dont les Anglais font un fréquent usage.

(2) De quel droit M. l'innovateur venait-il, dans ses hideuses diatribes orales, lancer des traits envénimés sur les œuvres du grand praticien dont les hémisphères ne prononcent le nom qu'avec un sentiment d'admiration et de respect ? A-t-il oublié, comme il paraît l'insinuer dans les premières œuvres qu'il a publiées, que c'est à la lecture de ses sublimes productions que s'est élancé son génie; que les phlegmasies chroniques n'auraient probablement jamais vu le jour, si l'heureuse Italie n'avait eu le bonheur de compter Morgagni au nombre des hommes illustres qu'elle a produits ?

Si mon indignation fut extrême en voyant ainsi déprécier le témoignage de votre admiration, j'éprouvai un vrai plaisir en lisant les œuvres d'un jeune praticien, dont l'esprit investigateur l'a placé au rang des observateurs les plus distingués. C'est en effet dans l'un des sublimes élans de son ardente imagination que j'y ai lu les éloges dus au fondateur de l'anatomie pathologique. Là, il n'a pas craint d'avouer que la lecture *de sedibus et causis morborum* lui avait été d'un grand secours dans la production de l'excellente histoire des phlegmasies encéphaliques, dont il a enrichi l'art, et dont M. le réformateur s'attribuait, dans ses leçons orales, l'honneur d'être l'auteur, les considérant comme un trait lumineux échappé à son génie. En adoptant ces conclusions, on trouverait, en remontant la longue série d'années qui se sont écoulées depuis Haller, ou plutôt des siècles jusqu'à

PROPOSITION 12.

Les émolliens sont huileux, muqueux, gommeux ou gélatineux, albumineux graisseux, selon qu'ils appartiennent au règne végétal ou au règne animal.

Il importe de savoir si ces divers élémens concourent également à l'acte tempérant, ou si l'un d'eux possède une propriété plus active, plus prononcée; enfin, si le déploiement de cette puissance est le résultat de la détente d'un des trois ressorts provoqués.

A ces considérations viennent s'accoler celles du procédé par lequel on obtient chacun d'eux (les procédés modifient singulièrement les propriétés).

La ligne de démarcation entre l'hygiène et la thérapeutique a-t-elle été tracée méthodiquement?

Pour obtenir la solution de cette question, il me paraît qu'il faut d'abord faire une analyse exacte de chaque substance, végétale (les minéraux n'ayant fourni jusqu'alors, sauf l'asbet, que des poisons d'un caractère actif, deviennent facilement déterminables), afin d'en bien connaître les élémens constitutifs, puis mettre en ressort les propriétés de chacun d'eux sur nos tissus;

Hippocrate, que ce qu'a dit l'innovateur sur l'irritation roule sur un pivot immuable. *Ubi stimulus ibi dolor:* axiòme dont M. Broussais, nulle part, ne s'est montré l'interprète, comme nous nous flattons de le prouver en parlant des attracto-déplétifs. C'est cependant dans ce précepte bien compris que consiste toute la thérapeutique. Il est vrai que l'auteur, dans la critique qu'il a faite des œuvres de ce grand homme, s'est montré assez habile pour décliner, astuce favorable à cette prétention confirmée à chaque page de ses ouvrages, d'être original, créateur de l'art; s'il eût levé le voile de l'oubli, il aurait été contraint par suite de cet autre axiôme, *contraria contrariis curantur,* d'accorder à Hippocrate ce que vous vous empressez, messieurs, de lui rendre : l'honneur de l'initiative dans les belles découvertes qui ont donné et plus de précision dans le diagnostique, et plus de certitude à la thérapeutique.

ensuite établir le parallèle de leur effet respectif. Cette manière de procéder me paraît offrir un grand avantage qui n'a, je crois, pas été assez médité tant des auteurs que des praticiens (1). C'est cependant à la faveur de ce brillant flambeau qu'on peut marcher avec sécurité dans le sentier de l'incertitude médicale, qui nous a été tracé par nos devanciers. Oui, la science médicale gémissait encore sous le joug des tyranniques préjugés comme apparut un physiologiste, dont le vaste génie fit éclore la brillante aurore de la physiologie expérimentale. Déjà les rayons étincelans de cet astre avaient écarté le voile ténébreux qui couvrait l'horizon médical, lorsque l'orgueil coalisé avec l'intérêt a lancé les traits envénimés du sarcasme sur les travaux de ce praticien à qui la véridique postérité paiera un tribut d'hommages.

Infatigable praticien, que vos efforts ne se ralentissent point devant l'ingratitude. Appuyé sur la reconnaissance de concitoyens éclairés, vous ne sauriez être enrayé par cette troupe de scribes qui sont actuellement en faveur, écrivains dont les œuvres dévoilent la décadence de la science, et vous, admirateur de ces travaux dont les découvertes sont autant de vérités démasquées, alimentez ce torrent révolutionnaire qui frémit devant la digue qui lui a été imposée par l'oisiveté.

PROPOSITION 13.

Les huileux ont une action émolliente extrêmement énergique, dont les résultats ont la plus grande analogie avec les gommeux et les muqueux. Sous ce

---

(1) Nous voyons effectivement dans tous les traités de thérapeutique d'innombrables formules plus ou moins complexes. Tant que cette fureur mitridatique sera en honneur, les travaux des physiologistes, des chimistes, ne présenteront aucun résultat thérapeutique. La chimie, la physiologie, la physique, ont été dans ces derniers temps cultivées avec une constance étonnante, et cependant un très-grand nombre de praticiens sont encore en contact avec la médecine du 17.e siècle.

rapport, ils constituent l'anneau qui unit la chaîne émolliente proprement dite à la narcotique (1).

PROPOSITION 14.

Par leur viscosité, par leur saveur, les huileux ont de la ressemblance avec les muqueux. Leur aptitude à se dissoudre dans l'éther, dans l'esprit-de-vin, et la répugnance qu'ils manifestent pour l'eau, établit leur caractère de dissemblance.

Soumis à l'ébullition, les huileux donnent lieu à une grande quantité d'hydrogène percarboné. L'action de l'air leur fait contracter ce caractère physique qui les a fait désigner sous le nom de siccatives, lorsqu'elles se durcissent, et de non siccatives lorsqu'elles conservent leur liquidité.

M. de Saussure a prouvé que cette différence dans leur changement d'état tenait à l'oxigène que les unes abandonnaient dans un temps beaucoup plus court que les autres.

Le soufre et le phosphore se dissolvent dans les huiles.

Lorsque l'on fait bouillir les huiles avec l'eau et les alkalis, leurs principes sont décomposés ; et de la réaction de leurs élémens résultent un principe doux et beaucoup d'acide oléique et margarique.

PROPOSITION 15.

Le principe muqueux a des caractères d'analogie, comme il a des traits de dissemblance frappans avec les gommeux. La viscosité, la saveur, tels sont les traits d'analogie ; son précipité en flocons blancs lorsqu'on le mélange avec l'alcool, tandis que le

---

(1) Pourquoi les huileux déterminent-ils d'opiniâtres constipations chez les animaux soumis à leur action ?

gommeux, par un tel mélange, devient opaque et laiteux, établit les traits de dissemblance.

Les substances auxquelles Thompson a donné ce nom ont été considérées comme des variétés de gomme, jusqu'à l'époque où le docteur Bostoc fit connaître ses importantes expériences. Ces substances sont multipliées ; elles existent dans les racines, dans les graines, dans les fécules d'un grand nombre de plantes : la nature les offre rarement séparées.

Le muqueux que fournit la graine de lin est celui qui a été obtenu avec le plus de pureté.

Le docteur Bostoc l'obtenait, d'après Thompson, en faisant infuser les graines dans dix fois leur poids d'eau.

Nous n'avions pas encore connaissance des observations du docteur Bostoc, lorsque nous soupçonnâmes l'identité de propriétés du mucilage de gomme et de celui de guimauve ; ce qui nous engagea à nous livrer à des expériences comparatives, qui nous mirent sur la voie d'une grande découverte en thérapeutique. Deux chiens de la même portée, âgés de quatre mois, bien portans, prirent, l'un une solution de gomme, l'autre une solution de guimauve. Le premier n'avait pas sensiblement maigri les huit premiers jours ; le second mourut au bout de cinq jours, après avoir présenté un dépérissement qui fut notable le troisième jour. Les phénomènes qui se manifestèrent durant l'ingestion de cette substance présentèrent beaucoup d'analogie avec ceux que l'on observe chez les animaux qui sont soumis à l'influence narcotique. Ainsi la physiologie expérimentale et la chimie sont d'accord sur ce point important, que le mucilage émané de la décoction des plantes émollientes diffère essentiellement de la gomme ; et si cette double considération n'en imposait, nous l'appuierons de cette circonstance pathologique. Pense-t-on obtenir les mêmes résultats, en fomentant un antrax par une solution de gomme, que par une solution de guimauve. Faites l'expérience comparative, et vous conviendrez avec moi que les praticiens qui les ont assimilés sont tombés dans une erreur bien préjudiciable à leurs malades.

PROPOSITION 16.

Transparence, dissolution facile dans l'eau, précipité en flocons blancs lorsqu'on le mélange avec l'alcool, s'alongeant sans se rompre : tels sont les traits qui constituent le signalement du principe gommeux.

PROPOSITION 17.

La gélatine est dans le règne animal aussi répandue que le mucilage dans le règne végétal. Comme le mucilage est la base de la trame organico-végétale des végétaux naissans, de même la gélatine est l'élément radical de la trame organico-animale des animaux naissans. Comme l'on voit le mucilage disparaître avec le développement de l'individu végétal, dans les mêmes circonstances animales disparaît la gélatine.

PROPOSITION 18.

Il conste d'observations extrêmement multipliées que la gélatine, comme le mucilage, exerce une action tellement narcotique, que l'expulsion de l'une et de l'autre de ces substances ne tarde pas à suivre leur ingestion.

PROPOSITION 19.

Les substances émollientes à l'état solide, soit végétales, soit animales, nécessitant pour être converties en chyme une puissance d'action, et tout effort di-

gestif occasionant un appel sanguin, on n'en solli-
citera l'action qu'à une période avancée de la résolution.

PROPOSITION 20.

Et la graisse animale, et l'albumine, comme les
substances précédentes, opèrent un relâchement
dans l'action vitale, résultant de la soustraction
qu'elles opèrent sur les expansions nerveuses de leur
faculté érectrice.

PROPOSITION 21.

Les agens qui recèlent la propriété émolliente
sont susceptibles de la dévoiler sous le triple état
gazeux, liquide et solide, tant à l'intérieur qu'à
l'extérieur.

PROPOSITION 22.

Sous la forme gazeuse l'action tempérante doit
être considérée sous le triple rapport de l'intensité,
de la durée, de l'élection.

PROPOSITION 23.

La vapeur ne doit pas arriver aux appareils à l'instant de sa formation. A cette température elle
produirait un afflux sanguin dans la trame, en en
fomentant trop énergiquement les expansions percevantes; on en diminuera l'activité, en armant

l'extrémité supérieure du tube d'un corps peu conducteur du calorique. En agissant ainsi, on saisit à l'instant l'excédant du calorique qui établit la turgescence.

PROPOSITION 24.

La durée diffère selon le degré de l'inflammation. Dans celles qui présentent le caractère aigu, on soutiendra l'action tant que la résolution ne s'annoncera pas d'une manière évidente ; celle-ci s'opérant, on abandonnera l'organe à sa sphère d'action : plus long-temps continués, ils enraieraient les mouvemens vitaux, comme nous le prouverons par les faits (1).

PROPOSITION 25.

Les inflammations chroniques étant le résultat d'irritations qui, à raison de leur longévité, ont jeté dans l'organisme de profondes racines, on doit, dans cette occurrence, surveiller exactement l'ac-

---

(1) L'irritation, développée dans un appareil, produit-elle, comme le pense l'innovateur, toujours une inflammation en s'expansant ? ou, en d'autres termes, développe-t-elle dans tout l'organisme des phénomènes analogues ? Les caractères représentatifs de l'irritation cramponnée sont décelés par les phénomènes de l'exubérance vitale ; la preuve en est fournie par l'accroissement des tissus (le cancer pylorique par exemple). L'élément de l'exubérance étant la centralisation du fluide artériel sur la sphère éréthisée, et cette centralisation ne s'opérant qu'au détriment de la vitalité, expansée aussi universellement qu'uniformément, on ne saurait admettre que tous les appareils sont dominés par l'irritation irradiée : cependant, m'objectera-t-on, elles sont enrayées (leurs fonctions) ? Oui, elles sont enrayées, les unes par excès, les autres par défaut de nutrition.

tion tempérante, qui établit alors avec les foyers d'irritation secondaire un mouvement oscillatoire né de l'alternative de l'action tempérante et de l'irritation réfléchie, par les foyers secondaires. On en cessera ou on en reprendra l'action selon que le flux tempérant ou le reflux excitateur apparaîtra.

PROPOSITION 26.

La pondération de la puissance répulsive, la délimitation des plateaux tant extérieurs qu'intérieurs de chaque balancier, telles sont les notions à la faveur desquelles on peut suivre l'action tempérante à la piste, à travers les divers organes.

PROPOSITION 27.

L'eau à l'état de vapeur, tenant en suspension les molécules répulsives dirigées sur un organe ou un appareil d'organe à surface creuse, les muqueuses ou à surface plane (la périphérie) constituent les bains à vapeur répulsive.

PROPOSITION 28.

Dirigés sur un plateau extérieur (surface périphérique) ou sur un appareil concourant à la formation d'un plateau intérieur (surface muqueuse), les bains tempérans ont été désignés sous le nom de bains locaux, tandis qu'on a donné le nom de généraux (1),

---

(1) Nous sommes bien loin d'approuver cette division que condamne l'observation.

de grands bains à ceux qui enveloppent la surface périphérique dans sa totalité, la périphérie-facio-cranienne exceptée.

PROPOSITION 29.

Les appareils intérieurs, considérés sous le rapport de l'acte répulsif, doivent être distingués en ceux dont la situation est favorable à la perception directe, et en ceux qui ne le reçoivent qu'indirectement.

PROPOSITION 3o.

L'appareil oculaire, l'auditif, le nasal, le stomacal, le rectal, l'excréteur génito-urinaire, ceux qui concourent à l'action de la grande fonction de la respiration, sont susceptibles d'en recevoir directement l'action. Dans cette circonstance, des membranes envahies la muqueuse reçoit primitivement l'action répulsive qui va s'expanser successivement aux musculo-séreuses.

PROPOSITION 31.

Les départemens cérébraux, hépatique, rénaux, cordial, séreux, ne sauraient jouir du bénéfice de la médication émolliente immédiate, attendu qu'ils n'ont aucune communication directe avec l'extérieur ; circonstance aussi défavorable au traitement de leur affection, que l'impossibilité de les soustraire à leur stimulus relatif.

PROPOSITION 32.

Afin de suivre la marche de l'action tempérante sur la fonction visuelle (1), on doit l'envisager sous le double rapport des appareils qui la constituent.

PROPOSITION 33.

On doit désigner sous le nom d'action oculaire celle qui est destinée à lubréfier cet appareil, tandis que nous désignerons sous celui de lacrymale celle qui est destinée à tempérer l'appareil lacrymal.

PROPOSITION 34.

Afin de diriger convenablement la vapeur dans l'appareil lacrymal, on remplacera le piston de la seringue par une vis destinée à recevoir l'extrémité supérieure du tube, tandis que l'on substituera la canule courbe à la canule droite, qui est en usage pour les injections.

PROPOSITION 35.

C'est par un appareil qui enveloppe le globe oculaire, et que nous avons, en considération de ses rapports avec l'œil, désigné sous le nom de cadran oculaire, que l'on fait tempérer l'œil.

---

(1) L'appareil étant appliqué par la face concave, on graduera l'écartement des branches par le globe oculaire.

C'est par les injections que l'on a l'habitude de tempérer, soit la glande lacrymale, soit le globe oculaire. Les graves inconvéniens qui résultent de cette pratique banale doivent être trop bien compris des praticiens judicieux pour les signaler.

PROPOSITION 36.

L'appareil nasal présentera une bifurcation établie par un diaphragme qui correspondra à la cloison. Dans la crainte qu'elle n'arrive avec trop d'abondance, on y fixera un crible.

Les injections ont été également conseillées pour tempérer les fosses nasales ; les mêmes conséquences résultent du même procédé, comme l'attestent les malades qui ont la muqueuse boursoufflée.

Nous avons été à même de donner des conseils à une dame chez laquelle on a extirpé un polype nasal, et qui éprouve à toutes les transitions atmosphériques un sentiment d'ardeur accompagné de gonflement des fosses nasales, que l'on combat par ce procédé irrationnel. Le mouvement aurait secondé de beaucoup les douleurs de la pituitaire enflammée.

PROPOSITION 37.

L'appareil auditif doit varier selon que l'on se propose de fomenter l'ouverture heustachienne ou le cornet acoustique.

La vapeur arrivera à l'ouverture heustachienne en adaptant à la vis un tube doublement courbé, qui aura la forme d'un cône tronqué, dont la base correspondra à la vis, et le sommet au conduit. Relativement au pavillon, après avoir introduit une éponge humectée de liquide tempérant, on adaptera à la vis un cornet dont la base correspondra à la vis, et le sommet s'engagera dans le conduit.

Des appareils dits des sens, aucun ne présente assurément l'indication plus pressante de la vapeur que l'auditif constitué par des organes dont la contexture délicate ne saurait être frappée du contact le plus léger sans être anéantie. L'appareil auditif est également soumis au procédé barbare des injections; pratique qui a détruit plus de diaphragmes que l'inflammation.

PROPOSITION 38.

Deux plaques mobiles adaptées à la conformation labiale, et dont l'écartement ou le rapprochement aura lieu à la faveur d'une vis de compression, constituent l'appareil destiné à diriger la vapeur dans la cavité buccale.

En général, si l'inflammation n'occupait qu'une partie circonscrite, telle que dans l'épulis, on emploierait un appareil qui ne permît à la vapeur de n'envahir que les tissus irrités. De ce principe découle un avantage qui n'a pas toujours été senti des praticiens, celui de ne pas relâcher la trame gengivale; relâchement qui, privant les dents du bénéfice de l'appui de leur rempart gengival, expose leurs racines à l'action aérienne : action qui détermine sur les expansions érectrices de ces parties une impression qui s'annonce par la douleur, la carie, etc.

PROPOSITION 39.

L'inflammation occupant quelquefois l'orifice cordiaque, souvent les parties latérales supérieures de la cavité stomacale, l'action émolliente sous forme liquide ne saurait atteindre les autres parties qu'autant que cette cavité serait entièrement remplie. La vapeur, enveloppant l'atmosphère stomacale, a l'avantage de dominer l'irritation sur tous les points.

PROPOSITION 40.

La partie inférieure du tube recevra l'action tempérante sous forme gazeuse pour toutes les irritations, quel que soit leur siége.

On doit établir une distinction sous le rapport du siége, relativement à la forme de l'appareil.

PROPOSITION 41.

Lorsque l'inflammation occupera la muqueuse interne, on vissera l'extrémité supérieure du tube à une canule; si elle occupe le pourtour annal, on vissera un entonnoir.

PROPOSITION 42.

La position analogue, sous le rapport du pharynx et de l'œsophage, nous engage à les embrasser sous le même coup-d'œil. Leur surface, exposée à l'écoulement gazeux, en percevra également l'action. Le jet gazeux doit être fréquemment répété, attendu que l'action n'agit qu'à distance.

PROPOSITION 43.

L'action trachéo-pulmonaire doit être dirigée avec la plus vive sollicitude.

PROPOSITION 44.

Considéré chez l'homme, l'appareil génital doit être envisagé d'un seul coup-d'œil avec le réservoir des urines.

PROPOSITION 45.

On fera arriver la vapeur dans la vessie en vissant l'extrémité de la sonde à l'extrémité supérieure du tube.

PROPOSITION 46.

Si l'inflammation occupe la matrice, on adaptera le spéculum à l'extrémité supérieure du tube; si c'est la vessie, on la vissera à la sonde.

PROPOSITION 47.

Quoique saillans à l'extérieur, les mamelons, en raison de leur membrane, doivent être signalés en parlant des muqueuses.

PROPOSITION 48.

La disposition d'un godet nous paraît le plus favorable à remplir l'indication tempérante qui découle de l'irritation de cet organe.

PROPOSITION 49.

Les bains gazeux généraux produisent des résultats organiques qui ont la plus grande analogie, à part l'intensité, avec les bains liquides élevés en température.

PROPOSITION 5o.

Les émolliens sous forme liquide ont été désignés sous le nom de gargarismes toutes les fois qu'ils ont été appelés à déposer leur action sur la partie intrante du tube.

L'effet de cet agent est d'autant plus subit, d'autant plus durable, que le mouvement ondulatoire destiné à arroser ces parties enflammées est plus prolongé.

PROPOSITION 51.

On donnera le nom de boissons tempérantes à tout liquide répulsif ingéré, soit qu'il provienne de la décoction, soit qu'il émane de l'infusion de substances animales ou végétales.

Dans l'état de santé, comme dans l'état pathologique, on doit faire usage avec beaucoup de modération des boissons émollientes, par ces considérations organico-thérapeutiques, que toute substance émolliente, quelle que soit la nuance de sa propriété, en enchaînant l'érection aux confins organiques, s'oppose à la réaction qui élance sur les expansions des divisions du plateau extérieur correspondant au plateau envahi l'action qui menace par sa longévité la trame d'une désorganisation.

PROPOSITION 52.

Les boissons émollientes, par leurs propriétés répulsives, paralysent à la longue les fonctions digestives.

Cette circonstance thérapeutique explique le colapsus qu'on remarque chez les convalescens qui ont été traités exclusivement par les émolliens.

PROPOSITION 53.

Les émolliens administrés par la partie inférieure du tube ont reçu le nom de lavemens tempérans. Leur action ayant une influence différente, selon qu'on les administre pour combattre une irritation fixée au balancier pelvi-appendixal, ou pour éteindre une inflammation développée sur la trame d'une des divisions du balancier médian. On doit analyser successivement son action dans chacun des organes irrités, soit qu'elle agisse à contact, soit qu'elle se prononce par atmosphère ou par anastomose.

PROPOSITION 54.

Administrés pendant la période aiguë de l'irritation rectale, les lavemens, en déplissant les surfaces enflammées, déterminent une sensation extrêmement douloureuse.

Cette douleur fréquemment s'irradie des parties endolories à l'estomac, par l'anastomose des expansions terminales vagues;

9

aux musculo-muqueuses intestinales ascendantes, et aux appareils vésical, utérin, vaginal, par suite de l'érection sympathique développée dans les diverses divisions corrélatives du plateau d'où s'est élevée l'inflammation.

PROPOSITION 55.

L'expérience prête son appui à cette assertion de toute vérité, que les lavemens long-temps continués, fréquemment répétés chez les personnes qui présentent une susceptibilité rectale très-exquise, déterminent une irritation qui ne cède que difficilement aux attractifs.

L'observation prouve également qu'ils activent singulièrement la dégénérescence squirrheuse (1) des parties : qu'ils peuvent même l'y préparer.

PROPOSITION 56.

L'irritation utérine tendant, dans son expansion, à faire irruption sur les diverses divisions du plateau intérieur pelvi-appendixal, on s'opposera à son débordement par l'extrémité inférieure du tube par des lavemens émolliens.

---

(1) Nous avons déterminé une dégénérescence squirrheuse sur une chienne qui avait depuis fort long-temps une colite aiguë, en lui administrant très-souvent des lavemens.

PROPOSITION 57.

Les lavemens émolliens fréquemment répétés, en déterminant une action paralysante sur les intestins, favorisent le développement de l'irritation stomacale, et la stupeur intestinale dont les constipations opiniâtres sont fréquemment la conséquence.

Quoi qu'il en soit du siège de l'irritation, on ne négligera pas, lors de l'emploi des lavemens, les considérations suivantes.

PROPOSITION 58.

Tout liquide injecté détermine dans les intestins, par sa marche ascensionnelle, un mouvement anti-péristaltique qui est d'autant plus convulsif que la seringue a plus de capacité, que le piston est poussé avec plus de violence, que la seringue n'est pas remplie en totalité.

Alors on introduit, lors de l'action du piston, une certaine quantité d'air qui, étant incarcéré dans une atmosphère plus élevée en température (1), y éprouve une dilatation décelée par les météorismes, les coliques venteuses.

PROPOSITION 59.

L'action des bains locaux extérieurs doit être étudiée, et dans les diverses régions où les bains sont

---

(1) Voyez les expériences de M. Gay-Lussac sur la dilatation des liquides.

adaptés, et sur les divers appareils dont les trames deviennent la limite de leurs effets.

PROPOSITION 60.

La température des bains devant être toujours uniforme, on aura la précaution d'y placer un thermomètre.

PROPOSITION 61.

Le degré de température du bain doit être relatif à l'irritabilité du malade, à la saison.

PROPOSITION 62.

Quelle que soit la direction que l'on imprime au bain, il ne devra être pris que de la quatrième à la cinquième heure qui se sera écoulée depuis le dernier repas.

PROPOSITION 63.

Les bains émolliens généraux, en frappant simultanément sur les diverses expansions des différens plateaux, déterminent un sentiment de malaise qui retarde de beaucoup la convalescence.

Ces bains ont été employés par la généralité des praticiens, pour remplir l'indication tempérante. Plusieurs fois j'ai été témoin de leur usage, et constamment ils ont trompé l'attente de leurs partisans. Comme les bains gazeux généraux, ils opèrent sur l'expansion nerveuse cutanée une impression paralysante. Les forces diminuent, les facultés intellectuelles s'affaissent. Il semble que le principe vital, ou plutôt le fluide nerveux qui éréthise tous les appareils, s'écoule : ils opèrent sur toute la périphérie ce que les bains locaux de même nature produisent sur les organes.

Il résulte des expériences que j'ai faites sur des chiens, à diverses heures de la digestion, qu'ils la troublent beaucoup, la suspendent même : je vais rapporter l'une d'elles. Deux chiens de la même portée, également bien portans, prirent les mêmes alimens à la même dose. L'un d'eux fut mis, deux heures après l'ingestion des alimens, dans un bain : j'avais apprécié la température en y plongeant le bras. Après cinq heures de digestion, celui qui n'avait pas été plongé dans le bain présenta, à l'ouverture, l'estomac vide, tandis que celui qui avait été soumis à l'action du bain avait encore tous les alimens renfermés dans l'organe élaborateur.

Si mes confrères avaient moins dédaigné mes travaux, et qu'ils eussent surtout pris en considération les nombreuses expériences (1) que j'ai pratiquées pour m'éclairer dans le sentier obscur qu'ils parcourent, leur conscience (si toutefois ils en ont une) leur reprocherait les nombreux abus de confiance qu'ils ont commis, depuis les premiers pas qu'ils ont faits dans la carrière difficile où ils se sont engagés.

Quelle que soit la répugnance que je ressens à retracer les torts de mes confrères, j'en éprouve cependant, dans la circonstance actuelle, le besoin.

---

(1) J'ai fait une observation assez intéressante sur une chienne de quatre mois, pour être ici consignée. Après trois jours de la disparition d'une douleur articulaire, elle eut une diarrhée sanguinolente, qui se compliqua le quatrième jour d'une cérébrite. Désirant connaître l'effet des bains dans cette occurrence pathologique, je l'y plongeai trois quarts d'heure (j'eus recours à la précaution citée précédemment). Deux heures après l'immersion, l'irritation cérébrale s'accrut; des mouvemens convulso-tétaniques se déclarèrent le soir pour se continuer jusqu'au lendemain, époque à laquelle arriva la mort.

Un jeune homme, dans la vigueur de l'âge, avait contracté une inflammation encéphalique qui avait déjà été attaquée par la saignée, comme on le plongea dans un grand bain. Dites, MM. les praticiens, à quel accident (1) succomba le porte-drapeau du 3ᵉ bataillon de la légion de la garde nationale de Dijon?

M. Piot avait une gastro-entérite aiguë qui, ayant été fomentée pendant plusieurs années par ce que la pharmacie contient de plus incendiaire, passa à l'état chronique. Déjà les symptômes qui annoncent le squirrhe, tels que la constipation opiniâtre, les vomiturations, s'étaient déclarés. Cet homme, effrayé des progrès de son affection, vint me voir à Saint-Julien. A cette époque, il ressentait un sentiment d'érosion fixe, permanent. Les matières fécales n'étaient expulsées que par lavement; les alimens, même liquides, étaient rejetés. Après avoir employé le régime antiphlogistique le plus actif, les symptômes les plus effrayans cédèrent. L'appétit revint; les forces musculaires reparurent. Quelque temps après, j'avais ouï vanter par un praticien les succès qu'il avait obtenus des bains locaux; je crus que l'on pouvait les employer avec la plus grande innocuité. L'événement déçut mes espérances. Le foyer inflammatoire se ralluma; le malade s'était trouvé mal dans le bain : heureusement que je le vis le lendemain, et que je l'engageai à cesser. L'application des moyens antérieurs, favorisés par la persévérance du malade, ramena le calme.

J'ai vu à Lyon un cas analogue; le malade y eut une syncope : on fut obligé de le retirer du bain. Cet individu était entré pour une fracture comminutive de l'os tibial, qui avait eu lieu à la partie inférieure de cet os, à trois pouces de l'articulation. Elle était consolidée, lorsqu'on engagea M. *** à le garder dans

---

(1) Qui de nous est criminel? Déceler l'erreur est le devoir de tout homme qui sympathise pour les pensées généreuses. Malheur à celui qui s'oppose à leur développement! Le supplice des parricides ne saurait expier sa brutalité : mais abandonnons à la postérité le soin de venger les hommes qui ont méprisé le pouvoir, sacrifié tous les instans de leur vie à l'amélioration de la société.

ses salles. Cet individu occupait un lit en face de la porte qui sert de communication de la salle d'opération à la salle des blessés : on a la fâcheuse habitude, dans cet hôpital, de laisser les portes ouvertes ; des courans s'établissent, et les malades qui sont dans leur direction en ressentent l'influence : c'est ce qui est arrivé à ce malade qui contracta une entéro-pneumonie. Deux blessés qui étaient dans la même direction eurent également des pneumonies : l'une d'elles devint mortelle.

Si les bains employés dans de telles occurrences ont produit des résultats contraires à leur indication, il n'en est pas de même de leur emploi lors des mouvemens centrifuges développés dans les diverses divisions des plateaux intérieurs ; toutes les fois que je les ai employés, j'ai constamment observé qu'en plongeant les malades à l'instant du frisson (action), on s'oppose au développement de l'attraction sanguine. Cette considération, déduite de nombreux faits, doit être érigée en principe.

Une considération importante lors de leur emploi, et qui est déduite de l'expérience précédente ainsi que d'une masse de faits, c'est celle qui résulte de leur durée. Depuis que nous y avons recours pour enchaîner le frisson, nous avons constamment remarqué que leur efficacité ne se prononçait qu'autant qu'on la basait sur l'intensité, et par la prolongation des frissons (réflecteur de l'action). Ainsi, l'action étant énergique, soutenue, les malades y resteront d'une demi-heure à trois quarts-d'heure ; plus long-temps prolongée, l'irritation développée sur les divisions des plateaux extérieurs, en se réfléchissant, se repliant sur les divisions intérieures, rallumerait l'incendie (1) : circonstance qui doit tenir en éveil le praticien qui en fera usage.

---

(1) Notre expérience nous a prouvé également que lorsqu'ils étaient prolongés au-delà de la réaction (assertion de fusion), et que leur action ne se reflétait point, ils déterminaient des syncopes très-alarmantes.

Le cas le plus remarquable qui se soit offert à notre observation, c'est celui que nous avons recueilli sur une dame de la campagne qui, pensant qu'elle pourrait se soustraire aux accès suivans en prolongeant la durée du premier, y resta une heure et demie : une syncope très-inquiétante en fut la conséquence.

Dans le cas opposé, c'est-à-dire lorsque l'action ne détermine que des frissons de courte durée et d'intensité légère, comme on le remarque lors des irritations chroniques, les malades n'y resteront que de cinq à dix minutes.

PROPOSITION 64.

L'évaporation des liquides émolliens, aux dépens du calorique des parties environnantes, étant une circonstance défavorable à leur emploi, on proscrira les fomentations émollientes d'un plan de traitement rationnel.

PROPOSITION 65.

Les fomentations émollientes sont pratiquées avec une flanelle imbibée d'une décoction de plantes émollientes. On les fait le plus ordinairement sur le ventre, quelquefois sur la poitrine.

M. Magendie a proposé, pour éviter l'inconvénient que nous signalons, de les recouvrir d'un taffetas gommé.

PROPOSITION 66.

En imprimant aux tissus une chaleur expansive constamment uniforme, les cataplasmes émolliens remplissent une des plus précieuses indications qu'offrent les affections.

L'usage des cataplasmes émolliens est fort restreint; ils ont été, dans ces derniers temps, confinés dans des salles de chi-

rurgie. J'ignore quelle considération peut légitimer cet abandon.
Les services, qu'ils peuvent rendre à la médecine devraient engager les praticiens à en faire un emploi plus fréquent. On leur
reproche d'imprimer, par leur densité, un sentiment désagréable
pour le malade. Ce léger inconvénient tient à la main inhabile
qui les a confectionnés ; il doit s'évanouir devant les avantages
incalculables qu'ils sont susceptibles de rendre à la thérapeutique, si, dans leur application, on prend en considération les lois
de l'équilibre.

Ayant depuis dirigé mon attention d'une manière plus spéciale
sur leur effet, j'arrivai, par suite d'observations faites au lit des
malades, et d'expériences pratiquées sur les animaux, à cette
importante conclusion, qu'ils sont susceptibles de produire deux
effets successifs, l'un primitif (l'émollient), l'autre consécutif
(l'excitant), décelés par les phénomènes de l'irritation.

Actuellement, si nous suivons dans sa marche l'action des cataplasmes de mie de pain cuite dans le lait, nous n'y observons
qu'un résultat, l'expansion des tissus, phénomène de sa propriété
répulsive, qu'indiquent d'ailleurs les élémens de sa formation. En
effet, cet agent se compose de fécule de froment et d'un produit
sécréteur ; élémens qui jouissent l'un et l'autre de propriétés
répulsives, comme l'indique la décoloration des parties qui sont
frappées par leur action.

En suivant les visites de l'Hôtel-Dieu (salle de médecine), nous
avons été frappé des boutons nombreux qui s'étaient développés
sur la région dorsale de l'avant-bras d'une femme qui était entrée
à l'hôpital pour une phlegmasie de l'articulation cubito-carpienne
que l'on avait combattue par des cataplasmes de graine de lin.

Cette observation, ainsi que beaucoup d'autres analogues que
nous avons recueillies, devrait mettre le médecin dans la nécessité de bien discuter les propriétés des diverses substances, avant
de les inscrire sur le registre thérapeutique. En suivant cette sage
conduite, ils éviteraient les graves erreurs dans lesquelles sont
tombés des praticiens peu attentifs. Les faits suivans nous paraissent leur imposer cette obligation.

Madame ***, manouvrière à Arceau, éprouva à l'œil gauche
une forte contusion, résultant du choc violent d'une branche
qui, étant abandonnée à sa réaction élastique, après avoir été fortement fléchie, vint lui atteindre le diamètre transversal. Cette
femme étant allée consulter M. Blin immédiatement après l'accident, celui-ci lui conseilla des cataplasmes de farine de lin pour
s'opposer, dit-il, aux fâcheuses conséquences de l'accident. La
malade ayant une confiance aveugle dans son médecin, observa
si religieusement ses conseils, qu'un mois après elle avait perdu
l'œil.

L'analogie de circonstance sous l'influence de laquelle s'est
manifestée une pareille affection, pour laquelle nous avons été
consulté, nous engage à en consigner ici les résultats.

La femme du pâtre de Saint-Julien s'étant élancée pour atteindre une branche qui dominait sa tête, reçut d'une branche inférieure un coup violent à l'angle transversal de l'œil. Appelé le
second jour de l'accident, je reconnus une phlegmasie de la
muqueuse oculo-palpébrale tellement intense, que l'appareil visuel refusait obstinément la présence de l'agent provocateur de sa
fonction.

Quatre indications découlaient de cette affection.

La première, éloigner de l'appareil l'agent provocateur de sa
fonction.

La seconde, mettre en action sur l'œil une puissance répulsive.

La troisième, déposer sur les ressorts du balancier correspondant l'excitation.

La quatrième, modérer l'action de la fonction réparatrice.

Nous remplîmes la première, en couvrant l'œil d'une bande destinée à maintenir des compresses d'eau de mauve qui déterminèrent des picotemens si insupportables dans l'œil, que nous nous
vîmes contraint de leur substituer celles de lait, qui calmèrent à
l'instant l'éréthisme. Appréhendant que la lumière ambiante, en
frappant sur l'œil sain, n'éveillât sympathiquement l'appareil
souffrant, je fis mettre au lit des rideaux verts. Ces deux premières indications étant remplies, nous procédâmes de suite à

une application de sangsues sur l'espace cellulo-sus-claviculaire
correspondant à l'inflammation.

Cette application de sangsues, renouvelée tous les jours, et
favorisée par l'action répulsive, détermina dans la trame irritée
une telle modification, qu'en huit jours de traitement les rayons
solaires ne déterminaient plus sur les voiles mobiles de la fonction que de légères convulsions, qui cédèrent à deux nouvelles
applications de trois sangsues placées comme les précédentes.
Après quinze jours de traitement la conjonctive était entièrement
décolorée ; une rougeur légère s'observait seulement à l'angle
externe ; la lumière ambiante n'occasionait plus d'impression
fâcheuse ; la vision était parfaite. Cependant les rayons solaires
déterminaient la contraction des voiles ; circonstance qui nous
engagea à prier la malade de conserver la compresse tempérante,
ainsi que son bandeau, encore huit jours. A cette époque, et
la vision et la fonction stomacale s'étaient dégagées entièrement
de l'oppression irritative ; et l'une et l'autre fonctionnaient parfaitement.

Madame Guénois, de Magny-St.-Médard, éprouva, du quatrième au cinquième mois de l'allaitement de son cinquième enfant, de violentes douleurs qui émanaient des glandes mammaires
du sein gauche. Ces douleurs étaient déjà un peu calmées, lorsqu'elle fit passer son mari chez M. Dumont, de Mirebeau, qui
conseilla des cataplasmes de farine de lin. Le lendemain de leur
application, cette femme ressentit dans le sein affecté des douleurs lancinantes, dont l'intensité toujours croissante troubla les
jours suivans le sommeil. D'énormes phlegmons s'étant manifestés
du dixième au douzième jour de traitement, cette dame vint réclamer nos conseils sur le traitement qu'elle devait employer
pour calmer l'atrocité de ses douleurs. Nous exclûmes l'action
mixte pour la remplacer par la mie de pain cuite dans le lait ; nous
prescrivîmes des bains de pieds. Huit jours n'étaient pas encore
écoulés, que l'éruption cutanée, qui était répandue sur chaque
sein, s'éteignit ; que les phlegmons étaient épuisés ; que la ci-

catrisation même s'était opérée; que les douleurs étaient entièrement disparues.

Madame ***, de Couternon, ayant discontinué, à la suite d'une
indisposition de son nourrisson, de donner le sein, sentit des
douleurs lancinantes qui provoquèrent à la mamelle droite un engorgement considérable. Le quinzième jour nous observâmes un
point fluctionnel à la partie inférieure, qui, étant ouvert avec
l'extrémité d'un bistouri, produisit un écoulement considérable.
Le mamelon étant circonscrit par d'énormes boutons dont la base
reposait sur le tissu cellulaire sous-cutané, nous conseillâmes les
cataplasmes, dont nous secondâmes l'action par les attractions
omoplatiennes. Après quatre applications de huit sangsues, à deux
jours d'intervalle, les boutons étaient entièrement éteints; le sein
dégorgé.

PROPOSITION 67.

Les principes des cataplasmes employés comme
émolliens, ainsi que leurs effets, fournissent à l'observation les élémens d'une distinction aussi utile
qu'exacte.

PROPOSITION 68.

Les cataplasmes de farine de lin sont susceptibles de produire deux effets successifs; l'un primitif
(l'émollient), l'autre consécutif (l'excitant), décelés
par les phénomènes de l'irritation.

PROPOSITION 69.

L'action des cataplasmes de la mie de pain cuite
dans le lait n'offre qu'un résultat, l'expansion des
tissus; phénomène de sa propriété répulsive, qu'in-

diquent d'ailleurs les élémens de sa formation. En effet, cet agent se compose de fécule de froment et d'un produit sécrétoire ; élémens qui jouissent l'un et l'autre de propriétés répulsives, comme l'indique la décoloration des parties qui sont frappées par leur action.

PROPOSITION 70.

Les médicamens qui possèdent la propriété narcotique ont la vertu d'engourdir et d'éteindre l'aptitude érectrice.

Les praticiens sont généralement assez d'accord sur la formation du cataplasme de cette nature ; cependant quelques-uns emploient de la mie de pain, tandis que les autres accordent plus de confiance à celle de lin. Nous savons qu'on leur a substitué celle de reinettes. L'usage de ces derniers a joui d'une haute faveur comme fondans. Les cataplasmes de mie de pain n'ont-ils pas cette propriété ? Nous discuterons plus tard cette question.

Les phlegmasies des muqueuses externes, du tissu cutané, en général, telles sont les affections qui réclament leur emploi.

On a trop négligé, comme nous le démontrerons par les faits, d'y avoir recours pour éteindre ces boutons qui se manifestent chez les vieillards aux diverses régions de la face, et qui prennent aussi constamment que rapidement un caractère tellement alarmant que, d'après les anciens erremens, le médecin ne saurait offrir d'autre consolation que celle des palliatifs.

M. ***, cultivateur à Brognon, éprouvait depuis quelque temps un prurit très-incommode sur la région cutanée correspondant à la surface antéro-inférieure du cartilage nasal. Comme il s'aperçut, en se rasant, d'un point saillant qui présentait une teinte violacée, la considération des suites de ce bouton l'ayant effrayé, il se rendit chez M. Guyot, qui le brûla plusieurs fois dans l'intention d'arrêter ses progrès, qui présentèrent une marche d'autant plus directe, que les applications furent et plus fortes et plus fréquentes.

Le courage du malade étant épuisé, le patient demanda grâce, et M. Guyot cessa ses visites. Ce fut quelques années après l'apparition de ce bouton que je fus consulté. L'idée que je m'étais formée dès long-temps sur l'essence de ces saillies m'engagea à couvrir celle-ci d'un cataplasme de mie de pain que je fis renouveler toutes les deux heures : pour cela j'eus recours à l'appareil dessiné planche ci-jointe. Quinze jours de persévérance suffirent pour calmer l'irritation que les applications caustiques précédentes y avaient suscitées.

On est généralement d'accord sur cette vérité, réprouvée par l'équilibre, que la teigne ne cède qu'aux lotions sulfureuses, ou à l'opération barbare pratiquée dans toutes les villes par les sœurs hospitalières. Eh bien ! cette vérité est une erreur extrêmement funeste à l'humanité, attendu que les personnes qui ont le malheur d'être frappées de cette affection ne veulent pas entendre parler d'autre traitement. Considérant cette maladie comme étant d'une essence irritative, du moment où nous commençâmes à généraliser nos idées médicales, à rattacher la thérapeutique à un pivot unique, l'équilibre organique, nous la combattîmes par les attractifs favorisés des répulsifs directs.

M. L*** fils, de Saint-Julien, nous ayant été présenté par madame sa mère, nous reconnûmes une teigne qui avait envahi la périphérie cranienne, compliquée d'une inflammation digestive. L'application des sangsues sur les ressorts cellulo-sus-claviculaires et la région cutanée sus-hépathique; des cataplasmes renouvelés fréquemment et fomentés par des linges tièdes, apportèrent une grande amélioration au jeune homme. Le tube digestif commençait à mieux fonctionner, les plaques crâniennes à se détacher, lorsqu'un médecin fit entrevoir aux parens de cet enfant qu'il n'y avait de salut pour M. L*** que dans le décalottement.

Nous avions jusqu'alors fait cuire la farine de lin dans une décoction de guimauve, guidé par cette idée que ces cataplasmes agissent plus spécialement comme répulsifs ; mais depuis que l'ob-servation nous a mis sur la voie de la vérité, nous avons substitué avec avantage l'ébullition de la rose de Provins, qui, en activant les propriétés attractives de la farine de lin, donne à cet ordre d'agens toute l'intensité d'action que l'on doit en désirer.

Le calorique favorisant l'action expansive des excito-émolliens, nous employons, pour remplacer l'indication éliminatrice, des serviettes que nous chargeons le plus possible de calorique ; et afin de concentrer d'une manière permanente la température, nous les renouvelons toutes les fois que le thermomètre baisse.

Nous avons retiré également des avantages brillans des peaux d'agneau que nous avions, lorsque le temps le permettait, la précaution d'imbiber de calorique solaire ; mais des réflexions déduites et de la capacité respective des divers corps développant l'électricité, et de leur légèreté respective, nous ont engagé à faire usage de la plume (1).

PROPOSITION 71.

Les médicamens qui possèdent la propriété nar-cotique ont la vertu d'engourdir, d'éteindre l'ap-titude érectrice. C'est en prenant en considération l'action organique soumise à l'influence nerveuse, qu'on peut expliquer leurs effets aussi subits que généraux.

Parmi les diverses substances qui constituent cet ordre d'agens thérapeutiques, aucun n'a joui d'une faveur aussi méritée que l'opium. Ce médicament a été allié à une infinité d'autres usages que nous n'approuvons nullement, attendu qu'en agissant ainsi

---

(1) Ne substituerait-on pas avec avantage la plume à la laine pour les personnes qui sont affectées de rhumatismes ?

on neutralise ses propriétés ; et, dans le cas où il se manifeste une amélioration, on ne peut distinguer celle qui a déposé l'action. A quoi servent donc ces travaux si recommandables des chimistes, des physiologistes expérimentateurs, si on a toujours cette antique manie d'associer sept ou quinze substances, qui ont d'ailleurs des propriétés hétérogènes ? Comment les praticiens n'ont-ils pas reculé d'épouvante à l'aspect des résultats affreux d'une pratique aussi barbare ? Pratique qui a fait flotter sur le temple d'Esculape le drapeau du plus avilissant des mépris.

C'est à toi, philosophie du dix-neuvième siècle, c'est à toi, physiologie expérimentale, qu'il appartient de présenter à l'admiration des siècles futurs, contemplant l'attitude imposante des sciences exactes, la médecine escortée de ses axiômes immuables ! Oui, le temps est arrivé de renverser ces hideuses turpitudes, enfans de la molle ignorance et du fat pédantisme.

Faisons ressortir par la clinique, les expériences, les graves inconvéniens qui résultent de l'administration de ces Mithridate.

Dans l'un des hôpitaux destinés à l'instruction des élèves, j'ai vu employer le vin d'opium (mélange informe d'opium, de canelle, de clous de girofle, de safran, infusés dans le vin d'Espagne jusqu'à douze gouttes) pour calmer les douleurs déchirantes qui émanaient d'une tumeur érectile qui avait acquis le développement de la tête d'un enfant. Le calme apparent qu'il procura les deux premières nuits fut suivi de douleurs ardentes qui partaient de la région pylorique, et qui, d'intermittentes, devinrent fixes : ce qui engagea le praticien à en suspendre l'usage.

Dans le même hôpital il a été provoqué avec le même insuccès, pour un malade qui portait une tumeur cancéreuse à l'angle des côtes abdominales. Dans un autre hôpital on a tenté avec un égal insuccès son action sur deux femmes qui étaient tourmentées par les douleurs contusives du cancer mammaire.

En parlant du vin d'opium nous n'avons eu que des revers à noter ; actuellement nous allons nous occuper de son action libre. Ici nous n'aurons que des succès à signaler.

Dans tous les hôpitaux, tant à Lyon qu'à Paris, où nous avons

été témoin de son action, toujours il a agi comme répulsif énergique, soit qu'il ait été employé pour combattre les douleurs
nocturnes des tumeurs blanches, soit qu'on l'ait conseillé pour
donner du calme aux cancéreux. Nous l'avons employé avec un
succès inespéré dans les affections appelées choléra-morbus.

Pourquoi des différences si notables viennent-elles s'offrir aux
yeux de l'observateur? C'est que le vin d'opium est un alliage de
propriétés narcotiques et de propriétés stimulantes, où les dernières prédominent les premières. Quelles que soient les préparations dont on fasse usage, il faut employer l'opium avec une
extrême réserve. A doses élevées, il produit l'empoisonnement.
Par quel mécanisme? Question importante dont la solution doit
jeter le plus grand jour sur la distinction à établir entre les attractifs et les répulsifs, dont ils forment la pierre fondamentale,
puisque, étant appelée à faire connaître leur mode d'action, elle
doit fournir l'indication de leur emploi. Il résulte d'expériences
et d'observations recueillies sur l'homme, qu'elle détermine des
stases sanguines-pulmonaires ; que jamais son ingestion ne
produit ces obstructions organiques toujours conséquentes de
l'action excitante. D'où émane cette variété d'effets? Des électricités déguisées.

PROPOSITION 72.

La compression, agent mécanique, agit, dans
certains cas, en soustrayant à l'influence électrique
l'expansion sensitive sur laquelle frappe son action ;
dans d'autres cas, en déterminant sur les expansions
nerveuses une atrophie momentanée, en vertu de
laquelle les excitateurs artériels perdent de leur
puissance ; d'où résulte le retard vibratile, l'affaiblissement des contractions, le dégorgement des par-

ties, le retour à la température et au volume normal, lors, toutefois, qu'elle n'est pas trop prolongée.

Ces antécédens énoncés, il nous sera facile de juger des cas qui réclament son emploi.

Les plaies anciennes, quelle que soit leur étendue, quelle que soit leur profondeur, quelles que soient les causes qui les aient produites, quelles que soient celles qui les entretiennent, nous placerons en première ligne celles qui ont été désignées sous le nom de pourriture d'hôpital, et qui prennent un caractère si alarmant dans ces hôpitaux, dont le site est si favorable au développement de puissance des causes provocatrices (l'électricité) de cette terrible complication.

Tandis que j'étudiais à Lyon, j'ai été à même d'apprécier le rôle actif qu'elle joue pendant le temps brumeux de l'automne. Pendant cette saison les courans charient une grande quantité de molécules gazeuses qui servent de réceptacle au fluide électrique : ce grand moteur, abordant la solution de continuité, y laisse des traces d'autant plus évidentes de sa présence, que la température fomente davantage son action. Voilà pourquoi les hôpitaux de Montpellier sont si souvent ravagés par cette formidable affection.

L'on sait que la réunion par première intention de plaies résultantes d'amputations, prévient ces foyers, ces sinus auxquels succombent les victimes d'un traitement contraire.

Le traitement des fractures compliquées par l'occlusion complète des parties lésées devrait être adopté dans tous les hôpitaux ; on éviterait par là l'influence délétère, qui toujours donne naissance à ces amas purulens qui deviennent le germe de toutes les irritations viscérales qui se développent par voie de réverbération anastomostique.

Le chirurgien distingué du Gros-Caillou, en faisant l'application aux fractures de l'idée heureuse de Mascati, a rendu un service signalé à la science ; ses succès toujours constans prouvent quelle supériorité cette méthode obtient sur l'ancienne.

Nous diviserons la compression et d'après les régions, et d'après les tissus sur lesquels son action doit frapper.

Action cutanée. — L'action compressive doit être sollicitée pour combattre les irritations chroniques de cet appareil. Relativement aux irritations aiguës, on adjuvera à cet agent puissant l'action attracto-déplétive, puis des attractifs, si l'inflammation tend à prendre la nuance chronique.

Le tissu cellulaire forme un matelas élastique aux muscles ; cette enveloppe est susceptible d'éprouver l'engorgement, soit idiopathique, soit sympathique ; et ces sympathies peuvent être de continuité ou de contiguïté : celles-ci cutanée, muqueuse, parenchymateuse, musculeuse, aiguës ou chroniques. L'engorgement aigu est toujours idiopathique ; le chronique est le plus souvent cutané.

L'action compressive, appliquée aux irritations qui auront envahi les deux tissus, sera et plus soutenue et plus intense.

En procédant des parties extérieures aux intérieures, nous trouvons presque sur la même ligne cellulaire les tissus cartilagineux fibro-cartilagineux, organes passifs de la locomotion. Leur proximité cutanée est une circonstance extrêmement favorable à la réception de l'action compressive. L'observation rapportée page 180 en est la preuve évidente.

Relativement à la compression musculaire, ne substituerait-on pas avec avantage un quart de cercle métallique, mis en activité une vis de compression lorsque le développement est très-circonscrit ?

La compression osseuse doit être également appuyée de l'excitation révulsive, et cela, par la raison que le développement osseux s'étant opéré sous l'influence irritative, son affaissement ne peut s'opérer que par son élimination.

Après nous être occupé de la compression appliquée aux extrémités, nous devons faire l'historique de celle des cavités.

Compression sus-crânienne. — La compression sus-crânienne est ou locale, ou générale. Locale, elle s'exercera à l'aide d'une vis de compression qui sera adaptée à un quart de cercle. Générale, dans cette circonstance elle est extrêmement difficile à cause de la forme hémi-sphérique de la tête ; cependant nous l'avons pratiquée avec avantage par un cercle auquel était fixée, dans la direction de la tumeur, une vis de compression.

La compression faciale doit être considérée dans ses diverses régions.

Frontale, par une vis qui sera montée sur un curseur.

Temporale, par deux quarts de cercle (l'un occipito-temporal, l'autre fronto-temporal) qui seront réunis par une vis de compression.

Les paupières supérieures sont souvent le siége de loupes qui sont susceptibles, par leur développement, d'apporter un obstacle à la vision. Nous en avons des exemples.

La compression présentant aux malades pusillanimes moins d'effroi que le bistouri, on y aura recours de préférence.

Nous avons vu dans un des hôpitaux de Paris un de nos compatriotes qui portait une loupe énorme à la joue, et qui a succombé dans un garni où l'opérateur l'avait fait conduire quelque temps avant sa mort, deux jours après l'opération.

La compression intensé et soutenue eût délivré ce malheureux des accidens consécutifs auxquels il succomba.

Nous avons été consulté par la mère d'une jeune personne qui portait à la lèvre supérieure une tumeur sanguine qui avait fait quelques progrès depuis trois mois. Nous lui proposâmes l'action de la compression activée par les attractifs externes. La mère avait déjà pris en considération nos réflexions, lorsqu'un médicastre (fléau humain) fit entrevoir aux parens que nous n'arriverions jamais à notre but.

Un chirurgien distingué, M. Boyer, cite dans son ouvrage l'observation d'une jeune personne qui a été soustraite au ravage de cette terrible maladie par la compression assidue du doigt de sa mère.

Nous avons vu à Paris une femme qui portait un érésipèle à la partie postérieure du cou. Cette affection ne présentait-elle pas l'indication de la compression? nous l'emploierons désormais dans de telles occurrences. Afin de seconder son action , nous emploierons les dépléto-révulsifs , d'après notre méthode.

Nous avons vu à l'Hôtel-Dieu de Paris la compression employée pour combattre le cancer mammaire; nous avons cru remarquer que l'appareil ne remplissait pas l'indication , c'est-à-dire de frapper localement sur la partie seulement affectée. On atteindra ce but par l'appareil dessiné planche ci-jointe.

Nous avons vu sur la région sacro-lombaire une tumeur qui a été enlevée plusieurs fois par un habile praticien. A l'origine de cette affection , nous l'eussions enlevée par l'appareil dessiné planche ci-jointe.

La pression abdominale est-elle pratiquable? Dans quelle circonstance doit-on l'opérer?

Bien dirigée, elle doit être pratiquée souvent. L'hydropisie est une des affections abdominales qui la réclament hautement; protégée des attractifs sus-inguinaux, elle est constamment couronnée du succès.

La compression peut-elle être pratiquée dans les affections des organes génitaux de l'homme?

Nous l'avons vu employer dans les engorgemens testiculaires. Les malades en ressentaient de violentes douleurs.

Compression veineuse. — La compression veineuse peut être employée avantageusement pour obtenir l'oblitération des veines variqueuses. Dans cette circonstance agit-elle en développant l'irritation dans les parois de la veine sur laquelle frappe son action ?

M. Benjamin Travers , dans l'excellent mémoire qu'il nous a donné sur les blessures et les ligatures des veines, a consigné une observation trop intéressante pour ne pas trouver place ici.

« Je parvins, dit-il , à l'aide de la compression, à oblitérer, il y a quelques années, une tumeur variqueuse de la saphène. Cette tumeur, dont était atteint un ouvrier de la compagnie des Indes, était située derrière le caudyle interne du genou. J'appliquai autour du membre malade des bandelettes agglutinatives qui furent

serrées avec beaucoup de force. La veine s'enflamma ; elle se con-
vertit en une tumeur solide qui finit par s'oblitérer. Cette inflammation fut très-douloureuse ; elle fut accompagnée d'une
fièvre très-vive et d'une tension considérable de la partie affectée.
Le repos, la position à demi-fléchie du membre, l'application
fréquente des sangsues, des fomentations réitérées, et un traitement anti-phlogistique actif, guérirent le malade et le mirent
en quelques semaines à même de reprendre son travail habituel.
J'avais appliqué au malade un bandage compressif.»

La compression veineuse ne saurait être utile qu'autant qu'on
dirigera sur l'attraction correspondante des sangsues, des cautères.

M. ***, jeune, fort, vigoureux, avait fait plusieurs marches
forcées, lorsqu'il s'aperçut du développement de la saphène et des
veines qui s'y dégorgent. La compression exercée sur les veines,
l'attraction dirigée sur les aines, triomphèrent de l'affection.

La compression artérielle doit être également protégée par
l'attraction correspondante.

On donne le nom de saignées locales à celles qui sont faites avec
les sangsues et les ventouses scarifiées, tandis que l'on a réservé
le nom de générales à celles qui sont pratiquées avec la lancette :
on a également donné à ces dernières le nom de révulsives.

Cette distinction est essentiellement vicieuse, attendu qu'elle
ne présente point le caractère radical des distinctions thérapeutiques d'être l'expression des contrastes vitaux. En effet, quelles sont
les conditions exigées en thérapeutique, pour qu'une action soit
générale ? De frapper sur tous les organes. Eh bien! si on déploie
l'action attracto-déplétive sur une large surface, qu'on l'y entre-
tienne un certain temps comme on a malheureusement l'habitude
de le pratiquer, on obtiendra d'abord la déplétion des vaisseaux
capillaires correspondans. L'action se continuant, le dégorgement
des ramuscules qui s'y abouchent, puis des rameaux, des branches,
enfin des troncs, aura lieu ; dégorgement d'autant plus considérable, que l'attraction sera déployée sur davantage de centres.
Et n'a-t-on pas vu d'imprudens médecins provoquer des syncopes

par l'application des sangsues (1)? Les téméraires auraient probablement été plus circonspects, s'ils eussent eu connaissance de la
mort d'un malade, arrivée à la suite de section de sangsues que
des infirmiers n'avaient pu fermer.

Les auteurs de cette distinction n'ont pas été plus heureux sous
le rapport de la révulsion appliquée à la saignée générale ; non-
seulement la phlébotomie ne possède pas, comme on s'est plu à
le dire, exclusivement cette propriété, mais elle est l'attribut des
ventouses scarifiées et surtout des sangsues. Quel est l'effet d'un
révulsif? D'opérer le dégorgement à distance d'un organe, sans
l'empire de l'attraction vitale. Or, je le demande aux observateurs éclairés, s'ils ont jamais obtenu de tels résultats de saignées
générales.

D'après cette digression nous pouvons établir une classification
beaucoup plus méthodique des saignées, puisqu'elle est fondée
sur leur mode d'action.

PROPOSITION 73.

Nous désignons sous le nom de déplétif les saignées générales, tandis que nous réservons celui
d'attracto-déplétif aux sangsues et aux ventouses
scarifiées.

---

(1) On a lieu de s'étonner, quand on réfléchit au long temps que M.
Broussais emploie les sangsues, que tantôt il bannisse, que tantôt il rappelle de l'exil, pour en faire l'apologie, les saignées générales.

Docteur en thérapeutique, il faut être conséquent. Mettez à l'ordre de
l'équilibre vos pensées médicales, et l'humanité vous pardonnera les innombrables victimes qui ont été sacrifiées par le plan irrationnel de traitement que vous avez tracé depuis tant d'années. *Quis nescit errare ?*

PROPOSITION 74.

C'est en liant l'étude de la physiologie des veines à la topographie de ces canaux, qu'on découvre les indications thérapeutiques de la phlébotomie.

Si l'on prend, en effet, en considération les divers affluens des troncs principaux, on arrive à l'explication de l'effet aussi subit qu'instantané de leur action. Ce résultat de leur section ne doit offrir qu'un espoir fugitif, attendu que les divers canaux veineux qui se dégorgent dans le tronc principal sont de nouveau remplis par l'action continue des branches absorbantes de ces vaisseaux qui, en plongeant dans les tissus, vont pomper, ressaisir le fluide versé par les exhalans artériels.

Afin de suivre dans les tissus l'action progressive de la phlébotomie, nous devons examiner attentivement la direction, la terminaison des divers affluens qui concourent, en diminuant de nombre, en augmentant de volume, à la formation des troncs sur lesquels on pratique la section.

Mais avant de nous occuper de la description des organes où les radicules viennent prendre naissance, nous devons nous livrer à la recherche de la solution de cette question importante.

PROPOSITION 75.

En pratiquant l'ouverture, soit de la jugulaire, soit de la saphêne, soit de la médiane, ne déplète-t-on que le système de l'un ou de l'autre de ces grands affluens, ou bien la colonne sanguine supérieure à la section? Franchit-elle, en obéissant à la gravité moléculaire, les valvules?

Pour obtenir la solution de cette question, éclairons-nous du flambeau de l'expérience.

Considérons d'abord la jugulaire extérieure. Après avoir fait expirer sous la phlébotomie un chien de quatre mois, nous ouvrîmes à l'instant le crâne avec un marteau, afin d'apprécier les limites de l'action déplétive. A l'ouverture nous vîmes que toutes les veines cérébrales, que tous les sinus qui se rendent au golfe de la jugulaire, étaient gorgés. Ce résultat, sur la voie duquel nous avait dès-long-temps placé les visites assidues que nous fîmes aux malades qui étaient traités dans les hospices par la méthode déplétive, frappa tellement notre attention, que nous nous empressâmes de chercher, et dans la structure et dans l'a-bouchement des canaux veineux, l'explication de ce fait. L'exploration attentive de ces tubes sanguins nous conduisit à cette grande vérité.

PROPOSITION 76.

En pratiquant la section de la jugulaire externe, pour remplir l'indication déplétive, on est tombé dans une grande erreur, comme la clinique, les expériences, l'origine, la structure des canaux destinés à ramener le sang de la fibre encéphalique au centre, le prouvent.

1º *La clinique*. Il n'est aucun malade affecté d'encéphalite qui ait éprouvé un soulagement, même momentané, à la suite de la section de cette veine.

2º *L'origine*. Les veines encéphaliques se dégorgent dans les sinus, comme ceux-ci se dégorgent dans le golfe de la jugulaire interne, celle-ci dans l'externe, mais par un rameau tellement fin, qu'il ne saurait servir de communication active.

3º Les sinus offrent, dans leur intérieur, des brides transverses irrégulièrement dispersées, irrégulièrement tendues.

PROPOSITION 77.

Si la section de la jugulaire externe n'opère point le dégorgement des membranes où vont puiser les veines qui se rendent au sinus; si elle n'allège point enfin celles qui concourent à la formation de la jugulaire interne, son action se trouve donc enchaînée sur les limites de la trame d'où s'élèvent les veines qui se dégonflent dans son sein.

Circonscrivons donc l'atmosphère où puisent les radicules qui, en diminuant de nombre ou augmentant de volume, concourent à la formation du tronc vague.

Aux muscles et tégumens correspondans des épaules, aux muscles et tégumens des parties antérieure et postérieure du cou, les ramuscules antérieures, en s'anastomosant aux faciales, établissent l'anneau jugulo-facial; par l'anastomose à l'interne, la jugulaire externe établit l'anneau crâno-jugulaire; au rempart buccal inférieur et aux muscles et tégumens de la région mentale, aux régions massétérines, ptérégoïdiennes, à la région temporale profonde postérieure, aux régions buccales latéro-antérieures, à la région temporale profonde antérieure; au rempart buccal supérieur, à la région oculo-locomotrice, aux membranes du sinus maxillaire, à la région palatine supérieure, aux fosses nasales.

PROPOSITION 78.

Ainsi, il résulte de cette analyse que les praticiens

qui ordonnent l'ouverture de la jugulaire externe, dans les irritations encéphaliques, n'atteignent point le but qu'ils se proposent.

La section de la médiane a été employée pour remplir des indications tempérantes. Ses connexions tubulaires devant nous mettre en rapport avec les tissus où l'action phlébotomique doit se prononcer, nous circonscrirons l'origine des veines qui concourent, par leur abouchement successif, à sa formation; de là nous passerons à celles qui vont se dégorger au confluent supérieur.

La médiane commune résultant de la communication de la basilique et de la céphalique, nous devons remonter à la création et de l'une et de l'autre. Les radicules de la branche céphalique (radiale cutanée) s'élèvent et des muscles et des tégumens du pouce, du dos de la main; en continuant son ascension, la céphalique reçoit quelques ramuscules radiales, puis s'abouche à la médiane céphalique; mais abandonnons un instant le trajet de cette branche, pour nous occuper de la basilique (cubitale cutanée). Cette branche résulte des cubitales postérieure et antérieure. Des ramuscules de l'une naissent sur la partie du dos de la main et sur la face postérieure des doigts; l'autre s'élève de la partie interne et antérieure de l'avant-bras. Ainsi constituée, la basilique longe le bord externe du tendon du biceps, pour se réunir à la médiane céphalique.

Telles sont les trames dont le fluide est saisi par les radicules ascensionnelles; celles que nous allons examiner l'y versent par une marche rétrograde.

Reprenons le cours ascensionnel des branches que nous avons abandonné; constituée, comme nous venons de le dire, la céphalique va, après s'être anastomosée avec la basilique, se dégorger dans l'axillaire.

La veine radiale superficielle, réunie à la médiane céphalique, prend le nom de céphalique; et, continuant, va directement se jeter dans l'axillaire.

Le tronc anilaire reçoit de toutes les branches brachiales le fluide veineux, que lui-même va verser à la sous-clavière, en recevant celui des radicules, qui puisent aux trapèze, au splénius sus-épineux, au rhomboïde, au grand dorsal, au grand dentelé, au sous-scapulaire, à la mamelle, à la peau ainsi qu'au grand pectoral, aux intercostaux, au deltoïde, à la paroi osseuse-thorachique supérieure, dans sa marche.

PROPOSITION 79.

En étudiant attentivement les diverses branches qui constituent, soit la veine sous-clavière droite, soit la veine sous-clavière gauche; en prenant en considération le dégorgement du canal lymphatique, on voit s'élever une distinction dont les avantages se signalent aux regards du thérapeutiste.

La veine sous-clavière gauche reçoit en outre de la droite le fluide que les radicules de la mammaire interne, thyroïdienne inférieure gauche, et, par suite du dégorgement des diaphragmatiques, supérieur, médiastines et thymiques gauches au tronc sous-clavière gauche, le fluide que les radicules de ces branches puisent aux trames d'où elles se sont élevées.

Les radicules des vertébrales et intercostales supérieures, des jugulaires interne et externe, coopèrent à la formation de l'une et de l'autre sous-clavières.

La jugulaire interne s'élève, 1° des bouches cérébrales supérieures. Celles-ci prennent naissance dans la substance des deux hémisphères;

2° De celles qui naissent de la face plane, et dont les troncs viennent s'ouvrir aux cérébrales. L'on sait que ces branches s'ouvrent dans le sinus longitudinal, tandis que celles qui résultent des choroïdiennes et du corps strié, s'abouchent au sinus droit de la dure-mère;

3º De celles qui serpentent la surface cérébelleuse inférieure, et s'ouvrent au sinus latéral correspondant;

4º De celles qui sillonnent les surfaces latérale et inférieure : celles-ci s'ouvrent dans la partie supérieure des sinus latéraux;

5º De celles qui plongent dans les trames lacrymale oculaire, palpébrale et ethmoïdale.

Des diverses surfaces que nous venons d'énumérer, le sang est rapporté, versé par les sinus latéraux au trou déchiré postérieur.

Près du larynx, la jugulaire interne reçoit par la faciale, qui sert de déversement aux frontale, angulaire, palpébrale, sourciliaire, dorsale, coronaire et sous-mentale, palatine, le fluide veineux qui est puisé dans les trames, d'où s'élèvent ces divisions faciales.

C'est également au confluent jugulaire interne que la linguale, la pharyngienne, la thyroïdienne supérieure viennent verser le fluide que leurs radicules ont puisé dans les organes dont elles empruntent le nom.

Les vertébrale et thyroïdienne concourent, par leurs radicules, à la formation de la colonne veineuse jugulaire, qui reçoit en outre celui qui lui rapporte les nombreuses bouches de l'intercostale supérieure disséminée dans les huitième, septième, sixième, premier, deuxième et troisième espaces; et, par son abouchement à la bronchique gauche, celles qui aspirent le fluide veineux des lobes, du péricarde, de l'œsophage; et par son abouchement à l'azigos, le fluide puisé par les ramuscules de la bronchique droite au lobe correspondant à l'œsophage, à la trachée artère, aux glandes bronchiques, et toujours par l'azigos, arrive au torrent jugulaire; le fluide puisé par les radicules des intercostales inférieures droites, et enfin, par l'intermédiaire de la demi-azygos, le fluide rapporté par les radicules des intercostales inférieures gauches. Avant de se dégorger dans l'oreillette, la veine cave supérieure reçoit le fluide rapporté par les radicules des mammaires interne, thyroïdienne inférieure droite, des thymiques, des médiastines, des péricardines diaphragmatiques supérieures.

L'ouverture de cette veine a été pratiquée dans des indications

révulsíves. Nous nous sommes expliqué suffisamment sur les résultats de cette section, pour nous dispenser d'y revenir.

La marche que nous avons adoptée dans l'inspection des vaisseaux soumis à l'empire de la phlébotomie, nous ayant paru avan-
tageuse sous les rapports thérapeutiques, nous la continuerons
pour la saphêne.

Deux veines parallèles dans leur ascension, ayant également
des ramuscules cutanées, mais une embouchure différente, rap-
portent, l'une (la saphêne externe, péronéo-malléolaire) le sang
des parties superficielles de la jambe au tronc poplité, tandis que
l'autre (le tibio-malléolaire) le verse dans la veine fémorale.
Ainsi, en pratiquant l'ouverture de l'externe, on dégorge d'une
manière plus directe, puisque l'une (la saphêne externe) est tri-
butaire de la poplitée, tandis que l'autre (l'interne) l'est de la
fémorale.

Les racines des branches tibiale antérieure, tibiale postérieure
et péronière versent dans le tronc poplité le sang qu'elles ont puisé
aux surfaces d'où elles s'élèvent. Des troncs fémoral, iliaque, elles
reçoivent sucessivement les branches sous-cutanées abdominales,
les honteuses externes, les veines hypogastrique, circonflexe iliaque.
C'est des régions vésicales, génitales et intestinales que les bouches absorbantes puisent le fluide qui est écoulé des hypogas-
triques.

De la veine cave inférieure, par les radicules des sacrées
moyennes, lombaires, spermatique droite, rénale, capsulaires,
diaphragmatiques inférieures, hépatique, le fluide qui est puisé
dans ces diverses régions.

Doit-on, lorsqu'on pratique la phlébotomie, avoir égard aux
saisons, aux climats, aux traitemens antérieurs? En adoptant
cette opinion, nous évoquons l'oracle de la nature; investigation
qui aurait dû éclairer davantage la pratique des médecins qui se
sont déclarés les fauteurs de l'épuisement.

Les saisons sont enfantées par les rapports des diverses surfaces
de notre planète avec le soleil.

Les considérations physiques qui découlent de cette proposition étant connues des médecins éclairés, nous les passerons sous silence. Ce qui nous occupera d'une manière toute spéciale sera l'application physiologique et les indications thérapeutiques qui en découleront.

Les saisons doivent être considérées sous les diverses zônes. Dans les climats brûlans de l'équateur, la fonction perspiratoire y acquiert une activité convulsive telle, que la vapeur, en se résolvant, y sillonne le corps. Cette circonstance vitale est surtout très-apparente sur les individus qui émigrent des contrées tempérées aux régions ardentes.

Les matériaux nutritifs versés par les canaux artériels à cette fonction, y occasionent une dépense vitale considérable, qui tend à affaiblir les ressorts intérieurs de la vie, à en précipiter les périodes.

Si cette considération eût été appréciée des médecins qui ont exercé dans ces contrées où sévit la fièvre jaune, cette terrible maladie n'eût point désolé ce sol fortuné où la nature a offert à l'homme malade les trésors de la thérapeutique. C'est à toi, divine révulsion, à déployer au sein de ces pays éplorés les ressources médicatrices.

Si de ces contrées fortunées nous nous transportons au nord de l'Europe, de l'Asie, de l'Amérique, là la vie intérieure prédominant sur l'extérieure, la colonne sanguine s'embranche avec énergie aux organes réparateurs, qui, doués d'une vie extrêmement active et robuste, réparent instamment les pertes résultantes de leur fonction : de là ces embonpoints abdominaux qui se développent d'autant plus rapidement, que les matériaux de l'assimilation sont plus riches en molécules réparatrices.

Cette abondance de fluide artériel permet au praticien d'en disposer avec moins de réserve; cependant qu'il ait toujours présent à la mémoire qu'une seule circonstance pathologique l'y autorise, l'irritation pulmo-cordiale. Encore, tout bien considéré, ce fluide, soustrait par les dépléto-révulsifs, présenterait plus de garanties au malade, puisque dans cette occurrence la déplétion fournirait les élémens d'une révulsion active et constante, circonstance qui vous frappera, messieurs, si vous foulez aux pieds les prestiges si long-temps honorés de la fantasque médecine physiologique.

La puissance attracto-déplétive est, comme nous le prouverons, toujours en rapport avec la sensibilité, qui n'est que l'aptitude érectrice, et avec l'épanouissement capillaire, dont la nuance est calquée sur les modifications de la sensibilité; ainsi, plus de sensibilité, plus d'épanouissement, plus de révulsion. Si M. Broussais eût senti ces grandes vérités, il n'aurait pas à déplorer les flots de sang qui ont arraché la vie aux holocaustes de sa rage innovatrice.

Les propriétés constituantes du fluide puisé dans la trame par les radicules veineuses sont-elles dans des proportions respectives avec les diverses périodes de la vie (1), ou, en d'autres termes, la fibrine ne prédomine-t-elle pas sur le serum, ou celui-ci sur la fibrine.

Hâtons-nous d'éclaircir ces questions par l'expérience, pour imprimer son sceau à d'autres non moins importantes, telles que celles-ci : Quelle quantité de sang est nécessaire à l'alimentation vitale? Après de fortes déplétions la fibrine est-elle reconstituée dans les mêmes proportions que le sérum.

Nous croyons utile, afin d'appuyer la distinction importante que nous avons essayé d'établir, de faire ressortir les caractères divergens qui créent la ligne de démarcation entre les effets phlébotomiques et les attracto-déplétifs. Quoique nous ayons déjà signalé les principaux traits qui leur donnent un facies tellement contrastant, que la routine seule pouvait, dans son aveugle et insidieuse marche, s'autoriser à les considérer comme analogues,

---

(1) Peut-on pratiquer impunément, comme la généralité des médecins le font, la phlébotomie sur les femmes enceintes! Les avortemens (et nous en avons recueilli des exemples tant à Lyon qu'à une campagne), telle la donnée qu'offre la pratique à la solution de cette question qui intéresse tant l'économie politique.

Néanmoins, pour compléter l'esquisse, nous y ajouterons que l'emploi des sangsues et des ventouses scarifiées produit une action apparente ; pour les premières, par les boutons, les centres révulsifs ; pour les secondes, par les moucheplures sanguines dont l'action révulsive, surtout celle de sangsues, est si instantanée, que les malades ont éprouvé un soulagement sensible, comme le constent les observations, à l'instant même de leur application. Nous ajouterons, en outre, que ce n'est que par les centres de révulsion que l'on peut expliquer ces heureux résultats que l'on obtient des sangsues, d'après notre méthode.

La clinique de neuf années dans les divers hôpitaux, tant de Lyon que de Paris, comparée à notre pratique, nous a offert des différences notables dans les résultats de cet agent thérapeutique. D'où émanaient ces différences ? La solution de cette question nous est fournie par cette tendance qui entraîne la presque totalité des praticiens à accorder une confiance aveugle à tous moyens proposés ; à soumettre à son influence, le plus souvent prétendue médicale (la phlébotomie, par exemple), toutes les affections, quel que soit l'appareil envahi, quelle que soit l'essence de l'affection. Cette assertion, nous osons l'espérer, tombera d'accord avec les faits. Essayons d'abord d'en faire l'application à l'ordre d'agens qui nous occupent; plus tard nous aurons occasion de la généraliser.

En consultant les livres de l'art, on arrive à cette conclusion, qu'une grande extension a été donnée à l'emploi des sangsues. L'auteur de cette extension (M. Broussais) a-t-il donné, en invoquant leur action, une interprétation judicieuse à l'axiome du grand Hippocrate ? L'analyse de ses phlegmasies, de son examen, de sa clinique, de ses leçons sur le choléra, nous fourniront bientôt les élémens de la solution de cette question capitale.

Une fois cette vérité reconnue, que l'apologiste des sangsues s'est jeté dans le sentier de l'erreur en considérant la déplétion comme étant le rouage thérapeutique, il nous sera facile, guidé par l'induction, de découvrir la source des fautes qui ont été commises par ses sectateurs. En effet, si l'on met en parallèle leur pratique, l'on verra qu'ils ont, et l'un et l'autre, mal interprété les bienfaits des sangsues ; que, partant de la même idée (la déplétion), ils sont arrivés au même conséquent, l'épuisement ; c'est-à-dire qu'ils n'ont pu comprendre que l'attraction combinée à la déplétion, sont les résultats de l'action mixte des attracto-déplétifs, et que l'attraction et la déplétion étant des caractères communs aux sangsues et aux ventouses scarifiées, ces agens doivent être désignés par l'expression collective d'attracto-déplétifs.

Cependant ils ont obtenu quelques succès, nous dira-t-on ; nous ne voulons pas les leur contester : d'ailleurs, dans quelles circonstances, juste ciel ! se sont-ils manifestés ?

Privée du flambeau de la physiologie ganglionique, leur pratique ne pouvait produire ces résultats toujours prévus, toujours constans qu'enfante la révulsion ; oracle de la nature médicatrice, elle offre dans sa marche une certitude qui satisfait le médecin philantrope ; lui permet d'atteindre ces foyers qui tendent à la destruction ou à l'expansion, ou à la fallacieuse résolution. Oui, Messieurs, l'une et l'autre de ces terminaisons sont également fatales ; la première, puisqu'elle prive pour jamais la trame de l'appareil de l'aptitude favorable à exercer la fonction ; la seconde, en le déviant de son rhythme physiologique, établit une harmonie anormale tant entre les appareils où se précipite la vitalité déviée de son embranchement physiologique, qu'entre ceux qui dépendent de la trame, aux dépens desquels végète l'inflammation. L'éréthisme, quels que soient les organes qu'il domine, parcourt deux périodes : la première (l'ataxique) se décèle par l'effervescence ; la seconde (l'adynamique), par l'exténuation des ressorts vitaux.

L'économie ne profite du bénéfice de l'action métastatique qu'autant qu'elle détonne sur un appareil excréteur. Rarement les hémorragies sont avantageuses (1).

_____

(1) L'épuisement occasioné par de longues maladies et l'épuisement phlébotomique ont des traits d'analogie et des caractères de dissemblance frappans, et néanmoins méconnus du réformateur. L'affaissement des

La résolution devient perfide en jetant le voile de la sécurité et sur les yeux du malade, et sur l'attention du médecin, qui n'a pas toujours instans ces transports : tel qu'un volcan incandescent, les foyers irritatifs, qui n'ont pas suffisamment épanoui leur action sur les excréteurs pour être éliminés, s'affaissent successivement. La transition de la tourmente à ce calme, que l'on a désigné improprement sous le nom de résolution (jamais elle ne s'opéra complètement à la manière dont les auteurs l'envisagent), s'annonce par le simulacre des phénomènes qui sont l'expression d'une fonction anormale (1) : en effet, a-t-on jamais vu l'irritation sfomacale, par exemple, combattue par la pitoyable médecine expectante, ou la hideuse déplétion être anéantie ? Non, assurément non ; et ce qui le prouve, ce sont les phénomènes émanés de sa fonction.

Le foyer primitif et central étant présumé à l'estomac, le point pylorique est moins sensible et n'apparaît que par moment. Les digestions, quoique difficiles, ne font point éprouver aux malades un sentiment de malaise aussi long, aussi prononcé, aussi pénible ; les selles, moins bouletées, sont plus fréquentes ; les divisions du plateau extérieur présentent une légère tendance à recouvrer leur fonction ; les contractions musculaires s'opèrent

---

couches cellulaires, les contractions douloureuses, et dans les derniers temps convulsives, des fibres musculaires ; l'énergie volcanique du cœur qui s'épuise en vains efforts sous l'influence d'un fluide à l'appel duquel sa trame indélébile ne saurait répondre, l'extinction des vibrations artérielles, etc., etc. : voilà les phénomènes communs ; les phénomènes propres à chacun de ces ordres naissent de la facilité ou de la difficulté qu'éprouvent les appareils à reconquérir, lorsqu'ils sont dégagés de leur cause atténuante, l'aptitude favorable à devenir le théâtre de leur fonction.

(1) Cette mutation irritative est vraiment le signal de la stase chronique ; état qui présente des nuances beaucoup trop variées pour être classées, même saisies, si on n'a pas fait une longue étude des appareils, considérés soit en eux-mêmes, soit par rapport à leurs congénères, soit par rapport à leurs antagonistes d'action. Cependant l'intensité, la durée morbide étant modelées sur l'énergie inflammatoire, il est important d'établir au lit du malade l'immense chaîne inflammatoire, afin de rapporter l'inflammation à tel ou à tel anneau.

avec moins de douleurs : une légère rosée humecte la périphérie.

Sympathie pelvi-appendixale. — Quelquefois l'irritation s'é-
chappe par les anastomoses duodéno-colite, qui vont s'élancersur
la partie inférieure du tube. Alors les matières sont abondantes,
liquides, odorantes; leur expulsion douloureuse au passage;
l'appétit reprend un peu de vigueur.

Dans cette occurrence, les appendices abdominales éprouvent en quelque sorte une paralysie; la locomotion est extrêmement pénible; l'exhalation cutanée paraît avoir abandonné
les surfaces pelvi-appendixales (1).

Maintenant que nous avons posé les élémens de l'indication
que l'on doit se proposer de remplir par l'acte attracto-déplétif,
nous allons nous livrer à quelques considérations que nous repro-
duirons avec plus de développement à l'article attractif, classe
d'agens qui ont, comme nous l'allons voir dans l'instant, cette
analogie avec les attracto-déplétifs, qu'après avoir élancé l'excitation sur les diverses divisions du plateau extérieur, ils la fixent,
en dernier résultat, sur le lieu de leur élection, et qu'ils n'en
diffèrent que par l'absorption sanguine de ces agens en action;
ainsi les attracto-déplétifs tiennent aux déplétifs par l'émission
sanguine, tandis qu'ils ont un point de contact avec les attractifs
par les circonstances thérapeutiques signalées.

Doit-on, dans l'application des sangsues, utiliser l'acte déplétif, comme le pratique le réformateur, c'est-à-dire plonger le
malade dans les bains, soit au moment où les sangsues se cramponnent, soit à l'instant où elles se détachent, ou bien n'invoquer que l'acte révulsif?

Par la déplétion, avons-nous dit, et nous ne craindrons point
de le répéter, on n'opère qu'un soulagement momentané : amélioration qui a le grave inconvénient d'endormir le patient et le

---

(1) Comment les observateurs n'ont-ils pas saisi cette coïncidence ? elle
est cependant si frappante chez les quadrupèdes, lors de cet orgasme utérin
qui attire, précipite la vitalité sur le foyer éréthisé.

médecin sur le bord d'un gouffre affreux. En effet, la circulation, charriant de nouveaux matériaux nutritifs à l'organe en éréthisme, l'irritation qui y domine l'assimilation moléculaire les enveloppe. Ainsi incarcérées, les molécules sanguines finissent par éprouver une métamorphose dans leur essence. De là ces produits si variés qu'offre l'anatomie pathologique aux regards de l'observateur; de là ces occasions si fréquemment offertes par la méthode sanguinaire du docteur Broussais, d'observer des lésions organiques. Ce praticien illustre devait faire jaillir, s'il eût imprimé une direction philosophique à ses investigations, des données qui ont échappé au premier médecin du Val-de-Grâce.

L'auteur des Annales a mis à la tête d'un de ses ouvrages : A quoi sert l'observation, si elle n'indique pas là où est le siège du mal? Il eût servi bien davantage la cause de l'humanité, s'il se fût exprimé ainsi : A quoi sert de connaître le siège du mal, si on n'en tire une indication thérapeutique? Eh bien, l'indication est la révulsion, dirigée d'après les lois de l'équilibre organique : méthode qui constitue en thérapeutique la raison suffisante, et dont l'un des leviers les plus puissans, surtout dans la période d'acuïté, est l'action attracto-déplétive: elle anéantit l'irritation; c'est sur-tout dans les irritations intermittentes que son action brille de tout son éclat.

Des distinctions doivent être appréciées lors de l'emploi des sangsues; elles résultent du volume, de l'aptitude plus ou moins prononcée des sangsues à se cramponner. C'est sur le mouvement ascensionnel (la succion) que l'on doit baser l'espérance de la révulsion.

Le volume des sangsues doit être relatif et à l'âge et à la disposition des expansions érectrices.

Chez les très-jeunes sujets, l'irritation périphérique étant au maximum de son développement, on emploiera des sangsues du plus petit diamètre que possible. L'avantage inappréciable qu'elles offrent de se cramponner facilement, d'opérer un mouvement de succion aussi rapide que soutenu, militent en leur faveur.

Ces considérations sont applicables, lors de leur emploi, chez les femmes qui ont le tissu cutané très-excitable. L'absence presque complète de l'épiderme explique chez elles les accidens qui sont la conséquence des piqûres des sangsues. Nous connaissons une dame de la campagne, à qui une demi-douzaine de sangsues, placées derrière les oreilles, ont produit des effets analogues à ceux que l'on remarque lors des piqûres des abeilles (1).

L'intervalle des applications sera subordonné, d'une part, à la saillie des centres attractifs; d'autre part, au type de l'irritation. Ainsi, si l'irritation est intermittente, que les ékimoses soient bien dessinées, que leur formation soit en rapport progressif avec la chute des accidens irritatifs, on peut différer l'emploi d'une seconde application à l'accès suivant : application dont l'intensité sera en rapport avec l'activité irritative. Si l'irritation est continue, surtout si les sangsues ne se sont point cramponnées avec ardeur, que l'amélioration ne se soit pas dessinée sur les centres attractifs, qui sont le manifeste de l'irritation s'évadant par les tissus enflammés, on procédera à une seconde application à l'instant où les premières se seront détachées. Ce précepte est applicable à toutes les périodes vitales, à toutes les constitutions.

L'irritabilité étant en rapport avec les périodes vitales, on emploiera, pour abattre les irritations des adultes, des sangsues d'un diamètre moyen. Nous avons observé que de grosses sangsues, appliquées en grand nombre chez les adultes, fouettaient les foyers primitifs. La sensibilité, dans la vieillesse, abandonnant la périphérie, on réveillera son action par de fortes sangsues. C'est l'omission de cette considération qui engageait probablement un praticien à renoncer à ces applications à cet âge : les hommes jouissant d'une capacité érectrice beaucoup moins active que les femmes. On prendra en considération cette circonstance organique, lors de leur emploi.

Une dame fut piquée, il y a quatre ans, par une abeille ; à

---

(1) L'explication de ces résultats se déduit et de l'aptitude érectrice et de l'élection.

l'instant où le germe pénétra, un gonflement considérable, qui partait de la surface primitivement envahie, alla s'épancher sur toutes les surfaces cutano-sous-cellulaires. Déjà elle craignait pour ses jours (la suffocation était imminente), lorsque les accidens diminuèrent successivement.

Il est également à remarquer que cette aptitude se conserve beaucoup plus long-temps chez les femmes. Nous avons été témoin d'une application de quatre grosses sangsues chez une dame de cinquante ans, qui produisirent des convulsions.

Quelle direction doit être imprimée à l'action attracto-déplétive? Telle est la question fondamentale qui doit se présenter à l'attention des praticiens : question qui n'a point été comprise du réformateur, puisqu'il conseille de placer indistinctement, pour les irritations encéphaliques, les sangsues aux tempes, aux régions auriculaires, aux régions jugulaires, aux régions claviculaires. Cependant ce vague est-il rationnel? Sur quelles données est-il basé? Si l'innovateur eût établi une distinction entre les systèmes radicaux, qu'il eût considéré l'un d'eux (le nerveux) comme primitif dans la perception d'action des corps étrangers, les autres comme secondaires; s'il eût compris que l'organisme se compose de balanciers; que chaque balancier a son plateau extérieur et son plateau correspondant intérieur; que l'un et l'autre ont leurs divisions aux appareils dont la trame sert de base à leur ressort, il eût déterminé par l'expérience les limites de l'atmosphère attracto-déplétive (1), conséquemment apporté plus de précision dans le plan de traitement, jeté les bases d'une thérapeutique sacrée, d'une thérapeutique invulnérable.

_____

(1) Les vomitifs des émétiseurs, comme les excitans des tonificateurs, comme les saignées des phlébotomistes, ont un trait commun, celui de frapper sur des organes vivant sous l'influence des lois normales, et dont la fonction en action est destinée à affranchir la trame dominée par les lois morbides qui y précipitent le flux vital ou le déversement de ses embranchemens, selon que les causes actives sont attractives ou déplétives.

PROPOSITION 80.

Les sangsues appliquées à l'anus peuvent prépa-rer, favoriser une tendance hémorroïdale; et celle-ci s'activer sous l'influence d'une irritation stomacale préexistante.

Cette proposition trouve son appui dans l'observation suivante.

M. G*** était exposé, dans sa jeunesse, à une exhalaison pidieuse très-abondante, qui éprouva une diminution que l'on dut attribuer au changement de température, déterminé dans ces parties par l'action de la rosée, à la suite de laquelle il ressentit une violente cuisson à la partie inférieure du rectum.

Quelques précautions dans le régime de vie diminuèrent les accidens, qui, en disparaissant, vinrent fouetter l'irritation stomacale, qui elle-même ralluma l'incendie dans la région anale.

Des applications de sangsues dirigées sur la région sus-hépa-tique, des cataplasmes émolliens placés sur la région sus-pilo-rique, triomphèrent promptement des accidens stomacaux, qui, dans leur chute, entraînèrent ceux qui s'étaient élevés de la région rectale.

PROPOSITION 81.

Les ventouses scarifiées ont une analogie d'action, quoique éloignée, avec les sangsues : comme elles elles déplètent; mais elles révulsent à l'instar de la lancette. Le trait de la révulsion est donc celui de leur dissemblance, tandis que celui de la déplétion est celui de leur ressemblance.

Il est vrai que cet inconvénient fort grave des ventouses, de ne produire qu'une révulsion avortée, est susceptible de disparaître par les modifications qu'elles sont susceptibles d'éprouver.

Les ventouses à détente agissent primitivement, en traçant de petites lignes sanguines qui ne présentent jamais les deux caractères qui forment l'apanage exclusif des sangsues (l'excitation ascensionnelle, les centres révulsifs) : ces caractères étant le résultat de leur aspiration successive, ne serait-il pas possible, en adoptant des lancettes triangulaires à un pivot soumis à une compression graduelle, d'en retracer les effets? Cette condition remplie, les ventouses pourraient jouir des mêmes avantages que les sangsues.

Nous soumettrons à l'attention de nos confrères celui que nous nous proposons d'employer.

En traitant de la saignée, il nous a paru méthodique de traiter de l'artériotomie.

L'artériotomie a été pratiquée par plusieurs praticiens, pour remplir l'indication tempérante. Le rôle des artères, surtout celui de la temporale où on l'a pratiquée le plus souvent, fournit-il l'explication des heureux résultats dont on a couronné cette opération?

PROPOSITION 82.

La convergence des fluides sur la trame éréthisée, sa nutrition activée, étant des phénomènes qui annoncent dans un médicament les propriétés attractives, toute la substance qui décèlera dans son action sur nos tissus de telles propriétés fera partie de l'ordre attractif.

La position des centres ganglioniques, la convergence que la nature a imprimée à leurs rameaux ; l'abouchement des uns aux artères qu'ils accompagnent, en se subdivisant, jusqu'à leurs ramifications extrêmes ; l'abouchement des autres, soit aux rameaux crâniens avec lesquels ils se fusent, tant dans les muqueuses de relation que dans les pulmonaires et digestives, soit

avec les rachidiennes avec lesquelles ils forment des agglomérations
dites plexiales. Les expansions de celles-ci, leurs anastomoses
tant internes qu'externes, conduisent à cette conclusion, que la
nature les a établies comme autant de foyers d'où s'échappe l'excitation artérielle, soit qu'elle soit provoquée par la dégustation
des expansions rachidiennes, soit qu'elle le soit par les crâniennes;
ainsi, le flux artériel sera viscéral ou cutané, selon que l'excitation prédominera sur les divisions d'un ou de plusieurs plateaux intérieurs, ou sur les divisions d'un ou de plusieurs plateaux extérieurs.

Le nom de grand sympathique que l'on a donné aux nerfs
émanant des anastomoses mutuelles des filets ganglioniques-
pectoraux semblerait prouver que leur destination a été comprise
des praticiens, si les faits n'étaient en contradiction avec cette
assertion; en effet, que l'on consulte les livres de l'art, et on y
lira que dans le traitement des maladies peu de médecins se sont
appuyés des indications qu'ils leur présentaient : omission qui a
exposé leurs malades aux flots orageux de cette pratique banale
qui marche toujours sous la bannière de la hideuse routine, escortée des aveugles préjugés. Si, imprimant une direction philosophique à leurs travaux, les auteurs eussent suivi la route de
l'analyse, au lieu de s'engager dans le sentier tortueux des dis-
cussions, ils auraient découvert la source où la nature puise les
élémens de sa médication.

Avare de ses matériaux, la nature devait produire de majestueux et variés résultats avec quelques élémens. Aucune de ces
productions assurément n'atteste avec une égale évidence cette
proposition que les filets ganglioniques : canaux des excitateurs,
ils entretiennent le consensus organique sur lequel est basée la vie
en activant ou ralentissant le mouvement ondulatoire des canaux
nutritifs. Cette action, d'ailleurs subordonnée à celle des agens
modificateurs, est-elle toujours en rapport avec leur influence,
soit quant à sa durée, soit quant à son intensité? Afin de répondre à cette question d'un intérêt si puissant, interrogeons
les archives de l'observation.

Celles-ci nous apprennent que la nature délivre les organes de l'oppression irritative, toujours par la révulsion à laquelle elle imprime une direction, donne une nuance toujours en rapport avec les besoins de l'organisme : tantôt ce sont les exhalans cutanés en masse, tantôt ceux des aisselles, de la plante des pieds. Dans l'un comme dans l'autre de ces cas, l'inflammation est évaporée : d'autres fois elle envahit les excréteurs, et s'échappe en quelque sorte par leurs couloirs. Cette évasion est alors décelée ou par l'augmentation ou par la diminution des excrétions : d'autres fois elle fait irruption sur la muqueuse des organes plats , tel que l'estomac, et s'escorte, dans ce cas, d'une agitation foudroyante : cette tourmente est caractérisée par un facies qui, quoique dessiné toujours par les mêmes traits, présente de grandes variétés, fréquemment subordonnées à l'intensité des causes et à l'aptitude plus ou moins favorable des tissus à recevoir la concentration éliminatrice. Les organes des sens ne sont pas exempts de ces transports d'excitation.

Nous avons remarqué qu'ils s'opéraient fréquemment entre eux (l'irritation auditive succédant à l'oculaire). Nous avons été souvent témoin de détonation cérébrale occasionée par une délocalisation articulaire. Nos découvertes n'admettent de distinction, tant pour les enveloppes cérébrales que pour ses départemens, sous le rapport de la révulsion, que celle déduite de la différence des centres qui y lancent des projections ganglioniques.

L'attraction n'est pas toujours le seul agent que la nature emploie pour arracher une irritation : souvent elle met à contribution plusieurs élémens : tantôt elle les fait agir simultanément , tantôt successivement; quelquefois, enfin, elle ne met en jeu que l'un d'eux. Dans le premier cas , qui a lieu lors des violentes agitations organiques, la nature commence par éloigner le stimulus relatif, dont la puissance y appelle un afflux surhabituel, y développe une nutrition anormale ; à l'action de ce puissant moyen elle adjuve le développement de l'énergie impulsive du moteur de l'appareil destiné à supporter la surexcitation. La plus favorable pour les surfaces muqueuses est l'hémorragie, comme l'atteste l'épistaxis (voyez l'observation rapportée sous le n° 10 dans notre mémoire sur l'exercice) (1).

L'art peut aussi favoriser la tendance de la nature, en adjuvant à ces deux moyens les tempérans.

Les centres ganglioniques palpant par leurs tentacules la perception de l'action modificatrice déposée sur les surfaces soit intérieures, soit extérieures, nous circonscrirons leurs rayons tant intérieurs qu'extérieurs; mais avant d'arriver à ces données, nous signalerons une remarque qui est relative à la perception dégustée. La perception dégustée est directe ou indirecte, selon qu'elle est saisie dans l'organe où se fixent les projections ganglioniques, ou selon qu'elle leur est communiquée par les projections qui rampent dans d'autres organes. Les appareils cérébraux et leurs enveloppes, les os (l'appareil masticateur excepté), les organes tendineux fusiformes ou plats, les organes séreux appartiennent au premier ordre; les autres tissus appartiennent au second ordre.

PROPOSITION 83.

Partant de ce théorême pathologique, nous remarquons que les attractifs sont des agens qui ont

---

(1) Il est important, relativement aux hémorragies, d'avoir égard au siége ainsi qu'aux phases de l'irritation ravivée : si elles se manifestent sur l'organe primitivement envahi, elles deviennent constamment mortelles, comme on l'observe lors des hémathémèses, lors des hémophthisies ; elles deviennent, au contraire, constamment bienfaisantes, si elles s'annoncent sur l'organe appelé, par ses fonctions, à s'emparer, à éliminer l'excitation anormale.

L'épistaxis n'est avantageux que dans la période aiguë des inflammations encéphaliques, etc., etc., soit qu'elle se manifeste périodiquement, soit qu'elle s'exerce incessamment. Quatorze années d'observation assidue nous ont prouvé jusqu'à l'évidence que dans les inflammations chroniques, elles augmentaient toujours le malaise ; cette circonstance pathologique s'explique par l'essence des sympathies qui, étant toujours calquées sur la stature inflammatoire, prend le caractère aigu si l'inflammation a une marche intense ; le chronique, si elle parcourt lentement ses périodes. Dans cette dernière hypothèse, elle n'est plus soumise à l'influence des exhalans comme on l'observe dans la marche aiguë.

pour but, dans certains cas, d'imprimer une direction favorable ; dans d'autres, d'éliminer une inflammation qui enraie une fonction, ou menace d'en
détruire la trame, lorsque l'action est dirigée d'après
les lois de l'équilibre.

PROPOSITION 84.

Les attractifs sont physiques ou moraux, selon
que leur action émane des agens physiques, ou
part des départemens cérébraux en action.

PROPOSITION 85.

Les attractifs physiques sont internes ou externes.
Les attractifs internes déposent leur action, soit sur
la fraction stomacale, soit sur la fraction rectale du
tube, tandis que les externes agissent sur les diverses
surfaces périphériques.

PROPOSITION 86.

Les toniques forment le premier anneau de la
vaste chaîne des excitateurs. Leur propriété provoque sur l'organe en contact des modifications extrêmement variées : nuances qui s'élèvent, soit des
phases vitales, soit des situations organiques relatives, soit des climats.

Les appareils ne deviennent le théâtre de fonctions que successivement. A la naissance, la respiration, la circulation, la di-

gestion, les fonctions excrétoires, les nutritives, entrent presque
simultanément en éveil. La puissance nerveuse, enchaînée sur les
limites de leurs fonctions, leur imprime une activité extrême ;
les contractions du centre circulatoire sont aussi énergiques que
fréquentes, l'inspiration et l'expiration se succèdent avec une
rapidité que l'oreille ne saurait calculer ; la chymification s'opère
sur une sphère d'activité qui imprime à la colonne sanguine une
impulsion violente.

De ces considérations naissent, et l'explication de ces affections
foudroyantes qui dévorent la trame avec une promptitude effrayante pour le praticien, et l'indication d'agir sans délai dans
une telle occurrence vitale. Rarement, dans l'enfance, les irritations passent à l'état chronique ; l'abord des sucs fournit trop
de matériaux à l'irritation pour qu'elle languisse dans la trame :
l'irritation qui s'est établie dans l'organisme naissant l'a placé
dans une situation tout aussi incandescente que celle que l'on
observe dans la sur-aiguë des adultes. Voilà également la cause
de cette tendance à l'acte réparateur qui fournit les élémens
d'une révulsion attracto-déplétive beaucoup plus énergique qu'on
ne le pense communément.

Les âges suivans sont notés par l'accroissement d'autres fonctions. En présidant à leur développement, la nature étend les
bases de l'organisme, fixe les digues de l'action nerveuse, qui,
en s'échappant, perd de son intensité. C'est à l'âge adulte que
se hante le tempérament qui doit exprimer la graduation de
l'échelle nerveuse.

Ces considérations se rattachant d'une manière toute spéciale
aux tempéramens, nous leur donnerons, lorsque nous en suivrons les bases, tout le développement que réclame leur importance.

A l'âge adulte, l'action nerveuse, s'élançant avec vigueur dans
les départemens inertes, y produit fréquemment des débordemens de vitalité qui, en se déployant, deviennent des centres de
fluxion qui s'opposent à cet équilibre qui est en quelque sorte
l'apanage de la période suivante.

La turgescence vitale doit attirer à cette phase l'attention médicale. Les centralisations établies par la nature tendant à se
développer à l'instar des plantes, on s'opposera, en développant les faisceaux antagonistes, à ces envahissemens qui constituent les idiosyncrasies des auteurs; disposition qui devient le
germe des affections les plus opiniâtres.

PROPOSITION 87.

De l'énumération des nuances nerveuses opérées
aux diverses phases vitales naît l'adoption ou l'exclusion de la méthode tonifiante.

PROPOSITION 88.

La nourriture de l'enfance, chez tous les êtres
vivipares, étant lactée, cet aliment d'essence essentiellement tempérante convient également aux
adultes dans ces zones embrâsées où la température
ardente entretient aux diverses phases l'excitabilité
extérieure du premier âge.

PROPOSITION 89.

A la décrépitude l'action nerveuse abandonne les
extrémités, se concentre sur quelques-unes des
fonctions intérieures.

Les malades de l'hospice de la Vieillesse, comme nous avons
pu nous en convaincre en suivant MM. Rostan et Magendie,
succombent à des affections pulmo-cordiales.

PROPOSITION 90.

Dans la surexcitation, quel que soit l'âge, quel que

soit le climat, les toniques ne sauraient convenir à la trame endolorie, la débilité fût-elle évidente (1).

On ne saurait s'autoriser, dans cette situation pathologique, de la faiblesse pour administrer les toniques, attendu que, dans toute autre période que la décline, la faiblesse est toujours la conséquence de l'attraction, de l'enchaînement des propriétés vitales dévolues du plateau normal au plateau anormal : enchaînement qui a placé l'appareil dans une situation tellement incandescente, que sa trame refuse obstinément les agens provocateurs de sa fonction, quel qu'il soit, lorsqu'elle est développée au maximum de sa puissance, comme on le remarque dans les ophthalmies aiguës qui provoquent l'assistance des voies mobiles à l'instant de la détonation.

Madame *** eut, à la suite d'une suppression mensuelle, une laryngo-trachéïte très-intense, qui avait déterminé par bond successif de l'attraction musculo-périphérique, un enchaînement de l'action locomotrice tel, qu'en quittant une chaise pour s'approcher d'une table voisine, elle fit une chute. Son âge (19 ans), sa charpente bien proportionnée, m'engagèrent à n'avoir égard à cette faiblesse que sous le rapport inflammatoire, et à développer en conséquence sur l'attraction correspondante au foyer l'action des attracto-déplétifs. Des sangsues très-petites placées sur chaque surface cellulo-sous-claviculaire, une diète sévère que commandaient ces phénomènes anormaux émanés de la fonction stomacale, telle fut la prescription de ma première visite ; à la seconde, qui eut lieu douze heures après le déploiement de l'action attractive, nous remarquâmes que l'aptitude locomotrice était sortie de l'engourdissement des jours précédens ; que l'irritation laryngo-trachéenne qui avait commencé à diminuer à

---

(1) Nous exceptons la faiblesse des adultes, résultant du défaut d'alimentation. Encore ne doit-on employer que ceux qui établissent l'anneau qui unit la chaîne répulsive à l'attractive.

l'instant du cramponnement des sangsues, avait pris le caractère périodique; circonstance organico-pathologique qui nous engagea à diriger de nouveau l'action attracto-déplétive sur les attractions correspondantes au réveil irritatif. Deux nouvelles applications sus-claviculaires à douze heures d'intervalle, et deux hépatiques à pareille distance rendirent aux trames musculo-périphériques leurs propriétés vitales, et consécutivement leur aptitude fonctionnelle, en même temps qu'elles détruisirent le foyer laryngo-trachéen, et rappelèrent l'utérin.

J'ose affirmer que cette proposition, émise par l'un des thérapeutistes les plus recommandables de l'époque moderne, que les toniques ne laissent aucune trace d'irritation sur les organes, n'est pas escortée des faits qui rendent une assertion valide : et, en effet, il résulte pour nous, d'observations assidues recueillies au lit des malades, d'expériences nombreuses que nous avons pratiquées sur les animaux, soit sains, soit malades, que long-temps continués et non étendus, il déterminent à la longue une irritation qui est d'ailleurs en rapport avec les expansions érectrices et avec les proportions du principe actif. Si les molécules sont rapprochées, que l'usage en soit soutenu, ils exciteront toutes les constitutions, quelque disposées qu'elles soient à la réaction. Il est vrai qu'il existe quelques personnes privilégiées dont l'organisme s'affranchit facilement du tribut imposé par les toniques; mais ces individus, si vigoureux en apparence, portent le germe d'une inflammation qui les foudroie lorsque les canaux déférens de l'action exaltée (les expansions des plateaux extérieurs correspondans aux plateaux irrités) sont fermés.

Nous avons connu à la campagne trois malades qui vivaient sous l'influence de cette constitution que l'on appelle herculéenne, et qui ont succombé, par suite de leur usage, à des hydropisies.

PROPOSITION 91.

Le quinquina, ou plutôt les toniques (car les diverses substances qui constituent cet ordre d'agens
possèdent toutes les propriétés fébrifuges),agissent-ils
différemment selon qu'on les emploie pour telle ou
telle irritation ?

Pour résoudre cette question, faisons-nous une idée de l'essence
irritative. L'irritation est identique dans tout l'organisme. A la
surface de tous les tissus, elle apparaît avec les traits de la douleur, du gonflement, de la rougeur : elle ne présente de nuance
que dans l'intensité, nuance qui émane, d'ailleurs, de la vibrance nerveuse qui s'élève sur une variété incalculable de causes.
La siphilis, le scrophule, le cancer, ne constituent point autant
d'essence, considérés sous le rapport de la thérapeutique. Ces
diverses affections sont combattues avec un succès égal par les
attractifs dirigés d'après les lois de l'équilibre, comme nous le
prouverons par une masse imposante de faits.

Le quinquina, panacée universelle des praticiens, a usurpé
dans ces derniers temps une réputation que lui contestent l'observation clinique et les expériences sur les animaux. En effet,
qu'observe-t-on aux hôpitaux ? qu'observe-t-on au début de la
pratique ? des malheureux qui éprouvent à la région pylorique
un sentiment pénible, quelquefois atroce, qui, après avoir été
fort long-temps intermittent, siége d'une manière permanente.
Qu'on demande à ces malades à la suite de quel traitement se sont
manifestées la soif qui les dévore, l'ardeur buccale qui les tourmente, l'irritation pharyngienne qui leur arrache le repos? Ils
répondront, en s'exhalant en reproches : le quinquina. Afin de
justifier cette assertion, rapportons quelques faits.

Un menuisier est entré à l'un des hôpitaux de Paris pour se
faire traiter une brûlure qui était déjà en voie de guérison, comme

il survint un frisson de cinq heures, auquel succéda une diaphorèse fort abondante. Le lendemain s'annonça une intermittence
qui, assurément, d'après le texte des lois en vigueur, offrait l'indication du quinquina. Le chirurgien de cet hôpital le lui adminis-
tra à la dose de huit grains. Le lendemain les accès avaient acquis
de l'intensité : même presciption ; à la seconde rémittence, troisième accès, les symptômes adynamiques apparaissent; après
avoir sévi pendant deux jours, l'irritation encéphalique affecta
le caractère adynamique qu'elle conserva jusqu'au moment où la
trame céda à six jours de traitement.

M. Pitolet, couvreur à Saint-Julien, commença à éprouver au
mois de mars une fièvre intermittente bénigne qui fut combattue par
le sulfate de quinine à haute dose. Cette médication ayant fouetté
les foyers, l'affection prit le caractère pernicieux (Alibert). M. Salgues, l'une des sommités médicales de Dijon, s'étant rendu à
Saint-Julien pour y voir une jeune personne affectée d'une inflammation du cœur, fut prié par M. le médecin ordinaire de
l'accompagner chez M. Pitolet. La créature épiscopale prononça
avec le ton de suffisance qui est l'apanage des présomptueux
qui se sont élevés à la faveur des sots préjugés, qu'au salut du malade étaient attachés vingt-quatre grains de sulfate de quinine. Confiant dans la haute réputation de ce médecin, à qui d'ailleurs toutes
les voies sont bonnes à parcourir, les parens administrèrent cette
substance qui augmenta, immédiatement après son ingestion, la
congestion encéphalique. Le surlendemain sa femme, effrayée des
accidens, vint me prier à minuit de me rendre chez elle. Désirant
ne pas manquer aux égards dus aux confrères en pareille circonstance, je me hâtai de dépêcher un message pour prier M. le
médecin ordinaire de se rendre à Saint-Julien, insistant sur les
momens qui étaient extrêmement pressans, attendu que le moindre retard pouvait coûter la vie au malheureux, qui était en
effet dans une position désespérée, comme l'expression organique
que je vais retracer le mettra probablement hors de doute.

BALANCIER ANTÉRO-CRANO-JUGULO-FACIAL. *Plateau intérieur.*
—Phénomènes émanés des fonctions encéphaliques, sommeil so-

poreux ; phénomènes émanés des sens, fonction visuelle. La lumière artificielle et (au dire des parens) l'ambiante ne produisaient aucune action sur l'appareil pendant toute la durée de l'accès (il commençait à neuf heures du soir pour se prolonger jusqu'à neuf heures du matin). Fonction auditive, le tympan ne vibre point ; fonction olfactive, les fosses nasales étaient sèches ; la buccale, la langue, offraient au centre une teinte occreuse ; le pourtour et l'extrémité étaient d'un rouge bleuâtre, et offraient les traits de l'engourdissement. Relativement aux glandes salivaires, leur produit était gluant, visqueux. Le malade faisait de violens efforts de déglutition.

Plateau extérieur. — Le plan musculaire de cette surface offrait à l'observateur des soubresauts qui sillonnaient principalement les régions naso-labiales. Le tissu cellulaire sous-cutané était entièrement affaissé. La périphérie malaire était couverte d'un enduit qui avait la plus grande analogie avec la fuliginosité qui couvrait et les gencives et les dents.

BALANCIER CRANO-PECTORO-APPENDIXAL. *Plateau intérieur.* — Exploré par la percussion, à la partie antéro-supérieure le poumon droit offrait un son mat ; soumis à l'auscultation immédiate, une entrave à la circulation aérienne. L'auscultation médiate confirme les données acquises par les voies précédentes d'investigation.

Plateau extérieur. — Les régions antéro et postéro-pectoro-appendixale, cutanée, étaient couvertes d'un enduit analogue à celui que nous avons signalé à la face, mais à peine perceptible.

BALANCIER MÉDIAN. *Plateau intérieur.* — Des gaz se dégagent avec effort de l'estomac. Cet appareil étant exploré par la main, il lui imprime des secousses. Les fèces ne sont expulsées que du troisième au quatrième jour. L'état comateux ne nous permit pas de constater la douleur pylorique qu'on observe si souvent lors des constipations. Le foie exploré ne présente qu'un volume normal. Les jours précédens les produits de sa fonction fluaient en abondance à l'estomac ; ils avaient été expulsés par plusieurs vomissemens : les urines étaient rares.

Plateau extérieur. — La plaque périphérique, plus prononcée

qu'à la poitrine, l'est beaucoup moins qu'aux régions sus-pu-
biennes.

BALANCIER PELVI-APPENDIXAL. *Plateau intérieur.* — Les fèces
sont un peu dures, légèrement bouletées ; les urines sont rendues
rarement.

Plateau extérieur. — La périphérie sus-pubienne, ainsi que
l'appendixale, étaient râpileux au toucher ; les muscles offraient
des soubresauts qui allaient s'éteindre aux orteils.

Deux heures sonnaient comme les parens du malade me prièrent
d'employer les dernières ressources que l'art pouvait offrir au
patient. Dans de pareilles occurrences, qu'auriez-vous fait,
messieurs ? Vous auriez refoulé les obligations sacrées que vous
prescrivait votre conscience, et, tranquilles et froids spectateurs,
attendu un confrère peu empressé. Déjà j'entends votre approbation justifier la conduite que j'employai.

Il résulte de cette analyse qu'il existait trois foyers principaux :
le stomacal, l'encéphalique, le pulmonaire, qui, en s'éveillant, déterminaient la compression cérébrale ; l'engorgement pulmonaire,
les borborygmes stomacaux, et, par irradiation dans chaque division
de chaque plateau, l'affaissement des appareils des sens ; la diminution dans l'intensité des contractions du centre circulatoire ;
les épanchemens plévraux, l'attraction duodénale, les indications
qui découlent de ce trépied de fonction anormale consistaient à
éloigner de chaque appareil éréthisé l'agent provocateur de la
fonction, à tempérer sa surface par un bain répulsif, à porter
l'action d'un excitateur sur les divisions du plateau opposé au
plateau dominé : considération thérapeutique qui nous engagea à
proposer l'application des sangsues sur les ressorts musculo-cuta-
nés des trois plateaux extérieurs correspondant aux plateaux envahis. Cette proposition n'ayant pas été accueillie par les parens
du malade, qui appréhendaient qu'une triple application n'ajoutât
à la stupeur, nous crûmes que ce qu'il y avait de plus conforme
à l'intérêt du malade, était de frapper sur le foyer qui tenait en
éveil les postéro-crâno-pectoro-appendixal et médian. Six sangsues furent en conséquence placées sur chaque espace sus-clavi-

culaire. A peine étaient-elles gorgées que le malade sortit de la stupeur profonde qui enveloppait les fonctions du sombre voile de la mort. Les sangsues étant détachées, nous cicatrisâmes les plaies ; et redoutant l'influence érectile des foyers postéro-crâno-pectoro appendixal et médian sur le crâno-jugulo-facial , nous conseillâmes des cataplasmes émolliens, dont l'action devait être fouettée par les carreaux élevés en température : afin de favoriser l'expansion par bond musculo-périphérique de l'excitation sus-claviculaire produite par les attracto-déplétifs , nous prescrivîmes une solution de gomme légère ; des quarts de lavemens pour vider le tube.

Monsieur le médecin ordinaire étant arrivé lorsque nous allions nous retirer, il nous manifesta son mécontentement relativement à notre conduite active : cependant il ne désapprouva point notre prescription.

Redoutant les commotions d'un nouvel accès, je me rendis le soir auprès de Pitolet, que je trouvai beaucoup mieux. La tête était entièrement délivrée de l'oppression irritative ; nulle dou-leur ne s'y manifestait ; la somnolence s'éloignait ; les bou-tons claviculaires étaient extrêmement saillans, l'aréole san-guine bien dessinée ; les dilatations et contractions successives des pupilles commençaient à réapparaître ; les molécules sonores éveillaient le tympan , les narines conservaient toujours leur sécheresse, le pourtour et l'extrémité de la langue s'humectaient légèrement, la plaque centrale était moins adhérente à sa circon-férence : de la surface interne, ainsi que du rebord des lèvres, se détachaient les pellicules. La soif était moins intense que les jours précédens, l'engorgement pulmonaire moins persistant , sa surface plus circonscrite.

Interrogé sur les sensations émanées du plateau médian, le malade nous apprit que , du moment où il était tombé malade, il avait du gonflement au ventre, qui avait disparu à la suite tant de l'action attracto-déplétive que de l'action expansive ; les urines avaient les mêmes caractères que la veille , le tissu périphérique était le siége d'une diaphorèse abondante, les convulsions musculaires étaient disparues.

Nous crûmes devoir utiliser ce moment de calme pour protéger l'action attractive par l'application, à la partie interne et supérieure des avant-bras, de moutarde cuite dans le vinaigre. Conduits dès long-temps par l'expérience à ce résultat, que l'irritation encéphalique n'est pas toujours dominée par les attractifs pectoro, médian combinés, nous fîmes agir des ventouses sèches sur l'espace claviculaire, dont l'action, protégée de dix sangsues, couronna au-delà de notre attente nos espérances.

M'étant assuré du foyer encéphalique, je portai mon attention sur le stomacal. Redoutant l'influence de son réveil, je proposai d'appliquer sur les ressorts médians six sangsues. Le malade n'ayant pas donné son approbation à cette proposition, je me vis contraint d'y suppléer par la continuation des cataplasmes émolliens recouverts d'une peau de mouton échauffée aux rayons solaires.

Nous continuâmes la solution de gomme qui devait être alternée avec l'eau d'orge coupée avec un quart de lait frais.

Après vingt-six heures de traitement, eut lieu notre troisième visite. A cette heure nous remarquâmes que les appareils étaient dans des dispositions fonctionnelles que nous allons dans l'instant signaler.

BALANCIER CRANO-JUGULO-FACIAL. *Appareils encéphalo-antérieurs.* — Les facultés intellectuelles, dominées par le réveil irritatif, offrent la torpeur de la veille; les fonctions dites des sens sont également dans le même engourdissement.

Plateau extérieur. — Les muscles des régions crano-faciales sont le siége de convulsions, mais beaucoup moins fréquentes, mais beaucoup moins énergiques. Les plaques périphériques sont et moins étendues et moins adhérentes.

BALANCIER POSTÉRO-CRANO-APPENDIXAL. — L'engorgement pulmonaire avait cédé; les contractions du cœur étaient un peu plus élevées, et conséquemment sa fonction moins déprimée. L'aridité œsophagienne tend à adopter l'intermittence.

BALANCIER MÉDIAN. — Nous ne pûmes obtenir aucun renseignement sur les divisions du plateau intérieur de ce balancier, attendu la somnolence.

Plateau extérieur. — La trame musculaire de cette région, ainsi que de la pectorale, n'offrait aucun phénomène qui pût fixer l'attention du thérapeutiste. Les plaques sus-périphériques que l'on observait et sur l'une et sur l'autre, avaient beaucoup moins d'adhérence et moins d'étendue.

BALANCIER PELVI-APPENDIXAL. — Les matières rendues n'ayant pas été conservées, nous ne pûmes apprécier leur caractère.

Plateau extérieur. — Les muscles des appendices abdominales présentaient encore des soubresauts, mais à peine perceptibles. Aux mêmes indications thérapeutiques correspondent toujours les mêmes données thérapeutiques. Douze sangsues furent appliquées sur les régions sus-claviculaires, et huit aux ressorts sus-hépatiques, les parens ayant cédé enfin à nos instances. Une demi-heure ne s'était pas encore écoulée, que déjà leur effet s'était manifesté d'une manière énergique.

Le malade, sortant de son sommeil irritatif, appela sa femme pour lui demander ce qu'on lui avait donc fait pour le soulager si subitement. Cette tendance n'ayant fait qu'apparaître, la torpeur revint, la connaissance s'évanouit : je fis de suite succéder les sangsues de la veille à celles qui venaient de se détacher. Cette sur-activité attracto-déplétive produisit l'effet que nous en attendions : elles n'étaient pas entièrement gorgées, que le malade sortit de son anéantissement. Etendant ses bras, il les dirigea près de moi en m'exprimant sa reconnaissance. Sachant combien est trompeur cet effet attractif, je pratiquai plusieurs applications de ventouses pour le fortifier. Le résultat merveilleux que nous obtînmes chez ce malade, qui était le premier que nous soumettions au développement de notre méthode (l'équilibre organique), fut pour nous un trait lumineux qui nous éclaira dans nos investigations ultérieures sur les attractions correspondantes.

L'amélioration s'étant soutenue, nous nous bornâmes à pres-

crire de nouvelles applications de cataplasmes ; de nouveaux lavemens pour favoriser l'écoulement des matières qui commençaient
à fluer parfaitement la veille. L'appétit s'étant aiguisé, nous
ordonnâmes quelques légers potages de fécule au lait.

Nous mîmes vingt-quatre heures d'intervalle entre cette visite
et la suivante.

Le malade avait bien reposé : il n'existait plus de douleurs à la
tête ; un sentiment de pesanteur, cependant, se faisait observer,
nous dit Pitolet. Tous les appareils étaient sur les limites normales, même prescription. Le bien-être du malade nous engagea
à différer au lendemain notre visite suivante. L'appétit s'étant déclaré avec violence, nous crûmes devoir retenir le malade dans les
bornes de la discrétion : nous ajoutâmes aux potages des herbes.
M. Pitolet ayant manifesté le désir de se lever, nous crûmes pouvoir
y souscrire. L'amélioration se continuant de jour en jour, j'augmentai successivement les alimens, et modifiai leurs propriétés selon
l'aptitude organique. Depuis cinq ans que dure le traitement, le
malade n'a éprouvé aucune rechûte.

Madame ***, locataire de M. Pidancé, ressentit les accès
d'une fièvre intermittente au printemps de 1830, qui fut combattue, d'après l'avis de M. Vallée fils, par les bols de quinine.
Après six mois de traitement nous observâmes un sentiment d'é-
rosion pylorique, qui d'intermittent était passé à l'état permanent ;
les selles étaient rares, bouletées, couleur de chocolat. Les
urines étaient également peu fréquentes ; elles déposaient un sédiment briqueté ; la périphérie avait cessé de fonctionner : dans
ses surfaces antérieures thoraco-abdomino-faciales, elle offrait de
larges plaques très-adhérentes.

En parcourant ce cercle fonctionnel, nous y aperçûmes l'indication tempérante s'élevant des plateaux crâno-facial et médian,
ainsi que l'attraction.

L'indication tempérante ne pouvait être remplie directement
que par rapport à l'estomac, attendu que l'encéphalique n'avait
aucune communication avec l'extérieur.

L'indication attractive ne devait, d'après les principes de l'équilibre, être exécuté qu'au réveil irritatif; circonstance qui nous porta à nous informer auprès de la malade de l'heure où se signalait l'exacerbation. Attendez, nous dit-elle, un instant, et vous allez voir apparaître le frisson qui se manifeste tous les deux jours à la même heure. Désirant de prévenir le réveil des foyers, nous envoyâmes chercher quinze sangsues que nous dirigeâmes et sur l'attraction correspondante au foyer encéphalique (les régions sus-claviculaires), et sur l'attraction correspondante au foyer stomacal (la région sus-hépatique).

Comme nous les posions, l'action irritative commença à se prononcer par les phénomènes qui sont l'expression du flux extérieur; la douleur de tête s'activa, le point pylorique s'augmenta, l'aridité buccale prit de l'intensité; un sentiment frigorifique sillonna toute la périphérie. Ces divers phénomènes se développèrent presque simultanément. Dès long-temps l'expérience nous avait appris que la réaction est toujours en rapport, soit quant à sa durée, soit quant à son intensité, avec l'action, et qu'en s'opposant à son développement on détruit constamment la réaction. Confiant dans les grands résultats de cette maxime en action, je favorisai l'action attracto-déplétive par des linges chauds dirigés sur les divisions des plateaux opposés aux plateaux irrités. Par cette médication, j'arrêtai le frisson en moins d'une demi-heure, tandis qu'aux accès précédens il dura de quatre à cinq heures. Des cataplasmes de farine de lin durent déposer leur action sur la région hépatique. La malade dut se désaltérer avec l'eau d'orge, coupée avec un quart de lait frais. A notre seconde visite, qui eut lieu quatorze jours après la première, M. *** nous apprit que l'accès en chaud, qui durait avec violence pendant neuf heures, n'avait fait qu'apparaître. Cette amélioratian satisfit tellement la malade, qu'elle nous fit entrevoir qu'elle n'avait point d'expression pour nous témoigner sa gratitude.

Les accès n'apparaissant que toutes les quarante-huit heures, je laissai écouler cet intervalle pour voir la malade qui m'attendait avec impatience. Avant l'application des sangsues, l'intermittence était caractérisée par un point fixe, permanent à la région pylorique. Depuis, la malade n'en éprouvait qu'une légère ; la tête, qui conservait également pendant l'intermittence de la douleur et beaucoup de pesanteur, était beaucoup plus libre : la douleur ne s'élevait d'aucun point. Tandis que je m'entretenais de sa position, l'orage apparut ; mais la malade, confiante dans mes applications, l'attendait avec calme. Au premier signal de l'engorgement pulmonaire (la malade commençait à bâiller), je disposai les attracto-déplétifs sur les divisions des plateaux opposés aux divisions des plateaux enflammés. Cette fois, je fis avorter à l'instant même complètement le frisson. L'accès en chaud ne dura pas une heure : des cataplasmes de farine de lin furent prescrits sur le foie, l'eau d'orge continuée, les potages de semoule accordés.

A notre troisième visite, nous apprîmes que l'intervalle des accès n'avait été accompagné ni de point pylorique, ni de douleur encéphalique ; l'appétit meilleur, la digestion plus active, donnent beaucoup d'espoir à la malade : cependant, appréhendant un retour irritatif quoique l'heure de son début fût passée et qu'aucun avant-coureur ne l'indiquât, nous crûmes, afin de consolider l'équilibre, devoir réveiller par une double application sus-claviculo-hépatique l'action des diverses divisions des plateaux crâno-facial et crâno-pectoral.

A l'eau d'orge nous fîmes succéder l'eau de réglisse, d'après le désir de la malade. Une alimentation plus substantielle étant réclamée de la malade, nous la permîmes d'après l'autorisation des appareils qui s'acheminaient rapidement à leur fonction normale.

Nous reçûmes, à notre quatrième visite, les remercîmens de madame ***, qui, ayant consulté ses fonctions, s'aperçut que notre ministère ne lui était plus d'aucune utilité.

M. ***, âgé de huit ans, avait depuis un an des accès qui furent tantôt continus, tantôt intermittens. Le quiquina, qu'on avait employé pour les combattre tandis qu'ils étaient intermittens, avait déterminé des borborygmes, du gonflement, surtout dans la région de la rate, la perte de l'appétit, la sensibilité épigastrique, la douleur pylorique, des constipations fort opiniâtres, la dépravation du goût. L'altération toujours croissante indiquait une altération profonde de la fonction chymeuse, qui avait son retentissement anormal à l'encéphale. Depuis six mois cet enfant avait les régions coro-occipitales souffrantes, surtout la frontale; l'appareil locomoteur actif portait l'empreinte d'une assimilation viciée. Dans les articulations fémorotibiales, il éprouvait, lors de la progression, un sentiment très-pénible qui l'engageait à garder le coin du feu. La peau sèche, aride, était le siége, le matin, d'un frisson qui durait de deux à trois heures, auquel succédait la diaphorèse, qui durait bien plus de temps; le cœur conservait, dans les intervalles d'accès, une vibrance à peine anormale; la circulation aérienne s'exerçait librement : comme l'artérielle, elle ne paraissait pas entravée par les stases.

Les divers phénomènes que nous venons de signaler tenant à l'activité des foyers encéphaliques et stomacal, nous crûmes devoir diriger notre attention sur les moyens d'en arrêter le développement.

Les sangsues dirigées sur les ressorts cervicaux et dorsaux nous ayant réussi tant de fois, nous crûmes y avoir recours dans cette occurrence anormale. Deux sangsues placées aux clavicules, pareil nombre à la région hépatique au réveil irritatif, arrêtèrent le frisson un instant après leur application. Les cataplasmes de farine de lin dûrent escorter leur action; l'altération devait être tempérée par l'eau de racine de réglisse; quelques cuillerées de fleur de pommes de terre furent permises.

Seconde visite.—Vingt heures d'intervalle; le malade se trouve beaucoup soulagé; le ventre est moins douloureux à la pression; une selle s'est manifestée; l'âcreté de la peau est un peu diminuée, la soif baissée; la sécheresse de la bouche est moins considérable, les urines sont plus limpides que la veille; l'appétit s'est aiguisé; le mouvement répugne moins au malade, qui paraît même le désirer. Application de pareil nombre de sangsues sur les mêmes attractions ; cataplasmes.

Troisième visite. — L'accès n'a duré que deux heures ; son intensité s'est affaiblie dans la proportion de sa durée. La soif continue à diminuer, ainsi que la sécheresse de la bouche ; l'appétit s'accroît ; les selles s'échappent plus facilement. La peau s'humecte ; elle est beaucoup moins terne. Application d'une sangsue à chaque clavicule, et d'une au cou. Les cataplasmes sont continués ; les viandes rôties sont permises ; quelques cuillerées de vin étendu accordées.

Quatrième visite. — Nulle trace d'accès ne s'étant manifestée, je permis au malade d'augmenter ses alimens, recommandant toutefois aux parens de l'enfant de faire un choix.

M. ***, cultivateur à Saint-Julien, éprouva, au printemps de 1827, les accès d'une fièvre intermittente-tierce qui fut combattue par les bols de sulfate de quinine, par M. Guyot, médecin-chirurgien de l'arrondissement. Comme ses accès sévissaient toujours après deux mois de traitement, madame ***, sa propriétaire, l'engagea à consulter M. Salgues, qui adopta le traitement commencé par son collègue.

Maigrissant, s'affaiblissant de jour en jour sous l'influence du traitement tonique, il prit le parti d'abandonner la cure de son affection à la nature, qui fut impuissante dans ses efforts.

Effrayé de la marche de son affection, M. *** nous fit prier de lui donner des soins. A cette époque (cinq mois depuis l'origine de son affection), nous fûmes frappé de l'altération profonde qu'avait produite l'action irritative combinée à l'action tonifiante. Les yeux caveux roulaient avec douleur dans leur orbite ; les paupières desséchées, en se déplissant sur le globe oculaire, faisaient éprouver au malade la sensation d'un parchemin ; le front cicatrisé ; les joues déprimées ; les lèvres brûlantes, gercées, ardoisées ; la tête inclinée ; le tronc fortement incurvé, la peau terne, l'extinction musculaire : tels sont les traits qui exprimaient la souffrance organique qu'avait suscitée l'irritation céphalo-gastrique en se développant. Les conséquences de l'irritation

que nous venons de signaler sont d'ailleurs communes à la phlogose de tous les appareils. Oui, messieurs, une irritation, quelle
que soit son essence, quel que soit son siége, végète toujours
aux dépens des trames qui vivent sous la même influence ganglionique. Quoi qu'il en soit, le malade nous exposa ainsi l'o-
rigine, la marche de son affection.

Depuis long-temps j'éprouvais de violentes douleurs de tête
qui s'étaient manifestées, pour la première fois, une journée de
moisson que je restai la tête découverte tandis que le soleil était
extrêmement ardent. Ces douleurs, continues pendant quelques
jours, cessèrent pour apparaître de nouveau périodiquement jusqu'au moment où éclata l'affection ; alors elles redevinrent continues avec exaspération tous les deux jours l'un. Depuis ce
moment j'éprouvai de la pâtosité à la bouche, de la sécheresse au
palais, à l'extrémité de la langue ; ma salive devint gluante ; sans
cesse j'éprouve le besoin de la déglutition, et toutes les fois qu'elle
s'opère, je ressens une ardeur extrême à l'arrière-bouche ; ma
respiration est embarrassée à tous les accès ; le cœur, lors de
l'exaspération, bat avec violence : j'éprouve alors sur les yeux
des battemens très-pénibles qui durent tout le temps de l'accès
(quatorze heures). Les urines n'offrent rien de fixe, soit sous le
rapport de la couleur, soit sous celui de la quantité ; l'appétit,
dans l'intervalle des accès, se réveille un peu : mais le goût est
tellement dépravé, que tous les alimens m'offrent la sensation
de la cendre. Quand j'éprouve le désir de voir le soleil, je ne
puis faire quelques pas sans ressentir dans les jointures un sentiment de contusion extrêmement douloureux.

Les indications que présente ce narré ne sont point douteuses.
Comme dans les cas précédens, elles consistent à reverser l'excitation concentrée sur les divisions du plateau extérieur sur les
divisions du plateau correspondant ; tempérer l'organe affecté
afin de favoriser l'évasion. Des sangsues dirigées sur les ressorts
sus-claviculaires, ainsi que sur les ressorts sus-hépatiques au réveil de l'irritation, remplirent la première indication, dont nous
fécondâmes l'action par l'ingestion de boissons tempérantes. Trois

applications de sangsues, secondées par les cataplasmes de farine de lin, enlevèrent totalement le foyer irritatif. La phlegmasie détruite, la convalescence se fortifia tellement de jour en jour, qu'après quinze jours de traitement le malade se sentit assez de force pour tendre les gerbes, pour semer.

On a conseillé et employé des préparations de quinquina sous forme de bols, dans lesquels il entre du quinquina et de l'opium, composé bizarre, qui, comme toutes les mixtures, a donné de la célébrité à l'inventeur. Comment a-t-on pu adopter, avec un empressement qui tenait de la fureur, un médicament dont les élémens sont si hétérogènes? Un tonique, c'est-à-dire un excitant, c'est-à-dire un agent provocateur de l'excitation artérielle allié à un agent destructeur des propriétés vitales? Partisans de l'erreur, voilà votre égide; docteurs parisiens, naturalisés Dijonnais, qui, pour soutenir votre gloire mensongère, êtes à la piste des nouvelles formules, paraphées D. M. P., comme le forban à la poursuite d'un navire, analysez les substances, faites des expériences, et vous prononcerez sur la criminalité de votre conduite.

M. ***, meûnier à Orgeux, arrondissement de Dijon, se trouva enveloppé par l'épidémie qui régnait dans ce village en l'année 1827. Au troisième accès d'une fièvre intermittente-tierce, il se rendit chez M. Salgues, qui lui conseilla les bols opiacés. Après en avoir fait usage pour 18 fr., il s'aperçut que sa constitution s'altérait de jour en jour. L'impossibilité où l'avait jeté son état de langueur de fournir à son activité habituelle, le porta à prier l'une de ses voisines dont nous traitions l'enfant de nous engager à passer chez lui. Obtempérant à sa demande, je le trouvai dans l'état suivant :

Tête douloureuse, avec exaspération nocturne (région frontale), face hippocratique, bouche sèche, le voile du palais ardent, le centre lingual couvert d'un enduit brunâtre qui circonscrivait une zone rouge-écarlate; la déglutition douloureuse, la salive visqueuse, épaisse; de la région pylorique s'élevait un sentiment d'érosion fixe et permanent, dont l'exacerbation se manifestait avec l'apparition des accès; les alimens séjournaient très-long-temps dans l'estomac; leur élaboration produisait beaucoup de gaz qui, en se dégageant, développait des douleurs atroces; les selles étaient quelquefois fréquentes, et alors le point pylorique cédait pour réapparaître dès l'instant qu'elles changeaient de consistance : résultat du déplacement de l'irritation par la sympathie anastomostique. Les extrémités, surtout les inférieures, étaient le siége d'un épanchement séro-cellulaire.

Le jour que je fus appelé étant celui de l'apparition de la fièvre, je pus assister à son réveil (il s'éveillait de huit à neuf heures du matin) : son expression était caractérisée par un frisson qui faisait sauter le malade dans son lit à son développement (le frisson durait près de cinq heures; la réaction de six à sept); mais je m'en tins aux renseignemens fournis par le malade, afin d'aviser à l'instant aux moyens d'entraver, d'éteindre l'action irritative qui, dans sa marche, s'escortait de symptômes effrayans.

L'intensité de l'action était calquée sur les phénomènes anormaux; et ceux-ci s'élevant des divers viscères éréthisés, offraient une indication que nous crûmes interpréter en plongeant le malade dans un bain d'eau élevée à la plus haute température qu'il pût supporter. A l'instant où il y fut plongé, il sentit un bien-être qui s'accrut. Après six minutes il n'éprouvait plus de frisson; cependant nous résistâmes au désir hautement manifesté par le malade de sortir du bain immédiatement après la chûte du frisson. L'expérience nous ayant appris que quand on ne fixe pas l'irritation sur la périphérie pendant un certain temps, elle l'abandonne de suite pour se fixer à son lieu d'élection (les viscères). Après quinze minutes nous cédâmes aux prières de son épouse, qui s'impatientait de renouveler l'eau. La rosée périphérique étant absorbée par les draps que nous avions fait tiédir préalablement, nous procédâmes de suite à une double application de sangsues aux clavicules (nº 3 à chacune), et sur la région hépatique (nº 5). Les sangsues étant détachées, nous apprîmes du malade, à notre grande satisfaction, que la

douleur de tête était totalement éteinte ; que l'estomac se déri-
dait : la faim se prononça aussi activement que subitement
(circonstance physiologique qui est l'expression fonctionnelle du
report électrique ; nous l'avons observé chez plusieurs malades) ;
mais, les yeux fixés sur le jeu inflammatoire, nous continuâmes
de maintenir l'appétit du malade dans les limites de la puissance
fonctionnelle. De légers potages de fleur de pommes de terre al-
ternés avec des gaudes au beurre, devaient suffire provisoirement
au besoin organique. Le malade dut se désaltérer avec l'eau d'orge
coupée avec un cinquième de lait frais.

Deuxième visite. — Vingt-deux heures d'intervalle ; nous
apprîmes que le flot irritatif ne s'était fait sentir que très-légère-
ment aux départemens encéphaliques. La douleur était, pour
nous servir des expressions du malade, superficielle ; la bouche
avait perdu de sa fadeur ; la langue était beaucoup moins brune
au centre, beaucoup moins rouge au pourtour ; le pharynx et
le palais moins secs ; l'appétit, quoiqu'ayant diminué, était cependant plus prononcé qu'avant le traitement ; le point pylorique
est toujours fixe, permanent, mais moins corrodant. Une selle
s'est manifestée quelque temps après que le malade fut sorti du
bain ; les urines furent plus abondantes du moment où il entra
dans le bain ; la peau présentait une légère moiteur qui annonçait une détente favorable.

L'heure de la tourmente n'étant pas éloignée, je priai madame***
de ne pas négliger de mettre son mari au bain au moment de
l'apparition du frisson, et de pratiquer, lorsqu'on le sortirait,
deux applications de sangsues ; de couvrir, dans l'intervalle des
accès, la région hépatique de cataplasmes de farine de lin, et
de continuer les alimens ainsi que la boisson.

Troisième visite. — Le frisson s'étant manifesté, mais avec
beaucoup moins de violence, le malade fut plongé dans un second
bain qui suspendit de suite l'accès : après dix minutes d'immersion le malade s'était retiré de l'eau ; les sangsues prescrites
furent posées, les plaies cicatrisées ; la plaque centrale de la
langue est presque en totalité enlevée ; la rougeur du pourtour

13

tend à disparaître promptement, la soif est presque normale, l'aridité pharyngienne est diminuée de beaucoup d'intensité, le point pylorique, beaucoup moins violent, n'est plus qu'intermittent; l'appétit a de nouveau repris de sa vigueur, de nouvelles selles se sont manifestées; l'urine, considérée soit dans sa quantité, soit dans sa couleur, est normale; la diaphorèse est plus sensible qu'à l'apparition précédente.

Quatrième visite. — Quarante-quatre heures d'intervalle; le frisson fut tellement léger, que le malade ne jugea pas à propos de prendre un bain; des linges chauds (1), qui couvrirent et la poitrine et le ventre, furent destinés à les remplacer. Les cataplasmes de farine de lin furent continués; l'appétit tourmentant le malade, nous permîmes des herbes le matin, à midi un œuf, à quatre heures du blanc de poulet. La boisson continuant d'être agréable au malade, nous l'engageâmes à persister dans son usage.

Cinquième visite. — Le malade est sorti, l'heure de l'accès étant passée sans avant-coureurs. Avant de quitter les parens du malade, nous insistâmes beaucoup sur la continuation d'un régime tempérant.

Quatre années se sont écoulées depuis le traitement, et le malade n'a eu aucun accès; aucun dérangement organique ne s'est manifesté : sa santé a constamment été bonne; cependant plusieurs fiévreux, dont les accès avaient été combattus par le quinquina, eurent des rechutes multipliées.

Madame *** avait commencé à ressentir les premiers accès d'une fièvre intermittente; elle fit appeler M. Vallée fils, qui la soumit à l'usage du sulfate de quinine, ce qui suspendit les accès pendant huit jours. La malade ayant conservé de la chaleur à la gorge, de la douleur à la tête, elle appréhenda de nouveaux accès, qui furent également combattus par le sulfate de quinine avec un égal insuccès. Confiante dans les résultats que nous avions obtenus auprès de plusieurs de ses voisines, madame *** nous fit prier de lui donner des soins. A cette époque nous re-

_____

(1) Lorsque leur action est soutenue convenablement, ils y suppléent.

marquâmes que la tête était brûlante, la langue rouge, la gorge
ardente; la figure portait l'empreinte de la douleur; l'estomac
était le siége d'un sentiment d'ardeur qui d'intermittent était
passé à l'état permanent. Les selles étaient rares, bouletées,
couleur chocolat; les urines étaient abondantes et plus limpides
qu'à l'état normal; la peau sèche, râpileuse au tact, les articulations douloureuses.

En parcourant ce cercle fonctionnel, nous y aperçûmes l'indication tempérante s'élevant des surfaces gastro-céphaliques irritées : l'indication attractive naissant des surfaces fournissant à
l'alimentation irritative.

L'indication tempérante ne pouvait être remplie directement
que pour l'estomac, l'encéphale n'ayant pas de rapport direct
avec l'extérieur.

L'indication attractive, d'après les principes de l'équilibre,
ne devait être exécutée qu'au réveil irritatif; circonstance qui
nous porta à nous informer auprès de la malade de l'heure où se
manifestait l'exacerbation. Attendez, nous dit-elle, un instant,
et vous allez voir apparaître le frisson qui se manifeste, ajouta-
t-elle, tous les deux jours à la même heure. Nous envoyâmes
chercher quinze sangsues que nous dirigeâmes et sur les clavicules et sur la région hépatique. Comme nous les posions, l'action irritative commença à se faire sentir par les phénomènes qui
sont l'expression du flux intermittent. La douleur de tête s'é-
leva, le point pylorique augmenta, l'aridité buccale prit de
l'intensité, le frisson sillonna la périphérie: tous ces phénomènes
se développèrent presque simultanément.

Dès long-temps l'expérience nous avait appris que l'attraction
est toujours en rapport, soit quant à sa durée, soit quant à son
intensité, avec l'action; et qu'en s'opposant à l'action, on détruit
constamment la réaction. Confiant aux résultats de cette maxime
en action, je favorisai l'action attracto-déplétive par des linges
chauds dirigés sur les ressorts plexo-dorsaux.

Par cette médication j'arrêtai le frisson en moins d'une demi-
heure; tandis qu'aux accès précédens il durait de six à huit

heures. Des cataplasmes de farine de lin furent conseillés sur la région hépatique; la malade dut se désaltérer avec l'eau d'orge coupée avec un quart de lait frais.

Deuxième visite. —Quatorze heures d'intervalle; madame *** nous apprend que l'accès en chaud, qui durait avec violence pendant huit heures, n'avait fait qu'apparaître. Cette amélioration satisfit tellement la malade, qu'elle n'avait point d'expression pour nous retracer sa gratitude.

Troisième visite. — L'accès n'apparaissait qu'à la quarante-huitième heure. Je mis cet intervalle de temps pour voir la malade qui m'attendait avec impatience. Avant l'application des sangsues, l'intermittence était caractérisée par un point fixe et permanent à la région pylorique : depuis la malade n'en avait point éprouvé. La tête, qui conservait également pendant l'intermittence de la douleur beaucoup de pesanteur, était beaucoup plus libre; les facultés intellectuelles commençaient à se dégager de l'entrave irritative. Tandis que je m'entretenais de sa position, l'orage approchait; mais la malade, confiante dans mes applications, l'attendait avec résignation. Au premier besoin de bâiller, je disposai les sangsues sur les ressorts sus-claviculaires, sus-hépatiques, qui fixèrent à l'instant les propriétés vitales aux plateaux extérieurs frappés; l'appétit se prononçant, je conseillai des potages de semoule.

L'accès suivant n'ayant manifesté aucune tendance à réapparaître, et les appareils désirant de récupérer leur fonction, nous cessâmes nos visites.

La sauge, dit un auteur d'une haute réputation, a été employée comme gargarisme dans les aphtes. Les praticiens qui en ont fait usage n'avaient probablement pas expérimenté les propriétés de cette plante. D'ailleurs l'observation journalière prouve combien elles sont funestes dans cette circonstance anormale.

Il s'est développé, il y a six ans, sur le troupeau de Saint-Julien, une maladie épidémique qui avait tous les caractères d'une céphalo-gastrique : tête dans la mangeoire, œil morne, paupières abaissées, oreilles froides, bouche brûlante, langue ardente, soif abondante, appétit éteint, gaz extrêmement abondant qui convulsionnait les intestins, tantôt constipation, tantôt diarrhée, urines quelquefois boueuses, quelquefois limpides, et alors très-abondantes; circulation irrégulière, souvent désordonnée; et alors l'animal avait des vertiges plus rarement déprimés, et dans cette circonstance l'individu tombait dans l'idiotisme; l'action locomotrice éteinte, les pas du malade étaient chance-lans, la respiration extrêmement pénible; les intercostaux et le diaphragme étant à contribution par l'irritation diaphragmatique vésicale, la périphérie était sèche (1).

En analysant bien les diverses circonstances, et en mettant en pa-rallèle les fièvres inflammatoires, je reconnus facilement le berceau, le développement et les ramifications organo-inflammatoires. Chez les uns on observait de la rougeur à l'extrémité de la langue, de la soif, de la constipation, le pouls étant d'ailleurs calme; chez d'au-tres les contractions convulsives du cœur, de la gêne dans la respi-ration; enfin nous avons observé un sujet chez lequel les accidens étaient entièrement cérébraux : et par les progrès, nous vîmes, tantôt les uns, tantôt les autres de ces phénomènes prédominer, succéder : c'est ainsi que chez plusieurs des individus affectés l'irri-tation encéphalique fut consécutive à la gastrite, tandis que chez d'autres ce fut l'inflammation gastrique qui eut l'initiative (la con-sidération de la prédominance des foyers est importante en théra-peutique). Ces données acquises, les indications s'offraient d'elles-mêmes, et je crus bien les interpréter en éloignant des malades, à l'invasion, non-seulement tous les alimens présumés avoir des propriétés stimulantes, mais en les privant même de ceux qui ont les propriétés les plus innocentes. Lorsque l'affection débutait

---

(1) Une erreur qui a eu les plus fatales conséquences pour l'humanité, c'est d'avoir considéré les affections épidémiques comme étant identiques chez les divers individus chez lesquels elles se sont déclarées. Toutes les épidémies, en se développant, produisent une irritation, et toute cause irritante tendant à réveiller un foyer primitivement existant, elles doivent, chez les uns, produire des gastrites, chez les autres des céphalites, etc., selon qu'il existera une prépondérance d'action sur tel ou tel appareil.

par les voies pulmonaires, lorsque la détonation s'opérait sur le cœur, je faisais pratiquer de doubles saignées, dont le nombre était en rapport avec l'intensité de l'irritation pulmo-cordiale (1). Nous eûmes recours au moyen thérapeutique pour les phlegmasies abdominales aiguës ; et dans les unes et dans les autres de ces affections nous fîmes pratiquer des frictions sur les attractions correspondantes (2). Les malades étaient désaltérés avec l'eau amortie (3).

Des lavemens furent prescrits ; l'appétit s'aiguisant, je proportionnai les alimens et à l'aptitude à fonctionner, et au besoin organique. Après quelques jours de traitement des améliorations se manifestèrent. Pour les individus affectés de gastrite, elles se signalèrent par la diminution de la soif, de l'ardeur buccale, de la constipation ; pour ceux affectés de colite, elles apparaissaient par le retour des matières à leur odeur, à leur densité, à leur couleur normale ; pour ceux où la céphalite prédominait, elles se manifestèrent par l'aptitude plus prononcée des muscles rotateurs céphalo-faciaux à agir, par le mouvement plus régulier des paupières, par l'absence de la tristesse, par la température nor-

---

(1) Dans cette pratique l'on retrouve quelques vestiges de l'erreur dont tous les élèves sont engoués, en quittant les bancs, qui tant de fois retentissent des éloges prodigués à la routine, à l'insolent charlatanisme. Ce qui militera en notre faveur, c'est cette considération que nous n'étions alors qu'à notre quatrième année d'étude, et que nous étions dominé par des autorités qui avaient étendu leur domination sur les hémisphères, et dont l'influence avait balancé les inductions thérapeutiques qui s'étaient offertes dès long-temps à nos méditations anatomiques ; méditations qui nous ont porté, par la suite, à secouer le joug aristocratique qui pèse encore sur la tête de tant de prosélytes. Quand, pour le bonheur de l'humanité, comprendra-t-on qu'il existe une corrélation de tissus, qu'il existe des attractions, qu'il existe des balanciers organiques ; que la hideuse phlébotomie a causé des maux inouis à la société ; que toujours elle est insuffisante pour détruire une irritation ; qu'en l'affamant, elle anéantit sa trame ?

(2) Les frictions dirigées sur les attractions correspondantes, comme nous l'avons pratiqué, pourraient suppléer aux ventouses scarifiées. Pourquoi n'en fait-on pas usage dans une telle occurrence ?

(3) En thérapeutique on ne prend pas assez en considération la température des liquides ingérés ; trop basse, elle réfrigère, agit comme métastatique ; trop élevée, elle active l'irritation.

male des oreilles, et surtout par les fonctions instinctives; pour les affections pulmonaires, par la liberté des circulations aérienne et sanguine (1).

Après quinze jours de traitement nous mîmes hors de péril plusieurs individus, tandis que le médecin vétérinaire, en leur administrant l'infusion de sauge dans le gros vin, ou les perdait quelques jours après, ou favorisait, lorsque la nature bienveillante préparait les matériaux de la réaction, l'état chronique. J'en ai conduit plusieurs en voie de guérison, qui avaient subi le traitement incendiaire. Mes succès ayant été comptés, je ne pus faire d'observation cadavérique sur mes malades; M. le médecin vétérinaire eut l'obligeance, par sa médication, de m'en offrir la facilité.

Un de mes parens, à qui j'avais manifesté le désir de vérifier les fortes présomptions que j'avais établies sur la nature de cette affection, vint quelques jours après me prévenir qu'une de ses vaches était périe. Cette vache étant succombée à une affection analogue, et le traitement ayant été dirigé d'après les mêmes indications, nous nous empressâmes d'en faire l'ouverture.

Pour le cerveau, j'observai un épanchement séro-sanguinolent; l'arachnoïde était ingestée, la dure-mère endurcie, épaissie; pour les poumons, celui du côté droit était engorgé, la plèvre correspondante adhérente aux côtes dans les deux tiers supérieurs, les cellules de la partie inférieure étaient gorgées de sang, les cavités droites du cœur détendues, l'origine de l'aorte ponctuée.

Pour le ventre, j'observai sur les diverses cavités qui consti-

---

(1) Autant qu'il est possible, il faut pratiquer les frictions un peu avant le réveil irritatif, et ne les exercer que sur les ressorts du plateau sous l'influence duquel végète l'irritation. S'il existe plusieurs foyers végétans dans divers atmosphères ganglioniques, il faut les pratiquer simultanément sur chacun de leurs ressorts.

Cette considération physiologique devait être méconnue de M. Broussais, puisqu'il applique les sangsues sur les parties les plus rapprochées du siège de l'affection, et que d'ailleurs il n'observe aucun principe, soit qu'il fasse usage des attractifs, soit qu'il emploie les attracto-déplétifs.

tuent l'estomac, une distension considérable; l'herbier, à son insertion à l'œsophage, était d'un rouge marbré; la goutière de communication de l'œsophage avec le bonnet et le feuillet était rouge cramoisi, la caillette était ulcérée, quelques ramollissemens se remarquaient dans les intestins. L'analogie de désordre n'indique-t-elle pas l'identité d'affection? c'est ce qui résulte d'ailleurs des phénomènes : et là où il y a identité de phénomènes, il y a identité d'affection. De l'identité d'affection ne doit-on pas conclure l'identité de lésion? et là où il existe identité de lésion, n'y a-t-il pas, ne doit-il pas y avoir identité de trame? et l'identité de phénomène, l'identité d'affection, l'identité de lésion, l'identité de trame n'indiquent-elles pas l'identité d'indications?

Les frictions, comme nous venons de le voir dans la note précédente, en opérant une révulsion extérieure, ont favorisé la détente organique en vertu de laquelle les trames internes ont secoué le joug irritatif. Chez l'homme, ne devait-on pas y avoir recours dans les mêmes indications? Cette question trouve sa solution dans une série imposante de faits. Pratiquées sur les attractions correspondantes, elles deviennent un puissant adjuvant attracto-déplétif des attractifs proprement dits.

On ne saurait trop signaler à l'attention médicale des inconvéniens qui résultent de l'action excitante du mercure et du tabac. L'empirisme, l'ignorance et sa sœur, qui depuis si long-temps exploitent leurs propriétés, ont semé dans la constitution d'innombrables individus le germe de maladies incurables qui attesteront probablement encore long-temps l'empire des préjugés.

M.*** se lia d'amitié, en se rendant à Paris, avec Mme.*** qui lui laissa, en le quittant, un doux souvenir. Désirant ne pas conserver plus long-temps le gage bienveillant de son aimable compagne, il fut chez son pharmacien pour l'engager à lui faire connaître les formalités à remplir pour donner congé à son hôte. M.*** lui ayant donné une préparation mercurielle fort héroïque, il vit, en moins de deux jours, l'expression bienveillante s'éloigner; mais comme dans la médecine excitante tout se balance, il éprouva une diarrhée qui durait depuis huit jours lorsqu'il vint me voir.

Les étranglemens, soit par constriction, soit par engorgement, sont en général combattus par la fumée et la décoction de tabac, méthode irrationnelle, attendu qu'agissant sur les intestins il développe l'inflammation qui jette l'alarme dans l'organisme. Pott, l'illustre Pott, en usait avec beaucoup de modération.

Quelques médecins ont voulu utiliser l'action attractive du tabac pour combattre ces irritations encéphaliques. L'expérience, trompant leur espérance, leur a prouvé qu'ils n'étaient point sur la voie de la vérité ; elle a démontré à ceux qui ont le don d'observer, car souvent *habent oculos et non vident,* que l'irritation développée à courte distension va retentir sur le foyer primitif, comme j'ai été à même de l'observer plusieurs fois sur M. *** qui éprouve, toutes les fois qu'il prend du tabac, un sentiment de titillation qui s'irradie rapidement des fosses nasales au cerveau.

C'est la découverte de cette grande vérité, fécondée par une observation méditée, qui nous a conduit à l'heureuse idée de jeter le fondement d'une méthode vraiment physiologique, puisqu'elle est fondée sur l'équilibre organique ; elle seule présente au praticien cette garantie de succès qui procure à l'âme sensible ces douces émotions qui font la béatitude du philantrope. Destructeur de l'irritation, l'équilibre organique, assis sur le trône majestueux des faits, s'avancera, en méprisant la noire calomnie, dans la succession des siècles.

PROPOSITION 92.

On doit désigner sous le nom collectif d'éliminateurs et les purgatifs et les vomitifs.

PROPOSITION 93.

Les vomitifs seront appelés éliminateurs supérieurs.

On donne le nom de vomitifs, d'émétiques, à des agens thérapeutiques qui ont une analogie d'action prononcée avec les purgatifs ; leur action frappe plus spécialement sur la partie supérieure du tube digestif.

PROPOSITION 94.

Pourquoi les émétiques produisent-ils des vomissemens ? pourquoi les purgatifs produisent-ils des selles ?

L'observation clinique, les expériences sur les animaux apprennent cependant que le mécanisme est le même, que c'est toujours en irritant qu'ils déposent leur action.

Je crois que cela tient à cette circonstance organique, qu'il existe dans les nerfs stomacaux une aptitude érectile moins prononcée que dans les nerfs intestinaux.

Diverses expériences que nous avons pratiquées sur les chiens, et dont nous publierons plus tard les résultats, tendent à appuyer cette opinion.

Les émétiques qui furent la panacée universelle d'un praticien qui exerçait une médecine absolument perturbatrice, ont produit des maux inouis ; c'est ce dont j'ai acquis la preuve en suivant les visites d'un médecin qui, d'ailleurs, a rendu des services signalés à la science par l'heureuse application qu'il a faite de son stétoscope au diagnostic des affections pectorales. Citons un fait à l'appui de cette assertion.

Un cordonnier, âgé de 22 ans, d'une musculature herculéenne, d'une idiosyncrasie hépatique, entra à la Charité dans les salles de M. Lœneck pour une pneumo-gastro-céphalite, caractérisée par la soif, la constipation, le point pylorique, l'ardeur buccale, le météorisme sus-pylorique, l'engorgement du poumon droit, la douleur sus-orbitaire : M. Lœneck conseilla le tartre stibié, qu'il continua les jours suivans à la dose de vingt grains. Après quatre jours de cette prescription, il se manifesta une céphalite que M. Lœneck combattit par deux sangsues à chaque tempe. Les douleurs encéphaliques s'accrurent jusqu'au lendemain, époque à laquelle succomba le malade. L'ouverture étant faite, les meningées présentèrent de l'ingestion, ainsi que le cerveau ; les intestins des plaques brunes, ulcérées à leur surface.

Tant à cet hôpital qu'à d'autres, et surtout dans ma pratique, j'ai recueilli une multitude de faits qui attestent jusqu'à l'évidence les orages que l'on prépare dans l'organisme quand on a l'imprudence d'avoir recours à un tel poison.

PROPOSITION 95.

Les purgatifs seront appelés éliminateurs inférieurs.

Les médecins donnent le nom de purgatifs à des médicamens qui ont, selon eux, la vertu de susciter sur la surface intestinale une irritation passagère. Qui a pu assurer aux auteurs cette instantanéité d'action, qui ne me paraît pas, d'ailleurs, en rapport avec les faits ? En effet, la continuité d'action doit être subordonnée, 1° à la propriété plus ou moins active de l'agent : or, qui en établit les limites ? Personne ; 2° à la susceptibilité individuelle. Quelles expériences en ont fixé les bornes ? Donc les auteurs ont établi leur généralité sur des bases fragiles. On voit des personnes chez lesquelles la même substance, administrée à la même dose, produit beaucoup de selles, tandis que chez d'autres elle n'en produit que quelques-unes. Quoi qu'il en soit, nous croyons que l'on fera très-bien de ne les employer que pour remplir deux indications : l'une, dans le cas où on veut déplacer une ir-

ritation qui menace d'une destruction prochaine ; l'autre indication ne s'offre qu'à la dernière période vitale, c'est-à-dire à celle
où, les circonvolutions intestinales perdant de leur activité, les
matières séjournent indéfiniment à la partie inférieure du tube.

PROPOSITION 96.

Il n'existe d'autres différences essentielles entre
les diffusibles et les toniques, que la propriété d'agir
sur une plus large surface, d'avoir un contact plus
immédiat avec les expansions nerveuses, et, par
cela même, de posséder une célérité d'action plus
prononcée.

On peut avancer, contre l'opinion de quelques auteurs, que
leur effet est aussi fomentant que celui des toniques, comme
l'attestent les observations suivantes.

M. ***, cabaretier à Ruffey, était depuis fort long-temps
dans l'usage de tenir compagnie à ses cliens, lorsqu'il ressentit
une douleur fixe, permanente, qui répondait au pylore. La
langue était rouge au pourtour et à l'extrémité, la soif intense,
le ventre météorisé, la constipation opiniâtre (il y avait six jours
qu'il n'était allé sur le siège) ; la céphalalgie habituelle ; de
l'agitation pendant le jour : la peau était tannée. Ayant reconnu
chez ce malade une irritation du tube digestif, qui, en se déployant, appelait les propriétés vitales aux dépens des autres
appareils, je lui conseillai de se soumettre à l'influence du régime
équilibrant. J'ai appris, trois mois après mon retour de Paris,
qu'il avait succombé à une ascite.

M. ***, cultivateur à Saint-Julien, avait contracté depuis
long-temps l'habitude de passer ses soirées, très-souvent la plus
grande partie de la journée, au cabaret, lorsqu'il vint, pendant
les vacances, me consulter sur une difficulté qu'il éprouvait.

depuis six mois, de digérer. Après avoir interrogé toutes les fonctions, je reconnus les traces évidentes d'une irritation chronique des appareils digestifs. Je lui conseillai le régime tempérant, qu'il continua pendant quelques mois. S'étant de nouveau abandonné à son penchant irrésistible, il succomba également à une ascite.

J'ai vu fréquemment prescrire l'éther sulfurique pour des spasmes nerveux, qu'il calmait d'abord ; puis, il activait les accès ultérieurs et déterminait, par son usage soutenu, des irritations permanentes. Il résulte d'expériences que nous avons pratiquées, qu'à la dose d'une demi-once il enflamme l'estomac. J'ai été souvent témoin de spasmes qui cédaient à quelques verres d'eau fraîche ; la dame qui en faisait usage m'a dit que ce moyen la calmait constamment, tandis que l'éther et tous les prétendus anti-spasmodiques de cet ordre ne faisaient qu'aggraver sa position.

Dans de telles occurrences anormales, nous prescrivons quelques gouttes d'opium étendues dans de l'eau, que nous administrons tant en lavemens qu'en boissons ; nous plaçons des sangsues sur les attractions correspondantes aux foyers dont le réveil enfante les convulsions.

Madame ***, née ....., avait depuis long-temps les fièvres, lorsqu'elle fut saisie, à la suite d'une querelle violente avec....., de convulsions qui l'élancèrent plusieurs fois hors de son lit. Il y avait déjà près d'une heure qu'elle était en proie à un accès, lorsque son mari vint nous chercher. En l'abordant, nous observâmes que les traits étaient sillonnés de contractions rapides qui donnaient un aspect convulsif à la figure.

L'œil était tantôt fixe, tantôt roulant ; quelquefois projeté hors de l'orbite. La distorsion de la bouche, le grincement des dents, les contractions des agens locomoteurs, tant des extrémités supérieures que des inférieures, en arquant le tronc avec énergie, ajoutaient aux traits hideux de ce déchirant tableau. L'excitation confinée dans la trame nerveuse déterminant ces accidens, nous crûmes devoir diriger les attracto-déplétifs aux surfaces sus-claviculaires, sus-hépatiques et sus-inguinales. Les sangsues n'étaient pas encore détachées, que nous vîmes successivement disparaître les phénomènes qui étaient l'expression de la tourmente organique produite par l'absence des propriétés enchaînées sur la trame nerveuse.

On a donné une vicieuse interprétation aux anti-spasmodiques où l'éther est allié aux narcotiques, lorsqu'on a dit que leur action se manifestait successivement, la propriété diffusible en excitant l'action nerveuse, et la propriété narcotique en agissant par le même mécanisme. L'excitation, nous l'accorderons aux censeurs, est l'attribut des diffusibles, tandis que l'action tempérante est celui des narcotiques.

En signalant l'abus des propriétés excitantes, nous n'avons pas prétendu les bannir de la thérapeutique. Le fait suivant prouve qu'employés par un praticien éclairé, ils peuvent fournir d'excellentes ressources à l'art de guérir.

Un malade est entré au Gros-Caillou, pour éprouver du soulagement à une douleur dorsale. M. Larrey, considérant cette affection comme rhumatismale, employa trois fois les ventouses sur la surface cutanée correspondante, toujours infructueusement. Cette tenacité irritative l'engagea à porter son investigation sur les organes génitaux, et là il découvrit la solution du problême : la trace très-apparente de chancres le mit sur la voie. Ayant fait une légère injection dans le canal, d'un liquide irritant, la réapparition de l'écoulement et la suppression de la douleur dorsale furent simultanées.

En nous laissant conduire par l'analogie, nous arrivons à ce résultat aussi important que général, qu'une fonction quelconque ne saurait être activée sans passer sur les limites de l'état pathologique. Cette loi, dont l'influence est si manifeste pour les fonctions viscérales, s'exerce également pour les fonctions cérébrales ; et l'une et l'autre de ces fonctions sont soumises à une autre loi, qui a été retracée avec une énergie si frappante par le divin Hippocrate, dans son sublime Aphorisme : *Duobus do-*

loribus simul obortis, non in eodem loco vehementior obscurat alterum.

Il ne faut cependant pas attribuer à Hippocrate, comme quelques médecins d'une implacable mauvaise foi se sont étudiés depuis quelque temps à le publier, la découverte des sublimes lois de l'équilibre organique.

Ce principe, pour s'adapter à tout l'organisme, doit être considéré sous le triple rapport de l'intensité, de la durée, de la direction, du moment.

PROPOSITION 97.

L'intensité est toujours subordonnée au développement du foyer irritatif; si l'inflammation est instante, qu'elle menace d'une désorganisation prochaine l'organe qui en est le siège, on doit lui opposer l'action d'agens supérieurs et en intensité et en durée. C'est surtout dans les inflammations aiguës que ce principe retrouve son application.

M. Garot, de Beire, eut, au mois d'octobre 1828, un choléramorbus (irritation du pharyngo-pectoro-abdominal) tellement intense, que les vomissemens et les selles se succédaient à quelques minutes d'intervalle, lors de son invasion, qui se manifesta à la suite d'une averse que le malade reçut étant à la charrue. La grande activité du malade, le désir de surveiller ses domestiques l'engagèrent à poursuivre son éplayée. Comme il s'acheminait à son domicile, il sentit de violentes tranchées qui ne tardèrent pas à être suivies d'un ténesme atroce (ce sont ses propres expressions), qui le mirent dans la nécessité de suspendre sa marche. Étant arrivé chez lui, il entra de suite dans son lit. Ce fut alors qu'il s'aperçut de la disparition d'une phlegmasie articulaire (*coxo-fémoral*), qu'il portait depuis fort long-temps. Cette cir-

constance éveilla fortement mon attention sur ses conséquences ;
l'expérience m'avait appris qu'en de telles occurrences les malades
sont rapidement conduits à la tombe, lorsqu'on emploie la méthode expectante, comme le prouve l'observation suivante, dont
les effets se présentèrent à l'instant à mon imagination effrayée.
Après m'être assuré que l'appareil digestif avait été le premier
le théâtre de l'irritation, je fis, confiant dans l'action attracto-
déplétive, une application de sangsues sur les ressorts dorsaux.
Cette application me parut commandée par cette considération,
que l'inflammation dans cette affection a son siège spécial dans le
ventricule, et que ce n'est que par l'irradiation anastomostique
qu'elle s'élance dans le conduit excrémentiel. Afin de favoriser
sur toute l'étendue du tube l'évasion de l'irritation, je fis injecter
et ingérer, comme moyen tempérant, quelques gouttes d'opium
étendues dans une macération de bois de réglisse. A peine les
sangsues furent cramponnées, que l'action attractive se déploya
sur toute l'étendue du tube digestif. Les douleurs stomacales,
d'abord, puis les intestinales, présentèrent une rémission sensible, qui se déclara par la cessation des vomissemens, par l'é-
loignement des selles. Déjà nous goûtions cette divine béatitude
qui se glisse dans l'âme lorsqu'on arrache des bras de la mort un
père de famille, comme des symptômes alarmans replongèrent
le malade dans l'inquiétude ; le râle muqueux fut celui qui eut
l'initiative. Antagoniste de la médecine des symptômes, nous
ne reconnûmes en lui que l'expression de l'irritation délocalisée,
pénétrant dans la poitrine sous l'influence d'un foyer antérieur.
Les appendices de cette cavité présentaient déjà une sensation
frigorifique, que le malade considérait comme un présage de la
mort. Des crampes qui s'étaient développées dans les muscles
fléchisseurs de l'abdomen, vinrent figurer également sur cette
scène de douleurs. Persuadé qu'en rallumant le foyer irritatif
artificiel par des applications successives, nous parviendirons
non-seulement à dévier l'irritation de cette tendance, mais même
à déverser cet excès de vitalité sur les appareils qui vivent sous
l'influence ganglionique-dorsale, nous fîmes une seconde appli-

cation de quinze sangsucs deux heures après que les premières
se furent détachées ; nous fîmes mettre sur la même région
un cataplasme de farine de lin, dont la puissance excitatrice fut
fomentée par des carreaux élevés en température. Afin de calmer
l'agitation des muscles fléchisseurs, nous fîmes pratiquer sur leurs
antagonistes d'action, avec des flanelles également élevées en
température et dirigées par des bras vigoureux, des frictions. Le
concours de cette double révulsion ayant détruit l'inflammation
qui tendait à s'établir sur l'appareil respiratoire, je quittai le
malade, après cinq heures de traitement, dans l'état suivant :
Bouche beaucoup moins ardente, langue moins sèche, vomissemens anéantis, déjections inférieures suspendues, légères douleurs encéphaliques. Les contractions du cœur s'acheminant au
type normal (à mon arrivée elles étaient convulsives, intermittentes), les appendices thorachiques avaient recouvré leur température ; les abdominales étaient délivrées de l'agitation :
cependant le malade y ressentait un sentiment de contusion (hy-
posthénie).

Cinquième visite. — Huit heures d'intervalle. Le malade avait
eu un peu de repos ; la douleur de tête était nulle ; le malade éprouvait seulement de la pesanteur ; les organes de relation présentaient un peu d'éréthisme. La lumière, en abordant les yeux,
déterminait un sentiment qui se manifeste toutes les fois que
l'organe a perdu la capacité de réception excitatrice qui permet
à sa trame de devenir le théâtre de sa fonction en action ; en s'é-
branlant, le tympan faisait éprouver au malade de vives douleurs.
Les surfaces nasales étaient sèches ; la rougeur de la langue était
sensiblement diminuée, son centre s'était couvert d'une pellicule
brunâtre. Les surfaces gengivales étaient pâteuses (ce sont les
expressions du malade) ; la soif continuait à diminuer (le malade
n'avait bu que quatre fois depuis mon départ). L'appareil était
un peu aiguisé ; cependant il accusait encore un point pylorique
fixe et permanent, indice de la trace phlegmatique qui avait préparé l'incendie. Le malade n'eut que deux selles sans ténesme
(les matières étaient un peu verdâtres) ; les urines avaient dé-

14

posé un sédiment fort épais et très-coloré (acide urique). La peau présentait au tact une légère rosée qui donna beaucoup d'espérance au malade ; les contractions tendaient à l'anormalité ; leur intermittence avait disparu ; les extrémités abdominales, quoique moins douloureuses, se ressentaient encore de la tourmente : application de vingt sangsues au même lieu d'élection, cataplasmes coraux, frictions, quelques gouttes d'opium en lavemens : telle fut la prescription. D'après le désir du malade autorisé par l'amélioration, macération du bois de réglisse alternée avec l'eau d'orge coupée avec un quart de lait frais : pour rendre cette dernière boisson plus agréable, on devait ajouter à chaque verrée une cuillerée de gomme.

Troisième visite. — Douze heures d'intervalle. Je n'observai d'autre mutation organique que celle qu'offrait la douleur pylorique qui, quoique diminuée, était toujours permanente et fixe : application de dix sangsues sur les ressorts dorsaux, boisson de même nature, potage léger de fleur de pommes de terre.

Quatrième visite. — Dix heures d'intervalle. Les appareils dits de relation ont recouvré totalement l'aptitude normale à la réception de l'action des agens provocateurs de leur fonction.

La flegmasie a diminué beaucoup d'intensité ; la rougeur de la langue est presque normale, sa plaque centrale se détache ; la soif quasi physiologique, l'appétit se prononce avec vigueur ; la douleur pylorique devient intermittente, peu sensible ; une selle sans ténesme, et précédée de coliques légères, donne des matières colorées naturellement ; une légère rosée continue d'humecter la peau ; les contractions cordiaques ont repris entièrement leur normalité, cependant il existe encore de la vibrance. A la prescription précédente sont ajoutés un œuf le matin, des herbes à midi, un potage de vermicelle le soir : le malade ayant désiré en obtenir, j'ai cru pouvoir sans inconvénient souscrire à sa demande.

Cinquième visite. — Quinze heures d'intervalle. Les organes des sens continuent de jouir de l'existence normale ; les mucosités s'échappent des fosses nasales, qui jusqu'alors avaient été sèches ; elles sont quelquefois le siége de secousses convulsives (éternuement). Plus de rougeur à l'extrémité linguale, plus de mucosités à son centre : cet organe s'humecte, le malade demande des alimens ; la douleur pylorique est vague, les urines reprennent leur couleur naturelle ; la rosée périphérique est moins sensible, l'intensité des contractions s'est de beaucoup affaiblie : cataplasmes, carreaux précédés d'une application de dix sangsues sur les ressorts dorsaux. Le malade ayant manifesté le désir de manger des œufs, on lui en permit un le matin, à midi, avec un peu de blanc de poulet le soir ; deux cuillerées de vin sont étendues dans six d'eau à chaque repas ; dans l'intervalle du repas, même boisson d'ailleurs.

Sixième visite. — Trente-six heures d'intervalle. Le malade est levé ; il se propose d'aller à la vigne de son jardin ; les fonctions étant inspectées, toutes présentent la meilleure disposition à entrer en action. Mes soins n'étant pas d'une grande nécessité, je cessai de voir le malade aussi régulièrement : craignant les conséquences d'une imprudence, je l'engageai à bien surveiller son régime, qui devait être de plus en plus nutritif.

PROPOSITION 98.

L'apparition des règles est-elle une circonstance qui s'oppose à l'exécution de cette loi ? Nous sommes autorisé à nous prononcer pour la négative.

Mlle. Perron, d'Arceau, étant allée se désaltérer à une fontaine pendant les moissons ardentes de 1827, éprouva un violent coléra-morbus, décelé par des vomissemens continuels de matières vertes, par des déjections fécales fréquentes et également vertes. Étant appelé le lendemain de l'origine des accidens, nous observâmes une irritation de la muqueuse digestive et de ses ramifications pulmonaires, des douleurs violentes de tête qui s'exaspéraient à chaque secousse pulmonaire. La fonction périphérique était éteinte, les urines étaient rares, briquetées ; les organes des sens entraient péniblement en fonction.

Après avoir fait entrevoir aux parens la gravité des accidens, j'insistai sur un traitement aussi prompt qu'énergique. Quinze sangsues sur les ressorts dorsaux, pareil nombre sur les ressorts brachiaux et dix aux cervicaux ; de l'opium administré tant par la partie supérieure que l'inférieure du tube digestif, une diète sévère furent prescrits : tel me parut, en effet, le signalement de l'indication. Les parens, ainsi que la malade, se refusèrent obstinément à l'application des sangsues. Prévoyant dans l'avenir les conséquences de ce refus, je manifestai l'intention d'abandonner la malade ; cependant je cédai aux instances de la malade et des parens, qui me promirent que j'obtiendrais tout d'eux après le flux mensuel, qui arriva le lendemain avec abondance, sans apporter de modifications.

Seconde visite. — Quinze heures d'intervalle. Les déjections inférieures sont supprimées totalement ; la toux augmentée, ainsi que les vomissemens qui se récidivent avec une intensité alarmante tous les quarts d'heure ; l'irritation cérébrale s'est également accrue. Alarmés de ces accidens, les parens me permirent, prenant, mais trop faiblement, en considération les réflexions antécédentes, l'application attracto-déplétive sur les ressorts brachiaux, qui enleva de suite l'irritation pulmonaire. Je crus m'autoriser de ce beau résultat pour faire de nouvelles tentatives qui furent également infructueuses. Une nouvelle dose d'opium fut administrée par la bouche, mais avec peu d'espoir ; les cliniques nous ayant appris, en effet, que cet agent est bien impuissant dans une telle occurrence, lorsqu'il n'est pas protégé dans son action par l'attraction correspondante au foyer. L'eau d'orge coupée avec un quart de lait ayant fatigué la malade, nous y substituâmes l'eau de réglisse, rendue légèrement nutritive par une cuillerée de sirop de gomme dans chaque verrée. Les frictions des extrémités furent continuées avec les cataplasmes de farine de graine de lin sur la région hépatique.

Troisième visite. — Douze heures d'intervalle. En abordant la malade, je la trouvai horriblement abattue, reposant sur le siége ; la poitrine incurvée, la bouche écumante, la figure sillonnée par les traits de la douleur, le regard fixe, les extrémités abdominales agitées par de violentes crampes (les frictions prescrites n'avaient été pratiquées que tandis que nous étions présent) ; et cependant, praticiens vulgaires (je crois, Messieurs, superflu de vous faire observer que c'est aux dépréciateurs de ma méthode que je m'adresse ; j'ose espérer que parmi vous il n'en est aucun), les règles fluaient toujours, et les parens, les yeux attachés sur cet écoulement, comme les augures romains sur les entrailles palpitantes des victimes, cherchaient à établir dans leur proportion les chances de succès, comme la malheureuse Perron succomba le sixième jour de traitement (cinquième de l'apparition des règles).

Nous allons fournir maintenant la contre-épreuve. Praticiens, que le but le plus honorable a réunis dans cette enceinte, méditez ces deux faits ; et, comme moi, vous en tirerez la conclusion que je vais vous signaler.

Mlle. Perron, de Fouchange, cousine de la précédente, jeune personne fortement constituée, d'un tempérament éminemment sanguin, contracta une violente gastrite, accompagnée de vomissemens verdâtres, de déjections de même nature, à la suite d'un bain de pieds qu'elle eut l'imprudence de prendre dans le bassin d'une fontaine la veille de ses règles. Après m'être assuré de la confiance de la malade, je plaçai trente sangsues sur les ressorts dorsaux ; je prescrivis des cataplasmes de farine de lin, je conseillai la diète. Ce concours d'agens ayant permis aux propriétés vitales enchaînées sur les confins de l'appareil digestif de prendre leur direction primitive, le flux mensuel reparut après la troisième application de sangsues sur les ressorts dorsaux : application qui, d'ailleurs, avait été escortée dans leur action par des cataplasmes de farine de graine de lin, fomentée par des linges chauds sur les régions antéro-inférieures, utérines et supéro-intérieures-crurales. Les fonctions concourant toutes à l'équilibre, nous cessâmes les visites du septième au huitième jour de l'invasion.

PROPOSITION 99.

Relativement au temps , il faut distinguer le type des irritations : si elles sont continues , on soutiendra la révulsion , afin de la rendre durable.

Un habitant de Cirey portait depuis quinze jours les fièvres bénignes , lorsqu'elles prirent le caractère que les auteurs ont désigné sous le nom d'ataxiques continus. Trois jours s'étaient déjà écoulés dans une agitation affreuse lorsque je fus appelé. En abordant le lit du patient, mon attention se dirigea sur le facies du malade , qui était d'un rouge cramoisi ; les pupilles, fortement dilatées , étaient insensibles aux rayons lumineux, qui, cependant, frappaient péniblement le globe oculaire; les dilatateurs des ailes du nez, les releveurs communs étaient, ainsi que les organes actifs des appendices, violemment agités ; des crampes cruelles, dont l'intensité était en rapport avec des vomissemens fréquens , sillonnaient les extrémités inférieures. Prenant en considération l'orage irritatif qui menaçait la trame envahie , je crus qu'il était instant de déployer une masse puissante de révulsion , d'en faire frapper l'action principale sur les ressorts cervicaux; je fis en conséquence une application de vingt sangsues sur les espaces cellulo-claviculaires. Dans la crainte que le foyer stomacal ne vînt rallumer l'irritation encéphalique , je plaçai quinze sangsues sur les ressorts dorsaux qui se gorgèrent abondamment : après leur chute, le désordre des facultés intellectuelles, qui était la conséquence de cette affection, avait cessé entièrement, mais la tête était encore brûlante; les mouvemens convulsifs des appendices n'étaient pas encore calmés; la soif, qui était violente, devint plus supportable.

Ce succès, presque inespéré, ne nous enivra pas ; nous savions, en effet, combien ce calme est trompeur, lorsqu'on n'en surveille pas les suites. Que de malades n'eussent pas été rejetés par le flux

irritatif au sein de la tempête, si l'égide de la révulsion eût enchaîné constamment l'organisme au port!

Deuxième visite. — Douze heures d'intervalle. J'appris des
parens du malade que la soirée avait été fort tranquille; que la
douleur de tête avait cédé; mais tandis que je m'occupais de recueillir ces détails, l'accès détona comme la foudre, et s'escorta
des convulsions, etc. , etc. Mais, confiant dans les attracto-déplétifs, je conjurai l'orage. Une application de vingt sangsues s'op-
posa rapidement au déploiement de cette terrible tourmente.
L'amélioration s'étant manifestée de nouveau, je la soutins par
des cataplasmes de farine de lin sur les ressorts dorsaux par l'application aux malléoles, à la plante des pieds, de sachets de
plume; par la décoction d'orge coupée avec un quart de lait frais.

Troisième visite. — Vingt-quatre heures d'intervalle. J'appris
que le malade avait été tranquille jusqu'à midi, heure à laquelle
commença à se manifester une douleur coronale, à la vérité beaucoup moins forte que les précédentes. Nouvelle application de sangsues: la faim s'étant manifestée, potage le matin, des herbes à midi,
un œuf le soir. Pendant l'intervalle, une solution de gomme: les
jours suivans, le malade n'ayant ressenti que des douleurs vagues,
je permis l'exercice qui enleva les dernières traces de l'irritation.
La révulsion suit la marche analogue pour l'adynamie continue.

Garnier fils, d'Orgeux, ressentit, en revenant de la charrue,
des frissons qui se continuèrent pendant onze heures consécutives.
La réaction s'opérant, le malade éprouva des douleurs de tête intolérables qui furent suivies d'un assoupissement qui se continua
pendant douze heures sans interruption. Le malade ne se réveilla
de son sommeil léthargique que pour être saisi d'un frisson, et
aussi long que le précédent, auquel succéda sans interruption un
assoupissement analogue à celui de la veille. La marche qu'a-
doptait cette affection ayant effrayé la mère, elle me fit appeler
au troisième accès. Les grands résultats que j'avais obtenus des
attracto-déplétifs m'engagèrent à solliciter, dans cette occurrence,
leur faveur à la naissance de la réaction qui se développa quelque
temps après notre arrivée : quinze sangsues furent placées à cha-

que ressort des balanciers cervicaux et quinze aux ressorts dorsaux. L'action ayant été énergique, j'eus le plaisir d'arracher,
une demi-heure après leur application, ce jeune homme à son
assoupissement léthargique. Prescription : cataplasme, solution
de gomme.

Cinquième visite. — Douze heures d'intervalle. Nous étant mis
en rapport avec l'heure de l'éveil irritatif, nous arrivâmes au moment du frisson : même application, même résultat. Pour le développer, l'affermir, nous fîmes chauffer des linges que nous dirigeâmes sur tout le tronc : cette médication ayant enchaîné l'action, le malade n'éprouva qu'une légère réaction; l'affaissement des
facultés intellectuelles fut à peine sensible : même prescription.

Troisième visite. — Trente-six heures d'intervalle. Le frisson
avait été peu sensible; l'assoupissement n'était qu'intermittent :
cependant, appréhendant le type continu, je pratiquai une nouvelle application qui, cette fois, ne fut que de dix sangsues aux
clavicules et cinq aux ressorts dorsaux. Les fonctions décelant une
tendance prononcée à récupérer leur action anormale, je ne donnai
plus que des soins hygiéniques au malade, qui fut entièrement
rétabli en dix jours; sa convalescence ne fut pas longue, après
quinze jours il reprit ses occupations.

PROPOSITION 100.

La considération du moment se déduit du type
irritatif : si l'inflammation a une marche intermittente (1), on la combattra à l'instant de son expansion; si, au contraire, elle a une marche continue,
on l'arrêtera à chaque bond.

Mme. Failoux, d'Orgeux, eut une fièvre intermittente-tierce en
l'année 1827 (céphalo-cardo-gastrite), avec prédominance d'irritation du premier organe, qu'elle portait depuis six mois, et qui

---

(1) Existe-t-il des irritations franchèment intermittentes ?

avait été traitée par le sulfate de quinine par M. Blin, d'Arc-sur-Tille. Après nous être assuré de l'origine du développement des foyers stomacal et encéphalique (le cordial n'était que consé-cutif) auprès du mari de la malade (la malade venait dans l'in-stant de perdre la connaissance des objets qui l'environnaient), nous nous hâtâmes d'appliquer dix sangsues à chaque ressort cervical et six au ressort dorsal, qui opérèrent un mouvement de succion tellement énergique, qu'après vingt minutes d'action Mme. Faitoux s'éveilla (voilà, confrères, des résultats qu'on ne saurait obtenir ni de la médecine expectante, ni de la méthode phlébotomique). Étant instruite par son mari que j'étais l'auteur de cet événement, elle me serra vivement la main en s'écriant : C'est donc à vous que je dois la vie. Je l'avouerai, cette expres-sion touchante fit vibrer mon cœur des plus douces émotions. Les sangsues étant détachées, je cicatrisai les plaies, comme je l'ai d'ailleurs toujours pratiqué, soit avant, soit après; une demi-heure après, à mon grand effroi, la stupeur réapparut : l'ayant combattue de nouveau par le même moyen, j'arrivai à un ré-sultat aussi satisfaisant. L'amélioration s'étant soutenue, j'explo-rai les appareils; la douleur encéphalique avait cédé à son at-traction, et cependant il existait encore de la pesanteur; la bou-che était brûlante, surtout au voile du palais, à l'extrémité lin-guale; le pharynx, l'estomac, participaient de cette ardeur, qui se manifestait, pour le ventricule, par un point pylorique fixe et permanent, par une constipation opiniâtre; la gêne de la respira-tion, ainsi que l'activité cordiale, ne s'annonçaient que pendant l'accès, qui était, au rapport tant de la malade que du mari, de quinze à seize heures; il n'existait point de frisson, la peau était sèche.

Deuxième visite. — Trente-sept heures d'intervalle. La malade va beaucoup mieux; cependant je prescrivis de nouvelles applica-tions qui me paraissaient commandées par un léger sentiment léthargique, avant-coureur de l'accès, qui fut avorté par cette puissance attractive. Je prescrivis de la fécule pour obvier aux exigences de la malade ; l'eau d'orge coupée avec un quart de lait frais, les cataplasmes, les carreaux, furent continués.

Troisième visite. — Nous apprîmes qu'à notre départ l'irritation cérébrale s'était un peu réveillée, qu'une somnolence légère de quelques heures s'était manifestée ; que la malade s'était aperçue, pour la première fois, d'une détente périphérique ; que les selles n'étaient plus boutelées (le point pylorique offrait l'intermittence) ; que la soif était presque normale ; que le sentiment de pesanteur que la malade éprouvait, dans les intervalles de l'accès, avait disparu ; que l'appétit se développait. Les indications déduites de ces considérations nous engagèrent à être moins sévère sur le régime, et à ne pratiquer que de légers points d'attraction : trois sangsues furent placées à chaque clavicule, et quatre sur les ressorts dorsaux, qui se cramponnèrent vivement ; les cataplasmes furent continués : au potage nous ajoutâmes un peu d'herbes, dans lesquelles les épinards devaient prédominer.

Quatrième visite. — Trente heures d'intervalle. Rien de remarquable, qu'une grande faiblesse dans les extrémités ; tous les appareils manifestent l'aptitude la plus favorable à entrer en fonction ; les facultés intellectuelles ne sont plus affaissées par l'irritation que quelques heures le soir ; la lumière ne fatigue point les yeux ; le tympan ne s'offense point de la présence des rayons sonores ; la pituitaire s'humecte ; une légère rosée apparaît sur toute la surface de la bouche, l'érosion pylorique a cessé, les matières sont normales, soit sous le rapport de leur persistance, soit sous le rapport de leur couleur, soit sous le rapport de leur odeur ; les urines déposent beaucoup ; la circulation décrit son cercle avec la régularité de l'état normal : cependant la vibrance cordiale est un peu plus prononcée qu'on ne l'observe dans l'état physiologique ; la respiration s'accélère légèrement le soir ; d'où naît l'indication de quelques sangsues sur les ressorts antéro-crâno-pectoraux, de la modération dans les alimens. La malade ayant manifesté le désir de boire quelques cuillerées de vin pur, nous résistâmes.

Quatrième visite. — Deux jours d'intervalle. L'accélération

de la colonne sanguine est normale ; mais la malade ayant ressenti un peu de pesanteur à la tête, nous prescrivîmes trois sangsues à chaque clavicule ; au régime précédent nous ajoutâmes un
œuf et quelques cuillerées de vin étendues dans deux tiers d'eau.

Cinquième visite. — Trois jours s'étant écoulés, la malade
avait franchi les limites assignées au régime. N'ayant pas éprouvé
de malaise, je lui promis d'arriver successivement à ses habitudes ;
d'ailleurs les fonctions m'y autorisaient.

Cette méthode est également applicable aux irritations ataxiques.

Jean Jelin, manouvrier à Cirey, ressentit des mouvemens
fibrilaires continus avec une violente exacerbation nocturne (c'était
le cinquième qu'il éprouvait lorsque nous fûmes appelé).

Le malade avait alors perdu la connaissance : tourmenté par
des convulsions dont tous les muscles locomoteurs étaient le siège,
les contractions s'exerçaient avec une telle violence qu'elles portèrent trois fois le malade hors de son lit. Ce trouble me parais-
sant l'expression de l'irritation encéphalique, je plaçai trente
très-grosses et très-vigoureuses sangsues aux espaces, et quinze
à la région hépatique : l'extrême absorption des liquides, la rougeur linguale, la sécheresse palatine parurent m'en imposer le
devoir. A la seconde visite (il était alors de neuf à dix heures) ,
l'accès qui, dans les précédens, durait de huit à neuf heures, fut
arrêté en une demi-heure. Prescription : des carreaux, des cataplasmes, eau de réglisse. Je quittai le malade emportant ses bé-
nédictions.

Troisième visite. — La fièvre avait beaucoup baissé ; mais
l'exacerbation revint, quoique beaucoup moins forte : nouvelle
application, réveil des facultés intellectuelles ; même prescription : la faim se prononçant, quelques cuillerées de potage furent
permises.

Quatrième visite. — Les pulsations sont presque normales ;
cependant encore un peu d'exacerbation combattue par dix sangsues. Prescription : potage le matin, un œuf à midi, des herbes le
soir. La malade m'ayant fait entrevoir qu'il désirait que je ne

luí fisse plus de visites, je discontinuai de le voir. Ayant eu l'occasion d'aller à Cirey six mois après, j'y vis Jelin très-bien portant.

O misérables confrères, qui respectez assez peu la noble profession que vous exercez, pour attirer l'attention de cette opulence insolente qui n'aperçoit qu'à travers votre prisme vulgaire ! et vous, qui insultez à nos succès, tandis qu'en rampant vous avez les regards prosternés sur la terre comme un criminel qui marche à sa dernière heure, épiez l'occasion de mendier la protection des créatures élevées par le hasard, arrêtez un instant vos regards sur ces résultats ! l'humanité vous y convie.

PROPOSITION 101.

La nature, en créant les êtres, a adapté à chaque appareil un rouage dont le pivot est fixé pour l'homme et les animaux qui occupent les degrés supérieurs de l'échelle animale aux foyers de la vie (centres ganglioniques); c'est là qu'arrivent, par les canaux ganglionico-nerveux, les influences modificatrices qui frappent les tentacules érectrices, tandis que, par les ganglionico-artérielles, s'en échappe l'excitation, qui va de division en division s'épancher aux expansions terminales artérielles, les franchit même, pour atteindre les bouches veineuses et absorbantes proprement dites.

PROPOSITION 102.

De chaque foyer sont élancées et des projections extérieures et des projections intérieures.

PROPOSITION 103.

Chaque balancier, considéré tant dans son plateau extérieur qu'à l'intérieur, exerce son influence sur plusieurs régions organiques qui ont leur limite, leur embranchement au plateau opposé.

PROPOSITION 104.

Les limites tant extérieures qu'intérieures étant autant d'anneaux de déversement, il importe de les prendre en considération lors de l'application aux trames des propriétés, soit attractives, soit répulsives.

PROPOSITION 105.

Les limites par embranchement sont des circonstances organiques défavorables aux applications, soit attractives, soit répulsives, attendu qu'en déposant l'action sur l'embranchement, l'on frappe également et sur le plateau envahi et sur le plateau normal. C'est ainsi que, pour combattre les irritations du système crâno-facial, l'on agira prudemment en faisant les applications sus-claviculaires, tandis que pour celles des irritations postéro-crâno-pectoro-appendixales, on les dirigera sur les centres omoplatiens.

PROPOSITION 106.

Tout agent, dans le déploiement de son action

sur nos tissus, étant susceptible de produire simultanément et des effets d'atmosphère et des résultats d'anastomose, on évitera de frapper sur les surfaces musculo-périphériques correspondantes au foyer.

Dans les irritations stomacales, par exemple, on placera les attractifs, soit sur la région hépatique, soit sur la région rénale. Ces applications ont des résultats d'autant plus marqués, qu'on agit sur des appareils sécrétoires susceptibles d'éliminer, par la sur-activité de leur fonction, l'irritation.

PROPOSITION 107.

Tel est le trépied où les indications reçoivent le cachet de l'équilibre.

Afin de rendre ces grandes vérités pratiques, de les encadrer en quelque sorte dans chaque balancier, après avoir fait l'esquisse de chacun d'eux, nous rapporterons les faits qui leur prêtent appui.

BALANCIER ANTÉRO-CRANO-JUGULO-FACIAL. *Plateau intérieur.* — La gaîne ganglionico carotidienne, en projetant ses divisions cérébrale antérieure, lacrymale oculaire, olfactive, buccale, auditive, pharyngienne, laryngée, thyroïdienne, verse l'excitation à ces divers systèmes qu'érectrisent respectivement les expansions crâniennes qui s'épanchent, sillonnent chacune d'elles.

Plateau extérieur. — C'est par les divisions frontale, antéro-supéro-médiane, latérales, sus-mentale, jugulaire, que l'excitation carotidienne vient recevoir l'éréthisation des expansions antéro-supéro-rachidiennes.

Les expansions phréniques et pectorales externes, en plongeant, l'une dans le diaphragme, tandis que l'autre va, dans les muscles pectoraux, ainsi qu'à la mamelle, porter l'érection tant aux excitateurs artériels du plateau intérieur, que du plateau extérieur du balancier postéro-crâno-pectoro-appendixal.

M. *** contracta, les premières années de la révolution de 89, une dartre qui s'était disséminée sur toute la périphérie. Les démangeaisons, les cuissons atroces qu'elle lui faisait éprouver, l'engagèrent à se confier à l'un des médecins de la grande-armée, qui le traita par le grand remède. Quelques mois après il s'aperçut que l'éruption cutanée, en disparaissant, avait développé une inflammation des muscles occipito-frontaux avec prédominance phlogistique à la partie antérieure (frontale). Passant et les nuits et les jours dans une agitation extrême qui ne lui laissait aucun repos, il résolut de nouveau de tenter les ressources de l'art, qui furent également infructueuses. Cinq vésicatoires placés aux régions de la nuque, antérieure et postérieure des bras, latérales de la poitrine, le jetèrent pendant deux jours dans un délire épouvantable. Le troisième jour de l'emploi indiscret des cantharides, le malade recouvra l'usage des sens. La tête, malgré cette légère amélioration, était encore le siége de violentes douleurs (expression de l'irritation encéphalo-frontale) qui allaient retentir dans le cœur, l'estomac et les reins. Ayant reçu la visite de son médecin, M. *** le pria très-instamment de lui enlever les vésicatoires de la poitrine et des bras. N'étant plus exposé qu'à l'influence d'un vésicatoire, sa constitution manifesta une légère tendance à l'équilibre. Le rhumatisme, quoique douloureux, était beaucoup moins violent et beaucoup moins persistant. Des congés ayant été délivrés à l'armée du Nord, il s'empressa de solliciter son retour.

Arrivé à Dijon, il fut se consulter auprès d'un chirurgien qui a jeté un vif éclat (M. Hoin). Ce praticien lui fit entrevoir qu'un régime sévère, des boissons adoucissantes, étaient les seules ressources que l'art pouvait lui offrir. Des exacerbations, des rémissions successives, se manifestèrent jusqu'au moment où il nous honora de sa confiance.

Au mois de novembre 1830, époque à laquelle nous fûmes appelé, nous remarquâmes une douleur de tête fronto-temporale extrêmement violente qui avait jeté le malade dans un état de somnolence telle qu'il avait perdu la connaissance des objets qui l'environnaient : circonstance qui nous engagea à différer l'examen des autres fonctions.

Cinq sangsues très-grosses furent placées sur chacune des régions sus-claviculaires. Le mouvement de succion ayant été énergique, l'irritation encéphalique disparut promptement : les paupières supérieures, immobiles d'abord, recouvrèrent à l'instant du cramponnement leurs mouvemens ; les yeux fixes par la souffrance des moteurs commencèrent à rouler de nouveau dans leur orbite ; les pupilles dilatées ressaisirent leur mouvement alternatif de dilatation et de contraction.

Les sangsues n'étaient pas entièrement gorgées que le malade nous fit l'aveu qu'il n'éprouvait plus que de légères douleurs qui avaient diminué successivement du point le plus éloigné de l'attraction cutanée à celui qui l'était le moins. Cette amélioration s'étant soutenue, nous pûmes entretenir le malade de la situation respective dans divers appareils.

Le pouls, qui avait presque disparu lors de notre arrivée, commença à recouvrer ses pulsations, qui, d'ailleurs, étaient en harmonie avec les contractions du cœur (1), dont l'activité, l'intensité croissaient également avec l'action attracto-déplétive. Ravi de cette observation, qui jetait pour jamais la base indestructible des balanciers de la puissance excito-motrice, nous nous empressâmes de porter notre investigation sur les autres appareils, persuadé qu'elle confirmerait cette présomption. En effet, la fonction auditive avait acquis une extrême activité (nous avons observé que le malade était indifférent aux questions qu'on lui soumettait). Nous avons parlé de la vue : la

_____

(1) Toutes les fois que nous posons les sangsues nous avons la précaution d'appliquer une main sur la région cordiale, tandis que de l'autre nous observons le pouls.

bouche s'humecta abondamment; les fosses nasales perçurent, pour la première fois, les molécules odorantes du tabac (1). L'estomac s'éveilla, l'appétit se manifesta avec énergie, les matières fécales obéirent à l'impulsion qui tendait à se propager à tous les appareils, lors de la dissémination des matériaux inflammatoires sur les appareils qui lui payaient tribut. En se levant sur son séant, le malade remarqua que le sentiment de contusion, qui paraissait s'élever de l'appareil locomoteur, suivait, dans son évasion, les progrès de l'action attracto-déplétive. Une légère rosée humecta la périphérie; les urines furent expulsées un quart d'heure après l'application.

L'étonnement du malade fut à son comble quand il s'aperçut que la douleur avait disparu comme par enchantement; mais nous nous ne étourdîmes pas sur un succès si inespéré; nous savions par expérience que, pour qu'un tel succès fût durable, il était indispensable de soutenir l'attraction, et que son nouveau déploiement devait avoir lieu à l'instant de l'éveil irritatif.

Le lendemain, deuxième visite, à neuf heures, comme la précédente, nous apprîmes que l'accès s'était manifesté à huit heures; que son apparition n'avait pas eu lieu avec des symptômes aussi formidables; que cependant il avait éclaté dans les mêmes régions. Les contractions du centre circulatoire explorées, le pouls palpé, nous apprirent que la circulation tendait à reprendre avec une égale énergie sa prédilection ascensionnelle de la veille. Les appareils des sens commençaient à perdre l'aptitude, à recevoir les agens provocateurs de leur fonction. Les viscères étaient d'ailleurs dans l'état normal, à part le cerveau, qui était affaissé par la congestion voisine (du moins, s'il est permis de con-

---

(1) Nous avons été à même d'observer depuis que la trame de cet appareil, ainsi que celle du centre circulatoire et de l'estomac, deviennent les centres de déversement les plus actifs : le cœur, dans son action, en accuse quelquefois plusieurs jours le résultat, tandis que l'estomac s'en dégage promptement par les rameaux hépatiques, rénaux, etc.

sidérer la commotion comme en étant l'expression (1). Ne voulant pas donner le temps à l'irritation de végéter dans sa trame favorite, nous apposâmes six sangsues aussi grosses que les précédentes à chaque clavicule : à peine furent-elles cramponnées que le malade nous signala la marche ascendante de l'inflammation ; que les organes des sens reprirent leur activité ; que le cerveau sortit de son état de torpeur ; que la peau offrit une légère moiteur. Ces diverses modifications se manifestèrent dans l'intervalle d'une heure. Je continuai, d'ailleurs, l'eau de réglisse, les potages de ris, de vermicelle, l'usage d'un carreau aux pieds.

Une irritation de trente années d'existence, à des jours fixes, toujours instante, me disais-je en quittant le malade, résistera fortement à l'attraction déplétive qui n'a qu'une existence instantanée, éphémère, si je ne la soutiens par de nouvelles applications : ces réflexions m'engagèrent à lui faire une visite le soir sur les neuf heures (2).

Troisième visite. — Douze heures après la seconde application, trente-six heures de traitement, je trouvai les appareils des sens beaucoup moins opprimés qu'à la visite précédente. La douleur fronto-temporale commençait cependant à s'élever : les appareils intérieurs n'en avaient néanmoins reçu aucune impression. Le malade avait bien reposé ; les excrétions étaient normales. En consultant mon expérience à l'aspect de ce tableau organique, elle m'apprit qu'en différant l'application, je prêterais, en favorisant la congestion, une nouvelle vigueur à l'inflammation : quatre sangsues, d'après cette considération, furent apposées sur chaque région sus-claviculaire ; la succion ayant été énergique, le mouvement insurrectionnel fut étouffé à l'instant

---

(1) On sait qu'il existe des ouvertures émissaires destinées à établir une communication des parties extérieures avec les enveloppes encéphaliques.

(2) Les irritations dont la périodicité a un caractère fixe tendent, lorsqu'elles ont été combattues par un traitement révulsif-actif, à se réveiller au milieu du laps de temps qui s'écoule entre leur apparition et leur disparition.

de l'action attractive. Le malade ayant manifesté hautement le désir de recevoir une alimentation plus nutritive que celle qui lui avait été accordée jusqu'alors, je me crus autorisé, d'après la situation de ses organes, à accorder du veau rôti, de l'eau rougie.

La quatrième visite eut lieu quarante-huit heures après la première application. Les diverses fonctions présentant, à part l'estomac, le type normal, nous crûmes devoir nous renfermer dans les limites de l'observation; l'eau de gomme fut conseillée, injonction fut faite au malade de diminuer la quantité des alimens; les selles ayant différé, un lavement fut prescrit.

La cinquième visite eut lieu vingt-quatre heures après la précédente : l'anorexie légère, la constipation qui s'étaient manifestées la veille ayant disparu, nous permîmes au malade de reprendre ses habitudes.

Tant il est vrai que ce n'est pas aux hôpitaux qu'on peut recueillir des observations complètes. Trois jours après que nous eûmes cessé nos visites, nous fûmes prié de nous rendre chez M. ***, qui éprouvait de nouvelles douleurs, aussi violentes que les premières. Conséquent dans notre pratique, nous fîmes une application de six sangsues à chaque surface claviculaire, qui opérèrent pour cette fois un résultat aussi prompt que durable. Nous avons été à même de voir M. *** le mois dernier, qui nous a affirmé qu'il n'a point eu d'accès depuis la dernière application de sangsues (1).

M. ***, doué d'une constitution herculéenne, avec prédominance sanguine, éprouva, les premiers jours de décembre 1830, une douleur tellement violente dans le trajet des nerfs temporo-frontaux, qu'il m'envoya chercher cinq fois en une heure. M'étant rendu à ses désirs, j'observai que les tégumens correspondans à

(1) Nous observerons une fois pour toutes que, les sangsues détachées, nous cicatrisons à l'instant même les plaies. D'incalculables avantages résultent de cette pratique, nous les signalerons en faisant l'historique de nos méditations thérapeutiques.

la phlogose étaient sillonnés profondément par l'irritation; que l'angle externe de l'œil correspondant était moins ouvert, au moins d'un tiers, que l'opposé; qu'il existait des soulèvemens d'estomac très-énergiques, qui étaient accompagnés d'un enduit pâteux de la langue, d'anorexie, sans point pylorique appréciable. L'acte locomotif déterminait dans les muscles fléchisseurs, surtout des extrémités abdominales, un sentiment de contusion très-pénible; les appareils des sens étaient affaissés, ainsi que le cerveau; la peau sèche, surtout aux extrémités; la respiration ne présentait rien de notable, les contractions du cœur étaient à peine sensibles, le pouls disparaissait sous le doigt.

L'application de douze sangsues (elles étaient très-petites) à la clavicule correspondante ayant été accueillie, j'y procédai de suite. Trois d'entre elles s'étant cramponnées, j'observai que le front et l'angle externe de l'œil correspondant reprirent, à mon grand étonnement, leur caractère normal avant que l'action attractive ne fût terminée. Les bains de pied, d'après notre méthode, furent ordonnés, les liqueurs alcooliques défendues; les potages de ris, de vermicelle, de semoule, à la volonté du malade, furent permis; l'eau d'orge coupée avec un quart de lait frais, à laquelle on devait ajouter, par verre, une cueillerée de sirop de gomme, fut prescrite.

La douleur ayant cédé promptement, je crus pouvoir me dispenser d'une visite le soir.

Vingt-quatre heures s'étaient à peine écoulées que je me présentai chez le malade, qui, n'éprouvant pas la plus légère trace d'irritation, m'engagea à différer jusqu'au lendemain le traitement ultérieur. Le surlendemain, en allant chez le malade, je le trouvai le marteau sur l'épaule qui allait à sa carrière : quinze jours après il n'avait éprouvé aucun nouvel accès.

Madame ***, demeurant rue de la Préfecture, était sujette depuis plus de dix ans à des irritations périodiques de l'encéphale, lorsqu'elle nous pria de passer la voir. Nous étant rendu de suite chez elle, nous envoyâmes chercher des sangsues, tandis que nous nous mîmes en rapport avec les antécédens, en priant la malade de nous faire l'historique de son affection.

Depuis long-temps j'éprouvais, nous dit-elle, des douleurs de tête qui apparaissaient tous les quinze, seize du mois, pour se continuer deux à trois jours, comme je ressentis, en vendant ma marchandise à la foire de Talmay, un coup de soleil. A l'instant des douleurs apparurent avec la violence d'un éclat de tonnerre ; mes sens en furent anéantis, ma marche incertaine. Cet état désespérant se continua jusqu'au soir, la nuit fut agitée, je ne reposai pas. Le lendemain j'avais encore la tête pesante, les jambes harrassées, les bras brisés. Cette sur-excitation s'est perpétuée à toutes les périodes qui se sont écoulées jusqu'à ce jour.

L'indication était trop ostensible pour ne point la saisir à l'instant ; aussi une application de sangsues fut faite sur chacune des régions sus-claviculaires, au nombre de cinq. Selon notre méthode, nous cicatrisâmes dès que les sangsues se furent détachées.

Le soulagement subit qu'éprouva la malade lui inspira une telle confiance, qu'elle me promit de se prêter à une seconde application de suite, si de nouveaux accidens se déclaraient.

A ma seconde visite, qui eut lieu vingt-quatre heures après la précédente, j'observai que la peau était encore sèche ; que le sentiment de contusion des appendices réapparaissait ; que la fadeur envahissait la bouche ; que la tête était chaude ; que les organes des sens étaient affaissés, mais beaucoup moins que la veille.

Craignant que l'accès ne reprît son intensité, nous appliquâmes quatre sangsues à chaque région sus-claviculaire. Le résultat fut le même que celui de la veille ; tous les accidens disparurent en une demi-heure : l'appétit s'étant un peu aiguisé, nous permîmes des alimens légers. Un bain de pieds fut conseillé (on ne devait utiliser que l'action primitive) ; l'eau de gomme fut continuée.

Troisième visite. — Quarante-huit heures après notre première visite, il n'existe plus que de la pesanteur, qui est combattue par une application de trois sangsues à chaque clavicule.

Quatrième visite. — La convalescence est complète.

Il s'est écoulé depuis le traitement trois mois sans manifestation d'irritation encéphalique.

Madame ***, de la rue de la Préfecture, éprouva, au mois de juin 1830, de violentes convulsions qui l'élancèrent hors sa chaise. Quelques personnes qui accoururent aux cris de sa mère, la portèrent sur son lit, d'où elle fut jetée à terre, tandis qu'on était allé chercher du secours auprès du médecin le plus rapproché de sa demeure.

Etant arrivé une demi-heure après la naissance des secousses convulsives, nous observâmes une sueur abondante qui couvrait le tronc, la face, ainsi que les extrémités. Les muscles présentaient une raideur tétanique. Les membres contournés soulevaient avec violence le tronc arc-bouté. Le grincement des dents, la tension des muscles faciaux, donnaient à la figure un aspect effrayant.

Convaincu que ces symptômes alarmans émanaient de l'irritation encéphalique, j'envoyai chercher vingt sangsues, dont dix furent placées à chaque clavicule. Les sangsues étant grosses, le mouvement de succion énergique, j'arrêtai à l'instant même les accidens formidables. Les plaies des sangsues furent cicatrisées, comme j'ai toujours l'habitude de le pratiquer, dès l'instant que les sangsues cessèrent d'opérer la révulsion. Déjà je m'applaudissais de mes succès, lorsque l'estomac fut soulevé, des contractions anormales expulsèrent les alimens que la malade avait pris deux heures avant les accidens. Dans la crainte que les efforts qu'elle avait été obligée de faire pour vomir ne vinssent rallumer l'incendie encéphalique, je m'empressai de placer des sangsues sur la région hépatique, et cinq à chaque clavicule; les sangsues s'étant bien cramponnées, mes craintes s'évanouirent. La défense expresse de manger des alimens épicés, de boire des boissons alcooliques étant faite, je quittai la malade en lui prescrivant des boissons tempérantes.

Deuxième visite. — Douze heures d'intervalle. La malade

ayant accusé des douleurs de tête, de la chaleur à l'estomac, je fis une double application aux clavicules et à la région hépatique de six sangsues. Je conseillai de la modération dans le régime ; des bains de pieds qui étaient indiqués par la sécheresse de la périphérie.

Troisième visite. — La malade n'éprouve plus de douleurs de tête ni de chaleur à l'estomac : une légère moiteur couvre la peau.

Mme. ***, de la rue Saint-Martin, était convalescente d'une gastro-entérite depuis un mois que j'avais traitée par des applications hépatiques, comme elle éprouva des convulsions aussi inquiétantes par leur violence que par leur durée.

Il y avait déjà près de deux heures qu'elles duraient lorsque nous fûmes appelé : trois personnes pouvaient à peine en modérer les résultats. L'énergie des contractions était surtout remarquable dans les muscles des appendices thorachiques.

La durée de ces convulsions, leur violence, nous portèrent à agir promptement, à déployer une puissance attractive formidable. Confiant dans l'action des sangsues, qui jamais n'avait trompé notre attente, nous en conseillâmes l'emploi. Les femmes qui environnaient la malade crurent devoir attirer notre attention sur sa grossesse, qui, disaient-elles, est un obstacle qu'un médecin prudent doit prendre en considération. Depuis long-temps l'expérience nous avait démontré combien ce fatal préjugé est funeste aux malheureuses femmes qui sont confiées à des médecins qui ne voient que par les yeux du passé, qui n'ont de pensées que celles qui sont exprimées dans les auteurs.

Convaincu par mon raisonnement, et surtout par les progrès effrayans de la maladie, l'on m'autorisa à agir. Vingt-quatre sangsues très-grosses furent placées, douze à chaque clavicule ; afin de favoriser leur cramponnement, leur succion, j'appliquai les mains jusqu'au moment où elles se détachèrent. Triomphe de l'équilibre de fonctions ! Cinq minutes ne se sont pas encore écoulées que les appareils des sens transmettent aux départemens encéphaliques la perception des objets. Que la malade accuse l'auteur de ses douleurs d'avoir provoqué son malaise ! Les plaies des sangsues étant cicatrisées, nous conseillâmes le calme moral, dont l'agitation avait provoqué cette série de phénomènes; nous prescrivîmes la macération de racines de bois de réglisse, alternée avec l'eau de gomme.

Deuxième visite. — Vingt-quatre heures d'intervalle. Il existe un peu de chaleur à la tête, mais point de douleur, mais point de pesanteur; la langue est légèrement blanche au centre, rosée au pourtour et à l'extrémité : douze sangsues sont apposées pour détruire le noyau, continuation des mêmes boissons, et pour apaiser l'appétit qui s'aiguise, des potages au lait.

Troisième visite. — Dix-huit heures d'intervalle. La malade est levée; les appareils appellent leur stimulus réciproque.

Madame ***, depuis huit jours, avait un érésipèle ambulant de la face, qui tantôt occupait la joue droite, tantôt la joue gauche, puis de ce centre s'étendait à l'œil en même temps qu'il envahissait le côté correspondant des lèvres. La bouche pâteuse, la langue ardente, les dents fuligineuses, de la douleur de tête : tel est le groupe de symptômes qui avaient escorté la marche de l'irritation périphérique. Les soins hygiéniques avaient été employés depuis l'origine de l'affection : aucune amélioration notable n'en était résultée. Cette circonstance avait tellement irrité la malade, qu'elle ne voulait permettre aucune application de sangsues; cependant, cédant aux observations de son mari, qui avait été traité par notre méthode, elle consentit à se soumettre à l'action attracto-déplétive, qui lui procura un bien-être aussi prompt que sensible. Notre honorable confrère Legrand, qui assistait au déploiement de l'action attractive, fut frappé comme nous du dégorgement qui s'opérait sous son influence. Les plaies faites par les huit sangsues étant cicatrisées, nous quittâmes la malade après lui avoir ordonné un gargarisme adoucissant, prescrit des alimens tempérans.

Deuxième visite. — Neuf heures d'intervalle. La malade ouvre plus facilement la bouche, qui est beaucoup moins pâteuse; la langue est moins rouge, les dents moins fuligineuses : la douleur de tête est éteinte. Cependant, appréhendant le retour des accès qui semblaient poindre (la malade commençait à éprouver dans la joue de nouveaux élancemens), je fis une nouvelle application de sangsues, qui firent céder promptement les alarmes de madame C***.

Troisième visite. — Trente heures d'intervalle. Le dégorgement se continue, les mâchoires sont écartées sans douleur, la fadeur est presque nulle, la rougeur de la langue continue également à disparaître, la tête n'est plus brûlante. Je ne prescris que quelques fomentations tempérantes. La malade ayant éprouvé de violens besoins, je lui permis une nourriture plus substantielle.

M. ***, menuisier, se heurta contre l'un des angles de son établi la tubérosité malaire, en se baissant pour ressaisir son ciseau ; à l'instant il éprouva une violente douleur qui de la crête malaire parut s'irradier dans la direction des diverses ramuscules du maxillaire supérieur correspondant. Désirant terminer l'ouvrage qu'il avait commencé, il travailla toute la journée, quoique la douleur devînt plus forte et s'irradiât davantage. Le jour suivant une grande tuméfaction se manifesta à la paupière inférieure, à la joue correspondante, aux lèvres supérieure et inférieure, ainsi qu'aux gencives ; les dents acquirent une sensibilité extrême, l'œil devint douloureux, l'insomnie s'annonça. Ce fut le quatrième jour du déploiement de ces symptômes formidables que nous fûmes appelé. A cette époque nous observâmes que la surface périphérique frappée était noire au centre, jaune à la circonférence qui avait le diamètre d'un centime : les paupières (le gonflement avait envahi la veille de notre arrivée la supérieure), la joue, les lèvres avaient perdu, par l'extension de leur tissu, leur forme. Les paupières étant écarlates, nous remarquâmes que la conjonctive était fortement enflammée, la lumière perçue par le globe oculaire avec une douleur inouïe.

Apercevant dans ce trouble l'irritation s'acheminant par sympathie anastomotique des surfaces où s'éteignent les ramifications faciales à celles où se fusent le maxillaire supérieur et le maxillaire inférieur, qui, d'ailleurs, sont également soumises aux influences des expansions du plexus cervical, l'indication révulsive claviculaire, je posai huit sangsues sur la clavicule correspondante : leur mouvement de succion ayant été simultané et énergique, le malade éprouva à l'instant de leur cramponnement une amélioration qui fut caractérisée pour la tête, par le réveil hépatique et la diminution progressive de la douleur frontale ; pour l'œil, par l'aptitude plus prononcée à palper les rayons lumineux ; pour les mâchoires, l'affaissement du sentiment de constriction qui s'élevait de la région buccinatrice : telle est la série d'améliorations qui tendait à s'accroître sous l'influence plexiale. A notre seconde visite, vingt-quatre heures après la précédente, une nouvelle détonation irritative eut lieu dans tous les organes primitivement envahis. Quoique sévissant avec moins de fureur, nous devions nous opposer à son déploiement ; c'est en effet ce que nous fîmes par l'application de huit nouvelles sangsues qui produisirent un résultat analogue au précédent.

A la troisième visite, dix-huit heures après la seconde, il n'existe plus de somnolence ; la douleur frontale n'a pas réapparu, l'œil continue à recevoir plus favorablement l'agent de sa fonction ; un mouvement de détente a lieu dans les muscles buccinateurs ; les gencives se dégonflent, les pommettes se dessinent, la fadeur de la bouche disparaît, la rougeur de la langue s'éloigne. Le malade demande des alimens que nous lui accordons.

Mlle.***, raccommodeuse de dentelles, depuis long-temps passait et les nuits et les jours à travailler assiduement, comme elle éprouva une violente inflammation des molaires qui, quelques heures après, s'irradiait aux gencives correspondantes, ainsi qu'aux tissus de la joue. Les douleurs atroces qui émanaient du foyer irritatif ayant surmonté la résistance qu'elle avait apportée à se faire traiter, nous fûmes appelé par la mère. Déjà quinze jours s'étaient écoulés depuis l'invasion ; alors nous remarquâmes une tuméfaction qui avait envahi la paupière supérieure, l'aile du nez, ainsi que la fosse nasale, le conduit auditif, la joue correspondante. La malade n'ayant pu écarter les os maxillaires, nous ne pûmes apercevoir celle qui existait à l'intérieur de la bouche ; cependant l'index introduit nous décela un gonflement gengival très-prononcé qui se dessinait tout le long de la branche maxillaire inférieure ; la langue, projetée hors de la bouche, nous annonça une inflammation du bord et de l'extrémité. La malade nous compara la buccale à celle d'un brasier ardent. Les divers foyers étant également sous la dépendance du balancier cervical, nous crûmes remplir l'indication qu'ils offraient en plaçant des sangsues sur les clavicules. Nous sommes heureux de le dire, deux applications de quatre sangsues, à vingt-quatre heures d'intervalle, suffirent non-seulement pour arrêter les progrès, mais même pour détruire entièrement les accidens.

Le troisième jour du traitement, les tissus enflammés avaient repris entièrement leur assiette ordinaire ; l'exploration aux dents nous ayant démontré la cause de l'irritation gengivale (les dents étaient enveloppées d'une calotte de tartre très-épaisse, très-résistante), nous lui conseillâmes de se les faire nettoyer.

Mad.***, impasse..., fut éveillée dans la nuit du 5 juin par une douleur atroce qui émanait des deux molaires, ainsi que du conduit auditif gauche ; s'étant prolongée avec une égale intensité, elle ne fit qu'un cri toute la nuit. Une commère lui ayant dit que le coton cardé, imbibé d'huile, était suffisant pour détruire son affection, elle ne nous fit appeler que le troisième jour des accidens qui l'avaient beaucoup effrayée.

L'indication était trop pressante pour différer un instant d'y souscrire : aussi, m'empressai-je de lui faire appliquer dix sangsues sur la clavicule dont je surveillai l'action. A peine étaient-elles détachées que l'otite disparut, et que l'irritation molaire devint à peine perceptible. Un sentiment confus de malaise paraissait lui avoir succédé. Des cataplasmes émolliens furent prescrits.

Deuxième visite. — Douze heures d'intervalle. L'irritation commence à reparaître aux gencives, ainsi qu'aux molaires ; le conduit auditif même devient le siége d'élancemens. La tête s'échauffe ; cependant la malade a bien reposé la nuit. Appréhendant le retour de ses douleurs, elle nous prie de lui faire une seconde application. Partageant ses craintes, nous y procédâmes de suite; nous n'en posâmes que six, n'ayant pu nous en procurer davantage. Elles n'étaient pas encore détachées que la malade s'aperçut que la douleur avait disparu comme par enchantement. Les cataplasmes ayant été rejetés par la malade, nous nous en tînmes au régime.

Troisième visite. — Vingt-quatre heures d'intervalle. L'otite n'a laissé aucune trace; les gencives sont encore sensibles. La malade consent à une troisième application de quatre sangsues pour éteindre le foyer.

Quatrième visite. — Douze heures d'intervalle. La malade a repris ses occupations.

Mme. *** avait un tintement d'oreille qui alternait depuis huit jours avec une odontalgie, comme elle s'aperçut le matin, en s'éveillant, de l'impossibilité de desserrer les dents. Ayant introduit ses doigts dans la bouche, elle décrivit le contour buccal d'où émanait la douleur, ainsi que la muqueuse de la joue, qu'elle trouvait très-gonflée, circonstance qui l'engagea à la soumettre à notre observation.

L'invasion datait de dix jours lorsque nous remarquâmes une fluxion qui dominait tout le côté droit. L'œil, la joue, les muqueuses buccale, nasale, auditive, étaient également envahies dans leur totalité, ainsi que la gengivale. La langue était blanche au centre, rouge au pourtour et à l'extrémité, le palais sec. Les glandes salivaires sécrétaient un fluide filant, visqueux; quelques soulèvemeus de cœur s'étaient manifestés les derniers jours; les renvois supérieurs les accompagnaient; la douleur frontale, qui semblait l'absorber, ne datait que de deux jours.

Cinq sangsues, dont l'action révulsive devait être soutenue par les cataplasmes émolliens, furent placées à la région claviculaire correspondante.

Deuxième visite. — Dix-huit heures d'intervalle. La douleur de tête est tombée; cependant le dégorgement n'est sensible qu'aux paupières : l'écartement des os maxillaires est un peu plus facile. La douleur odontalgique et auditive est beaucoup moins forte : une seconde application de quatre sangsues, qu'on ne doit également pas laisser saigner, est prescrite, ainsi que la continuation des cataplasmes émolliens.

Troisième visite. — Douze heures d'intervalle. Le dégorgement se complète, l'œdématie palpébrale n'existe plus ; celle de la joue tend à persister davantage que celle des gencives : trois sangsues sont placées.

Quatrième visite. — Quinze heures d'intervalle. L'écartement maxillaire est de plus en plus facile ; la révulsion continue à s'opérer. La malade doit continuer ses cataplasmes. Après huit jours de traitement, nous vîmes la malade qui nous dit qu'*elle jouissait de la meilleure santé possible.*

Mme. ***, de la rue Suzon, eut, en juin 1830, une affection analogue qui était compliquée de fièvre intermittente. Le même traitement, accompagné d'applications hépatiques, suffit pour faire disparaître tous les symptômes, du troisième au quatrième jour de traitement.

M***, âgée de dix-huit ans, souffrait depuis long-temps des dents molaires, comme elle éprouva une détente buccale qui, des gencives correspondantes au foyer, envahit successivement les régions labiale, buccinatrice, nasale, oculaire. Epouvantés par les accidens, les parens de la malade me prièrent de lui donner mes soins.

Arrivé le lendemain de la sur-excitation, nous observâmes de la chaleur, de la rougeur à tout le côté envahi. Les départemens cérébraux étaient le siège de douleurs qui émanaient du côté correspondant. La cavité buccale était ardente comme un foyer incandescent ; la langue et les gencives étaient couvertes d'un enduit brunâtre, tout le tissu périphérique était œdématié : l'œil même était masqué par le développement de ses voiles mobiles. Les mâchoires étaient tellement contractées, qu'à peine la malade pouvait recevoir les liquides destinés à la désaltérer.

La respiration était difficile, quoique l'auscultation ne décelât pas d'engorgement notable : le cœur battait avec violence. Aux radiales le sang arrivait avec tumulte. La locomotion des appendiches thorachiques était pénible : la malade éprouvait un sentiment contusif en les soulevant. La périphérie se disposait à la réaction que paralysait l'intensité de l'irritation.

La perte de l'appétit, le séjour prolongé des matières dans les intestins, annonçaient le rayonnement irritatif au plateau médian. L'expulsion difficile des fèces, la rareté des urines, leur dépôt, ainsi que la difficulté de la progression, décelait la projection de l'irritation au plateau pelvi-appendixal. Considérant tous ces phénomènes comme ayant leur source au foyer buccal, nous dirigeâmes les attractifs aux régions sus-claviculaires, tandis que nous tempérâmes les surfaces irritées par les cataplasmes émolliens qui furent renouvelés fréquemment. Huit jours de traitement suffirent pour faire disparaître et les accidens primitifs et les accidens consécutifs.

Madame ***, à la suite d'une inflammation générale, qui tantôt adoptait le type aigu, tantôt le chronique, s'aperçut que toutes ses dents molaires inférieures du côté droit vacillaient dans leur alvéole lors de la mastication. Appréhendant que cette inflammation ne se propageât, par voie de continuité, aux gencives voisines, la malade appela notre attention sur les indications que cette affection réclamait.

N'apercevant dans la vacillation dentaire qu'un effet consécutif de l'inflammation gengivale, je m'empressai de saisir les indications qui découlent de cette anormalité. Quatre grosses sangsues placées sur la clavicule correspondante produisirent autant de centres de révulsion, qui, en projetant leur irradiation, devaient attirer les fluides vitaux de la fonction anormale. Madame *** ayant circonscrit, après la chute des sangsues, la gencive enflammée, elle s'aperçut qu'elle offrait plus de tuméfaction. Le lendemain, après l'application de quatre nouvelles sangsues, les organes masticateurs étaient rentrés dans les conditions de leur fonction.

M. Bentkoski, capitaine réfugié polonais, avait éprouvé, pendant le mois brumeux de décembre, une trachéo-bronchite qui, en passant à l'état aigu, avait fouetté une inflammation stomacale qui tantôt sommeillait, tantôt s'éveillait, selon qu'une phlegmasie coxo-fémorale qu'il avait contractée lors de la glorieuse campagne de l'indépendance, apparaissait ou disparaissait.

M. Bentkoski, confiant dans la réputation de M. Salgues, le pria de passer chez lui. Après avoir adressé quelques questions au malade, le médecin de l'hôpital militaire fit pratiquer, par M. Clertan, l'ouverture de la médiane, de laquelle il s'échappa une telle quantité de sang, que le malade en fut affaibli plusieurs jours. L'affection faisant des progrès, M. le réfugié polonais, effrayé de l'extension inflammatoire qui envahissait avec d'autant plus d'audace des départemens nouveaux, qu'en pratiquant la phlébotomie on avait privé les trames de leur élasticité réactrice, pria son honorable médecin de prendre en considération les résultats de la saignée, afin d'aviser à d'autres moyens qui offrissent plus de garantie dans leur action. Effrayé de l'incertitude de M. Salgues, le capitaine polonais lui demanda s'il ne pourrait pas employer avec avantage les sangsues. Oui, répondit le ministre, vous pouvez vous permettre une application ; quelquefois on s'en trouve bien, quelquefois on s'en trouve plus mal. M. Bentkoski avait passé une nuit extrêmement orageuse, lorsqu'on lui annonça la visite de M. Clertan, qui approuva l'application de vingt sangsues à la région antéro-médiane de la poitrine. M. Bentkoski ayant prié le collègue de les lui placer, celui-ci s'y refusa, *objectant que les hommes de l'art consultent, mais n'exécutent point.* Tandis que madame B*** plaçait les sangsues au lieu d'élection, le malade ressentit à la région pectorale correspondante à la succion un sentiment extrêmement pénible, qui fut accompagné d'une toux convulsive qui se continua pendant plusieurs heures. Les sangsues étant détachées, on favorisa, selon la méthode de M. Broussais, l'écoulement.

Deux jours s'étaient écoulés depuis l'application, lorsque M. l'officier polonais reçut la visite de son médecin, qui ne fut point du tout surpris de la sur-excitation qu'avait produite l'application de sangsues, qui la considéra même comme inévitable.

Toujours harcelé par son malade, M. Salgues opina pour les

éliminateurs inférieurs (purgatifs), qui produisirent huit selles.
Affaibli et par les saignées générales et par la saigné locale,
excité par les éliminateurs, et ne recevant d'ailleurs que des
visites fort éloignées de ses médecins, M. Bentkoski prit la résolution de se confier à d'autres médecins. Comme il entretenait
M. Scojeski de sa position, qui lui inspirait des craintes d'autant
plus fondées que l'irritation, en s'acheminant à travers les trames
intérieures, épuisait les organes locomoteurs, son ami lui signala
les brillans résultats qui sont consignés dans la production que
nous avons publiée en faveur des héros de l'armée indépendante.

Réconcilié avec l'art, le capitaine polonais manifesta à M. Scojeski le désir de nous entretenir de sa maladie.

En entrant chez M. Bentkoski, je fus frappé de la transition
de température que l'on éprouvait en passant de sa chambre à
coucher à celle qu'il occupait lorsqu'il sortait de son lit pour se
délasser; l'une était le confluent de cinq courans qui produisaient
sur les organes pulmonaires un effet d'autant plus délétère que
leur action n'était point tempérée par l'irradiation d'un foyer;
la seconde, très-petite, calfeutrée, offrait la température d'une
étuve.

Après avoir fait entrevoir au malade les conséquences d'une
action si contraire, tant sur la périphérie que sur les appareils
pulmonaires, je passai successivement en revue les divers départemens que je trouvai dans les situations respectives que je vais
signaler : Balancier antéro-crâno-jugulo-facial, plateau intérieur; ses facultés intellectuelles étaient affaisées sous l'oppression cérébrale; une douleur frontale, dont l'intensité coïncidait
à l'enchaînement de l'intellect, apparaissait périodiquement.
Les appareils des sens étaient engourdis; les paupières abaissées
s'opposaient à l'action des rayons lumineux. L'audition était
paresseuse; les fosses nasales percevaient anormalement les molécules provocatrices de leurs fonctions.

La cavité buccale, dans son rempart comme dans son centre,
était couverte d'un enduit qui se dessinait au milieu de la
langue, par une large plaque qui procurait au malade une

amertume insupportable. M. Bentkoski ressentait dans les organes
vocaux, lors de l'articulation de la voix, une douleur tellement
aiguë, qu'il était obligé, lorsque nous lui adressions des questions, d'y répondre le plus souvent par des signes de tête.

Plateau extérieur. — Les surfaces périphériques correspondantes avaient cessé leurs fonctions; l'action répulsive se décelait
dans cette trame par sa sécheresse, par sa teinte. Les cellules sus-
musculaires et inter-musculaires étaient déprimées, adhérentes
aux parties environnantes; les muscles desséchés mettaient à
découvert les protubérances malaires; les muqueuses labiales
étaient couvertes de pellicules.

BALANCIER POSTÉRO-CRANO-PECTORO-APPENDIXAL. *Plateau
intérieur.* — A la percussion, le tiers supérieur des lobes offrait
un son mat, l'auscultation immédiate vérifiait ce diagnostique. M.
Bentkoski s'étant opposé à l'investigation médiate, nous ne pûmes
y avoir recours; le malade se couchant librement sur le dos, comme
sur le ventre et les parties latérales, nous en conclûmes que les
plèvres ne participaient pas à l'orage qui avait éclaté dans les
poumons. La toux convulsive, la douleur atroce que le malade
ressentait à la trachée, aux bronches, n'étaient que l'écho de l'irritation pulmonaire. Les contractions du cœur étaient en rapport
et avec l'engorgement pulmonaire et avec les vibrations artérielles, qui elles-mêmes coïncidaient avec l'action périphérique, qui était tantôt convulsive, et alors une transpiration
abondante se manifestait sur les plateaux pectoro-abdominaux;
tantôt anéantie, et, dans cette dernière occurrence, la peau était
sèche.

BALANCIER MÉDIAN. *Plateau intérieur.* — L'appétit est nul;
l'absorption des liquides plus considérable pendant la période de
réaction. Les alimens, à l'instant de leur ingestion, occasion-
nent un ballonnement stomacal; quelques gaz se dégagent par
la partie supérieure. A leur issue, le malade éprouve à la bouche
un goût extrêmement désagréable. La région hépatique explorée
offre une légère saillie. Le malade accuse une légère douleur au
rein droit, qui paraît s'irradier à l'urètre correspondant.

16

Plateau extérieur. — Nous en avons tracé l'esquisse.

Balancier pelvi-appendixal. *Plateau intér cur.* — Appareils génito-urinaires; leurs fonctions s'étaient légèrement assoupies, du tube rectal s'échappent avec douleur des matières dures, bouletées.

Plateau extérieur. — L'appareil locomoteur actif des extrémités inférieures, comme celui des supérieures, est assoupi; son action est douloureuse, par suite de l'irradiation qui a été provoquée par les foyers intérieurs. La périphérie de ces régions, comme celle de la face, était alternativement convulsive et engourdie; les cellules graisseuses déprimées.

A l'aspect de cet épouvantable tableau, dont la médecine éclectique avait broyé les hideuses couleurs, j'eusse reculé d'épouvante, si quinze années d'observations, de méditations, n'eussent arraché à la nature ce mystère qu'elle masquait depuis plus de quatre mille ans aux hommes qui ont sacrifié leur avenir, voué leur existence à l'amélioration des générations.

En portant le compas de l'analyse sur l'organisme, nous avons circonscrit les foyers aux plateaux antéro-crâno-jugulo-facial, postéro-crâno-pectoro-appendixal, et médian. Nos investigations nous ayant de plus mis en contact avec cette donnée importante, que l'irritation trachéenne, en se développant, avait réveillé e foyer stomacal, allumé l'incendie encéphalique, nous déduisîmes de ces circonstances pathologiques l'indication de frapper d'abord sur le balancier antéro-crâno-jugulo-facial, par les attracto-déplétifs dirigés sur l'espace claviculaire, et de suivre leur action sur les appareils envahis. Après avoir placé six sangsues à chaque clavicule, j'observai leur résultat, soit primitif, soit consécutif. Elles n'étaient pas encore toutes détachées, que M. Bentkoski nous fit apercevoir que l'irritation trachéenne diminuait successivement; que la douleur encéphalique baissait; que les poumons se dégorgeaient; que l'estomac se déballonnait. De tels conséquens devaient frapper le malade, qui leur prêtait toute son attention, lorsqu'elle fut déviée par des phénomènes qui l'alarmèrent, et qui étaient effectivement d'une nature effrayante pour celui qui n'a point étudié les lois de l'équilibre.

Tandis que nous nous occupions de cicatriser les plaies, de faire dégorger les sangsues, M. Bentkoski nous dit : « Mais, monsieur, pourquoi est-ce que la peau du cou se durcit? pourquoi l'engorgement s'étend-il à la joue? Le voilà déjà aux paupières; s'il continue, je suis un homme perdu. » Persuadé que cette circonstance organique pouvait, en frappant le moral, produire un résultat fâcheux sur la marche ultérieure de l'action attractive, je m'étudiai à dissiper ces craintes. Deux heures après l'application, M. Bentkoski étant tranquille et les plaies étant cicatrisées, je quittai le malade un instant. Après quinze heures de traitement, nous revîmes le malade, qui nous accusa qu'il avait été très-tranquille tout l'après-midi; que, cependant, il commençait à souffrir de la gorge; qu'il venait dans l'instant de tousser, mais qu'il devait à la vérité de dire que la toux n'avait pas été aussi convulsive; que son retentissement à l'encéphale avait été moins pénible.

Une telle sur-excitation devait être terrassée à l'instant de sa naissance, d'après les principes de la révulsion, principes que nous nous empressâmes de développer à notre arrivée, afin d'affermir de plus en plus la confiance dont le malade nous avait honoré. De son assentiment, cinq sangsues furent placées à chaque omoplate. Cette application fut indiquée par l'engorgement pulmonaire, la cessation presque totale de l'irritation encéphalique; et, dans la crainte que l'excitation sus-claviculaire ne fît réapparaître les phénomènes qui l'avaient tant effrayé, et la répugnance du malade étant vaincue, quatre autres sangsues furent placées sur la région hépatique, dans l'intention et de dévier l'irritation stomacale, et de réveiller l'action hépatique. Du sirop de gomme, ainsi qu'un gargarisme tempérant, comme à la visite précédente, furent prescrits.

Le malade étant interrogé sur sa position au moment où nous allions le quitter, c'est-à-dire quatre heures après la seconde application, il nous apprit que la douleur de tête était totalement diminuée; que l'excitation laryngo-trachéenne était sensiblement diminuée; que l'engorgement pulmonaire était à peine apparent; que le ballonnement stomacal ne durait plus que quelques minutes après l'ingestion des alimens ; que ses forces paraissaient renaître.

Apercevant dans cette série fonctionnelle un acheminement à l'ordre normal, je crus devoir être moins sévère sur le régime. Quelques cuillerées de semoule, du vermicelle, des pruneaux, quelques cuillerées de chocolat très-étendu, telle devait être l'alimentation du malade, qui désirait y ajouter quelques cuillerées de vin, que nous n'accordâmes point.

Le lendemain matin le malade avait encore toussé ; mais il ne s'était plus manifesté d'écho encéphalique ; la gorge avait conservé encore un peu de chaleur, les poumons un peu d'engorgement ; mais le malade avait reposé depuis dix heures du soir jusqu'à cinq heures du matin. En s'éveillant, il paraissait s'être livré aux douceurs d'un sommeil trompeur ; les facultés intellectuelles actives, les appareils des sens indépendans, ceux de la circulation, de l'hématose, faisant des efforts pour se dégager de l'oppression ; l'estomac recevant avec plaisir son stimulus, l'appareil hépatique sécrétant normalement, ainsi que les reins ; les appareils excréteurs expulsant sans douleur les produits confiés à leur action ; la périphérie reprenant de la régularité : tel est l'ordre organico-fonctionnel que nous signalâmes. M. Bentkoski crut s'en autoriser pour ne plus permettre d'application de sangsues.

Cédant à ses instances pour les attracto-déplétifs, nous insistâmes pour les attractifs, pour lesquels le malade manifestait beaucoup moins de répugnance. Cinq cautères étant établis à chaque omoplate, et deux sur chaque clavicule, nous procédâmes à une application de sangsues à la région hépatique, qui devait détruire le noyau stomacal. L'appétit se prononçant de plus en plus, et l'estomac fonctionnant bien, nous permîmes de jour en jour une alimentation plus soutenue.

Les centres révulsifs ayant déterminé une excitation permanente sur les clavicules et les omoplates, c'est-à-dire sur les attractions correspondantes aux foyers laryngé et pulmonaire, j'eus la satisfaction de conserver un brave à sa patrie, et à l'indépendance des peuples un appui.

BALANCIER POSTÉRO-CRANO-PECTORO-APPENDIXAL. *Divisions bronchique, œsophagienne, pulmonaire, cordiale, plévrale, laryngo-trachéenne, gastrite consécutive naissante.* — Le fils de M. Chaffotte, serrurier à la rue du Champ-de-Mars, éprouvait depuis dix jours une indisposition qui tantôt apparaissait dans l'exercice de la fonction stomacale, tantôt saillait dans celle de la respiration, comme une détonation soudaine s'éleva du sein de l'appareil de la respiration, alla retentir dans celui de la digestion. Une toux très fréquente, convulsive, suivie de crachats rares parsemés de stries sanguines, un point pleurétique, tels sont les phénomènes qui eurent l'initiative lors de l'exacerbation, qui se manifesta l'après-midi pour se continuer ainsi le soir jusqu'au lendemain matin, que les vomissemens apparurent avec une violence extrême. Leur produit était des glaires abondantes, mêlées quelquefois de flocons bilieux.

Après nous être mis en rapport avec les antécédens, nous explorâmes les diverses fonctions, en partant du foyer primitif. Nous observâmes que la toux était extrêmement violente; que, pour y satisfaire, le petit malade se cramponnait; que ses résultats étaient un peu de salive mêlée de flocons albumineux, au centre desquels se dessinaient des stries sanguines.

Aux secousses, qui effrayaient par leur durée, succédaient, à un quart d'heure plus ou moins d'intervalle, les vomissemens; mais, avant de pénétrer sur les confins de la fonction digestive, arrêtons-nous à celle de la respiration.

Quel était le siège de l'inflammation? Etaient-ce les bronches? étaient-ce les poumons? étaient-ce les plèvres? D'après les auteurs, le point de côté, la toux, l'expectoration muqueuse mêlée de stries sanguines : voilà le facies pneumonique. Mais la pleurésie se décèle par le point de côté, par la toux, par les crachats; mais le catarrhe se dessine par la toux, par le point de côté, par des crachats. Or, d'après ces descriptions qui révoltent l'observation méditée, avais-je affaire à une pleurésie? devais-je combattre une pulmonie? fallait-il terrasser un catarrhe? Eh bien! qu'assis sur le char brillant de la médecine pathologique,

nos auteurs modernes volent donc au temple de mémoire ! Tant
que l'on ne fera pas coïncider, 1º le groupe de symptômes s'é-
levant d'un appareil phlogosé, 2º l'altération comparée à la mort,
3º le traitement, la médecine ne sera que l'écho des préjugés.
Ainsi, nonobstant l'observation des hôpitaux, nonobstant l'observation des cadavres, la séméiologie, comme la thérapeutique, ne repose point encore sur l'anatomie ; et, quoi qu'en
disent les jongleurs, nous avons fait une découverte importante,
en signalant à l'attention de nos confrères l'attraction scapulaire
dominant les affections plévrales, pulmonaires, œsophagiennes,
bronchiques, cordiales et cardites, sauf à avoir égard à l'irritation
si elle est simple ou double. L'élection attractive servira de fanal, soit aux médecins qui n'ont point encore débrouillé le chaos
symptomatologique, soit à ceux qui ont délimité ses départemens.
Aux uns comme aux autres, elle dirigera leur traitement à travers les flots orageux de l'anomalie.

Les vomissemens procédaient - ils d'une irritation violente
indépendante de la pectorale, ou bien d'une irritation sympathique ? En titillant la luette des animaux, ne produit - on
pas des vomissemens ? Ce qui tendrait à confirmer cette dernière
hypothèse, c'est leur apparition au moment de la toux ; c'est le
défaut de constipation qui coïncide toujours avec l'inflammation
du laboratoire organique. Quoi qu'il en soit, appréhendant son
expansion, nous crûmes devoir la prendre en considération, comme
nous le verrons en parlant du traitement. Le cœur battant avec
plus d'énergie à l'époque de la toux, nous crûmes également que
ses contractions anormales étaient soumises à l'influence de l'exacerbation. Les appareils des sens étaient parfaitement disposés à
recevoir l'action de l'agent provocateur de leur fonction. Les départemens encéphaliques étaient tenus fortement en éveil par
l'accélération de la colonne sanguine supérieure : il y avait délire ;
les yeux étaient étincelans, les urines n'offraient aucun caractère d'anormalité. Les matières avaient une consistance, une
odeur, une couleur qui annonçaient que l'extrémité inférieure du
tube n'était pas de la partie. La peau était sèche.

Ici deux inflammations attirèrent notre attention; la pulmonaire et la stomacale, marchant, se développant simultanément
à travers les tissus envahis, lançant des rayons à ceux qu'elles
avaient respectés, deux sangsues furent placées à chaque omoplate,
une troisième sur la région du foie. Tandis que les sangsues
opéraient leur succion, trois vomissemens eurent lieu; et, dans
l'intervalle des secousses pectorales qui tourmentaient horriblement le petit malade, sa main apposée sur la poitrine accusait
une douleur aussi déchirante que profonde. Notant dans cette
ténacité un foyer fortement ancré, je fis de suite une seconde
application qui, cette fois, arrêta complètement la toux : mais
les vomissemens persistèrent à la vérité avec moins d'énergie. Une
décoction de dattes et de jujubes coupée avec un quart de lait
frais, et une cuillerée de sirop de gomme, les cataplasmes sur
la poitrine, souvent renouvelés, fréquemment activés, furent
conseillés.

Deuxième visite. — Huit heures d'intervalle. La toux a reparu, mais moins fréquente et moins forte; les vomissemens ont
beaucoup diminué, quatre seulement se sont manifestés depuis
notre départ. Le petit malade porte moins fréquemment la main
sur sa poitrine; le cœur bat avec moins de violence : cependant
l'artère est encore roulante sous le pouce qui l'explore. Une
sangsue est placée à la région hépatique. Même boisson, avec
l'indication expresse de n'en mouiller que les lèvres.

Troisième visite. — Sept heures du matin. Le malade a un peu
dormi. Les craquemens de dents se sont manifestés; mais la mère
observe que cela lui arrive assez fréquemment les nuits : l'œil est
encore scintillant. Les vomissemens se sont entièrement arrêtés
deux heures après la dernière application; la toux, d'instant en
instant, est moins fréquente, moins convulsive; ses produits sont
plus liés : il n'existe plus de stries sanguines. La situation du
cœur est la même que celle de la veille.

Ce changement nous indiquait une tendance à l'amélioration;
tendance que nous nous empressâmes de favoriser en arrachant
de la trame pulmonaire l'inflammation qui s'était déjà évadée du

tube digestif. Une sangsue fut placée à chaque omoplate; la succion étant énergique, le malade sentit sa poitrine se dégorger
immédiatement après l'application : avantage incalculable, puisqu'il permet au médecin de triompher de la résistance que déploient toujours les malades, et qu'ils accompagnent toujours
de pleurs, de sanglots qui sont essentiellement funestes à leur
santé. Tout l'important est la confiance, surtout quand on l'obtient de malades en bas âge. Les cataplasmes furent disconti-
nués; l'appétit se développant, nous l'apaisâmes par de légers
potages de semoule, de vermicelle, qui devaient être les succé-
danées des fleurs de pommes de terre. Les mêmes boissons furent
continuées.

Quatrième visite. — Deux heures de l'après-midi. Le malade
a peu toussé; la toux donne des produits moins consistans; la
peau conserve sa moiteur; la langue, qui avait présenté jusqu'alors de la blancheur, commence à paraître plus rouge au
pourtour et à l'extrémité; la salive a les caractères normaux. L'estomac appète les alimens, qu'il élabore sans pesanteur ni renvoi. Les selles sont dures, couleur de chocolat; cependant elles
sont rendues : deux lavemens les avaient précédées. L'aptitude
locomotrice est plus prononcée.

Cinquième visite. — Huit heures du matin. La maladie est
jugée : la poitrine, explorée et par l'oreille et par la percussion,
ne présente en aucun point de malaise. Le malade demande à
grands cris des alimens plus consistans, que j'accorde avec la
précaution de lui en donner en quantité légère.

Sixième visite. — Une heure de l'après-midi. L'enfant est à
table avec ses parens.

Le fils de M. Clément, serrurier, rue du Champ-de-Mars,
éprouvait, depuis plusieurs heures, des accès convulsifs du
groupe, lorsque nous fûmes prié de lui donner des soins. A
notre arrivée, le petit malade venait d'avoir une secousse : la
figure en portait encore les traces, les yeux étaient larmoyans,
les joues injectées, les membres abattus, les facultés intellectuelles assoupies. Après avoir fait entrevoir aux parens de l'en-

fant combien il était instant d'agir, qu'une heure de retard pouvait compromettre ses jours, nous explorâmes les fonctions.

Les facultés intellectuelles sont alternativement éréthisées et affaissées, selon que l'irritation laryngée s'éveille ou sommeille. A la période ataxique, elles sont délirantes; à l'adynamique, anéanties. Les yeux, étincelans pendant la sur-excitation, sont mornes pendant le calme; l'audition offre une fluctuation vitale analogue; lors de l'exaspération, le moindre choc fait tressaillir le malade, tandis qu'il paraît inattentif à ce qui l'environne lors de la chute inflammatoire.

L'appareil buccal offre de profondes traces de l'irritation laryngée expansée, la langue est incandescente, le palais ardent, les glandes salivaires ont reçu le jet irritatif; leur sécrétion est rare, visqueuse; l'altération est considérable; les boissons, en glissant sur le plancher, font éprouver au malade un sentiment extrêmement pénible qui lui fait redouter la déglutition. Lors des secousses laryngées, le malade s'arc-boute, les enveloppes pectorales se contractent, les fluides abondent au poumon; étant explorées après l'accès, les cellules pectorales sont fortement agitées, le cœur conserve long-temps l'excitation projetée. Au plus fort de l'orage le malade a projeté des gorgées de matières qui, quoique ingérées depuis plusieurs heures, n'ont pas encore reçu l'action élaboratrice; cependant le malade n'indique point de douleur pylorique, circonstance pathognomonique qui nous porte à penser que la lenteur était plutôt la conséquence de la prédominance répulsive que de la prédominance attractive; ce qui confirmait d'ailleurs cette opinion, était l'absence du fluide hépatique dans les matières expulsées, ainsi que la nature des fèces, qui avaient conservé leur caractère normal.

Les urines n'offraient rien d'important au thérapeutiste; la fonction périphérique variait selon les périodes, un sentiment de contusion s'élevait des appendices.

Tandis que nous nous livrions à cette investigation, on nous apporta deux sangsues qui furent placées sur chacune des attrac-

tions sus-claviculaires. Le mouvement de succion étant très-énergique, le système envahi ne tarda pas à se dégager des chaînes
irritatives. Les sangsues étant détachées, nous cicatrisâmes avec
peine les plaies.

Trois heures après le traitement, nous fîmes une seconde visite au petit malade, qui nous accueillit d'un regard bienveillant
(cet enfant avait une intelligence supérieure à son âge). Enchaînée par l'attraction sus-claviculaire, l'irritation laryngée devait
momentanément en soulever, d'après les lois morbides, le joug.
Redoutant un nouvel accès, nous le prévînmes par une nouvelle
application sus-claviculaire de deux sangsues qui conjurèrent
l'orage qui, partant du foyer laryngé, commençait déjà à
sillonner le pôle médian (des vomiturations s'étaient manifestées
simultanément aux secousses laryngées). Les sangsues étant détachées, les plaies furent cicatrisées.

Comme nous nous occupions de cette dernière opération,
toutes les fonctions étaient déjà rentrées dans l'ordre normal. Des
gargarismes, des boissons légèrement tempérantes, des alimens
pris en petite quantité et de facile digestion, des cataplasmes
émolliens sur la périphérie correspondante au foyer, furent prescrits : deux applications subséquentes, étant également faites au
réveil de l'irritation, rétablirent l'équilibre. Nous apprîmes de
M. Clément que ses quatre premiers enfans avaient succombé à
une affection analogue. Pouvait-il résister à l'arsenal pharma-
ceutique ? Quand la philosophie soulèvera-t-elle le voile ténébreux des hideux préjugés ?

M. ***, menuisier à Couternon, habitait, depuis quelques
années, une maison qui était fréquemment envahie par les débordemens de la Norge; débordemens qui développaient une atmosphère d'autant plus délétère que le sol était de terre broyée.
Constamment en contact avec l'humidité dont ses draps étaient
toujours imprégnés, M.*** éprouva une phlegmasie articulaire
qui contracta, à sa naissance, le caractère ambulant, jusqu'au moment où une fièvre intermittente lui succéda. Traité par le quinquina, les accès se convertirent en continus. Le médecin (M. Blin)

conseilla les toniques, les saignées générales. Probablement que l'honorable praticien n'avait pas inspecté tous les départemens ; du moins, ce qui tend à appuyer cette hypothèse, c'est le traitement. Nous savons très-bien qu'en adoptant un tel plan, il se conformait aux erremens généralement adoptés : quoi qu'il en soit, l'analyse nous indiqua une irritation cordiale existante depuis fort long-temps, d'après l'aveu du malade ; irritation caractérisée par les contractions du centre circulatoire, qui étaient extrêmement énergiques, très-fréquentes. En fouettant la colonne sanguine, l'exaltation cordiale déterminait de l'agitation dans les facultés intellectuelles, d'affreux rèves portaient l'épouvante dans l'imagination alarmée du malade, qui passait toutes les nuits dans une agitation atroce.

La longévité de l'affection, la constitution détériorée du malade nous imposèrent l'obligation d'agir avec beaucoup de discrétion lors de l'application des attracto-déplétifs. Quatre sangsues à chaque omoplate, et pareil nombre à la région hépatique, furent appliquées à deux jours d'intervalle. Favorisés par le repos, le régime tempérant, les attracto-déplétifs procurent au malade un soulagement notable. Réduites à leur déploiement normal, les contractions n'exerçaient plus cette influence morbide que nous avons signalée. Le malade reposait parfaitement, aucun des rèves qui l'éveillaient antérieurement au traitement ne venait l'arracher au repos que les organes réclamaient avec tant d'instance depuis le moment où il ressentit ses accès, qui avaient détruit l'équilibre. La fonction digestive, dont l'action avait été enrayée, commençait à élaborer les matériaux qui lui étaient confiés. Le malade désirant se livrer à ses occupations, je le lui permis, sous la condition qu'il permettrait des applications caustiques aux épaules. Après un mois de traitement, M.*** travaillait comme antérieurement ; les contractions avaient repris leur type normal, il n'existait plus de douleurs encéphaliques.

Quand une idée nouvelle apparaît sur la terre, et quand, se développant, elle tend à comprimer les intérêts des hommes protégés par l'opinion publique, on ne saurait trop l'escorter d'applications.

MM. ***, étant et l'un et l'autre également menuisiers, et travaillant chez M.***, rue de la Préfecture, vinrent ensemble nous consulter pour une affection du cœur qui avait été traitée, d'après l'avis de M. Salgues, par les saignées générales et les applications de sangsues dirigées d'après la méthode du réformateur Broussais. Chez M. ***, comme chez son confrère, les saignées générales avaient procuré un soulagement momentané, par les considérations que nous avons produites, tandis que les applications de sangsues dont on avait, conséquent au principe du réformateur, favorisé l'écoulement, avaient aggravé le mal. C'est dans de telles occurrences pathologiques que nous fûmes appelé à nous prononcer, soit sur la nature de l'affection, soit sur le traitement.

L'un et l'autre, antérieurement à l'affection cordiale, avaient ressenti des douleurs vagues aux articulations qui avaient pris naissance dans une chambre basse non pavée, non éclairée, dans laquelle couchaient les malades.

Chez M.***, simultanément à l'irritation cordiale, s'était manifestée une affection stomacale, à la vérité peu intense, qui nous parut, sous le rapport thérapeutique, devoir fixer notre attention. Chez son confrère la fonction stomacale, quoique étant lente dans son action, n'offrait aucun des phénomènes qui sont le relief de son altération.

Chez M.***, qui avait une gastro-cardite, les sympathies devaient être plus multipliées; c'est effectivement ce que nous observâmes chez M. ***, qui n'avait qu'une cardite : les extrémités abdominales n'étaient point, comme chez son confrère, le siége d'un sentiment contusif; la périphérie appendixale n'était point sèche, aride : à part la répulsion pelvi-appendixale, conséquente à l'irritation stomacale, les irradiations étaient les mêmes.

Même répulsion, même attraction : ici contractions convulsives, là battemens désordonnés; ici chaleur encéphalique, là ardeur; ici sommeil agité, rêves effrayans, froid glacial à la région

pectorale, là sentiment frigorifique : là où existe analogie d'affection, là existe analogie d'indication ; là où existe analogie
d'indication, là existe identité de traitement.

L'irritation stomaco-cardiaque ayant ses bases à deux foyers,
nous l'attaquâmes par les attractions correspondantes hépatico-
scapulaires, tandis que la cardiaque fut atteinte par l'attraction
omoplatienne : le régime fut, d'ailleurs, le même.

Six applications de sangsues, favorisées, lors de la chute de
leur puissance, par l'action caustique établie sur les mêmes attractions, enlevèrent simultanément chez l'un de ces malades et
le foyer stomacal et le foyer cardiaque, chez l'autre l'irritation
cardiaque.

M. ***, menuisier de profession, avait été plusieurs fois saigné ;
plusieurs fois on lui avait fait des applications de sangsues sur la
région précordiale, qui lui avaient été ordonnées par M. Camus,
pour s'opposer au développement d'une maladie du cœur, qui
était accompagnée d'une hémorragie nasale qui inquiétait beaucoup le malade, soit par sa fréquence, soit par sa continuité.
Instruit des grands résultats que nous avions obtenus dans les
observations précédemment rapportées, il nous pria de le soumettre à notre méthode. Cinq applications de sangsues, des
applications de potasse, le délivrèrent et des hémorragies et de
l'irritation cordiale. Depuis six mois il monte constamment à
cheval, sans éprouver d'hémorragies ni de palpitations.

Madame *** depuis quelques mois était convalescente d'une
affection ambulante qui, après avoir sévi sur plusieurs articulations, s'était fixée sur plusieurs divisions des plateaux intérieurs, où elle s'annonçait tantôt sous le type continu, tantôt
sous le type intermittent. M. Blin ayant administré le quinquina
pendant la période intermittente, celle-ci céda à la continue,
qui se perpétuait encore lorsque le hasard confia la malade à
nos soins.

Rentrant à Dijon par la route de Gray, nous vîmes à l'issue de
l'allée qui conduit à la ferme, son fils, les larmes aux yeux,
harcelant son cheval. Comme nous allions nous croiser, il me

pria d'avoir la complaisance de me rendre auprès de sa mère qui était expirante. Obéissant aux prières de cet excellent enfant, je me hâtai. Etant arrivé, je trouvai au lit sa mère tellement obsédée par la douleur, que je fus obligé de lui répéter plusieurs fois les mêmes questions pour être compris.

Sortie de son sommeil léthargique, je pus explorer la situation organique des divers appareils, en me livrant à leur fonction correspondante.

BALANCIER ANTÉRO-CRANO-JUGULO-FACIAL. *Pôle intérieur.* — Les facultés intellectuelles offrent encore de l'assoupissement; l'aptitude mémoratrice est inactive; la fonction dévolue aux jugumens élabore difficilement ses matériaux. Les rapports organiques fonctionnels des appareils des sens ne sont point en harmonie avec la puissance provocatrice. La lumière fatigue le globe oculaire, qui réclame, sans se soustraire à son action, l'assistance de ses voiles mobiles. Les molécules heurtent en vain le tympan; les fosses nasales ont cessé de sécréter leur fluide. La bouche pâteuse est desséchée dans ses diverses régions; la langue est couverte, à son centre, d'une large plaque brune extrêmement adhérente sur sa circonférence; le rempart dentaire couvert de stries qui, par leur agglomération, forment à la partie intérieure des cintres aux dents qui leur servent de bases : quelques-unes s'étendent aux gencives correspondantes.

Pôle périphérique. Les surfaces faciales ont cessé leur fonction. La peau offre les traits d'une complète inaction. La région jugulaire postérieure est le foyer de saillies conglobulées (1) qui, de la région sous-occipitale, s'étendent à la naissance des régions pectorales postérieures. Leur sommet est d'un rouge carboné; leurs bases s'entrelacent. De la circonférence s'élèvent des pulsations titillatoires, qui imposent à la malade un violent désir de

_____

(1) Les agglomérations cutanées, comme les conglomérations polypeuses, forment un individu complexe, dont la vie est en quelque sorte solidaire.

frictionner leurs surfaces. La circonférence de ce foyer franchit ses limites apparentes.

BALANCIER POSTÉRO-CRANO-PECTORO-APPENDIXAL. *Pôle inté-rieur.* — La poitrine est tantôt libre, tantôt engorgée, selon qu'on l'explore pendant la période d'action ou lors de la période de réaction. Les contractions du cœur sont vibrantes lors de la réaction, quoique leur fréquence ne présente point d'accélération. Le malade se couche indistinctement et sur le dos et sur les parties latérales et antérieures ; d'où nous conclûmes que les plèvres étaient indépendantes dans l'exercice de leur fonction à l'œsophage, comme à la trachée ; lors de la toux, la malade y ressentait de l'aridité (1).

Pôle périphérique. C'est à ses confins supérieurs que se terminait cette large zone érectile dont nous avons parlé, tandis que les inférieurs y étaient l'origine d'une seconde dont nous parlerons en exposant la situation du médian.

BALANCIER MÉDIAN. *Pôle intérieur, division stomacale.* — Après l'ingestion, la malade éprouvait du ballonnement qui était accompagné fréquemment de dégagement de gaz. Les matières normales, sous le rapport de leur consistance, de leur couleur, étaient expulsées tous les jours ; les urines, considérées également sous le rapport thérapeutique, n'offraient rien de remarquable.

Plateau extérieur. A la région antérieure la périphérie était sèche. La postérieure était le siége d'une zone qui avait des limites inférieures au pôle pelvi-appendixal.

BALANCIER PELVI-APPENDIXAL. Les excréteurs exécutaient parfaitement leur fonction. Les appendices inférieures étaient paresseuses ; les supérieures s'élevaient de ceux d'engourdissement.

Les indications qu'offrait cette affection étaient évidentes, palpables ; deux foyers, conséquemment deux points d'excitation à développer sur les attractions correspondantes. Les sangsues

---

(1) Nous sommes éloigné de considérer ce caractère anormal comme un trait d'irritation.

furent en conséquence placées et sur les clavicules et sur les omoplates. Leur action ayant été énergique, les forces attractives et répulsives rentrèrent simultanément dans le domaine de leur puissance. Un régime de facile digestion, des boissons légèrement tempérantes furent prescrits. Nous engageâmes la malade à favoriser une transpiration aussi régulière que soutenue.

Le lendemain nous fîmes une seconde visite à la malade, qui s'était bien trouvée jusqu'à deux heures du matin qu'elle s'éveilla avec un frisson qui des pieds allait s'éteindre dans les régions lombaires supérieures. Appréhendant l'action frigorifique, Mme. *** porta de suite la main aux surfaces périphériques qui étaient le siége de l'éruption cutanée; s'étant aperçu qu'elle avait disparu, elle fit tous ses efforts pour la rappeler : couvertures, linges chauds, carreaux, tout fut mis à contribution, mais en vain; les fluides étaient appelés par l'attraction intérieure, la congestion devait s'établir; aussi, à notre arrivée (six heures du matin), Mme. *** avait des vomiturations, des vomissemens les avaient précédées; de la pesanteur, de la douleur à la tête; les yeux étaient scintillans, de l'agitation, des soubresauts.

Effrayée d'une telle détente, la malade attendait avec impatience notre arrivée. Dans le succès de la veille, ainsi que dans la situation organique, nous puisâmes les indications qui furent, d'ailleurs, parfaitement comprises de la patiente; des applications sus-claviculaires, omoplatiennes, rappellent dans l'organisme la tendance à l'équilibre.

En quittant la malade, nous lui fîmes entrevoir combien il était urgent qu'elle surveillât son régime; que la moindre imprudence, en fouettant les foyers, y établirait une inflammation qui compromettrait son existence; nos observations étant prises en considération, Mme. *** nous promit qu'elle souscrirait à tout ce que je lui prescrirais : des épinards, des pruneaux, de la gomme, pour se désaltérer; telle fut la prescription que la malade observa religieusement, comme nous l'apprîmes à notre visite qui eut lieu le soir.

Pendant les quinze heures qui s'étaient écoulées entre nos visites, les appareils des sens exerçaient normalement leurs fonctions; la douleur de tête avait successivement diminué, de la pesanteur se faisait seulement observer sur les régions frontales; la bouche était mauvaise, mais il n'existait plus de vomiturations; le calme, enfin, avait succédé à l'orage.

Mme. *** était parfaitement rassurée sur ses craintes, elle nous entretenait déjà de l'espoir de préparer le lendemain les repas de ses moissonneurs. Redoutant les conséquences d'un tel projet, je dissuadai la malade. D'après le désir manifesté par elle, nous lui fîmes une nouvelle visite.

A notre grande surprise, nous apprîmes de la malade que tous les boutons étaient rentrés, qu'un froid glacial s'était emparé de son corps, que de nouvelles vomiturations s'étaient manifestées, qu'elle avait éprouvé des convulsions.

Dans cette terrible circonstance, nous convoquâmes le secours des attractions qui, étant déployées sur les surfaces sus-claviculaires et sus-omoplatiennes, rappelèrent à l'instant l'éruption. Jamais action ne fut plus subite; les sangsues n'étaient pas toutes cramponnées que la réapparition des boutons, et la cessation des phénomènes morbides, furent simultanés.

Tenue en garde contre de nouvelles attaques, la malade garda pour cette fois le lit.

Considérant les irritations qui apparaissent sur la périphérie comme étant des concentrations de propriétés vitales qui s'établissent aux dépens des plateaux limitrophes, je crus important, afin de les expanser plus rapidement, d'avoir recours à un agent qui étalât l'excitation cutanée sur les diverses régions périphériques. Or, les bains de pieds, d'après notre méthode, satisfaisaient parfaitement à l'exigence; continués pendant quelque temps et favorisés d'applications attracto-déplétives, ils fixèrent les propriétés à la périphérie.

M. ***, âgé de deux ans, a une constitution qui offre le relief du tempérament que l'on a très-improprement appelé lymphatique, et qui n'est d'ailleurs que la conséquence d'un embranchement anormal, embranchement qui a son origine dans l'inac-

tion nerveuse, dont les ressorts n'ont pas été doués de cette force
de transmission qui imprime aux excitateurs ganglioniques l'impulsion qui provoque l'énergie exhalante dans les extrémités
artérielles, comme la vigueur absorbante des branches lympha-
tico-veineuses et la circulation active des fluides inélaborés.

Depuis plusieurs mois, il s'était manifesté aux divers confluens
lymphatiques des protubérances plus ou moins saillantes qui apparaissaient et disparaissaient subitement sans laisser aucune de
ces traces hideuses qui sont la conséquence inévitable des barbares
et stupides traitemens qui ont été jusqu'alors employés; aucune
fonte purulente n'avait sillonné le corps de ces cicatrices repous-
santes qui impriment le cachet de l'horreur à tous les malheureux
qui ont été frappés par la cousine germaine de la lèpre. Après
plusieurs stations, l'affection écrouelleuse se réveilla de nouveau
pour apparaître avec toute la vigueur de l'adolescence à la région
sus-claviculaire droite; la raideur du cou (la tête ne pouvait décrire un demi-quart de cercle) était en rapport avec le développement de la protubérance sus-claviculaire, qui avait acquis le
volume et la forme d'un œuf de poule; les facultés intellectuelles
étaient affaissées; les organes des sens étaient peu disposés à
recevoir l'action de leur agent respectif; les ressorts de la fonction
élaboratrice étaient paralysés; la périphérie, dans certaines régions, était brûlante (1), les organes de la locomotion peu disposés
à agir.

Dans cette affection, comme dans les précédentes, nous vîmes
une rupture d'équilibre; dans cette affection, comme dans les
précédentes, nous aperçûmes une attraction départementale à
fractionner, une répulsion correspondante à développer; dans
cette affection, comme dans les affections précédemment décrites,
nous appelâmes la vitalité en plus sur les départemens aux dé-

_____

(1) Lorsque l'irritation végète avec vigueur dans les appareils intérieurs,
qu'elle y est établie depuis long-temps, les efforts impuissans de leur
trame, pour en secouer le joug, viennent expirer aux limites des divisions
du pôle intérieur.

pens desquels l'inflammation végétait ; mais ici nous dûmes faire
élection sur le plateau intérieur du balancier limitrophe. En déployant l'action attracto-déplétive sur les diverses divisions du
tube extérieur postéro-crâno-pectoro-appendixal, nous élancions,
à la vérité, l'excitation sur le plateau crâno-appendixal et médian, mais consécutivement ; en se repliant sur ces centres,
l'attraction secondaire devait végéter uniquement sur la division
omoplatienne, comme nous l'avons démontré par les faits en
rapportant l'observation intéressante Bentkoski. L'événement
justifia nos espérances : quatre applications attracto-déplétives,
suivies d'applications attractives, suffirent pour éteindre cette
tumeur.

Depuis trois ans Mlle. *** éprouvait à la poitrine des picotemens qui tantôt se manifestaient à la partie antérieure, tantôt
à la partie postérieure, lorsque nous fûmes appelé à prononcer, soit sur le caractère, soit sur la gravité de son affection. A cette époque nous observâmes de la toux, qui, au
rapport de la malade, s'exaspérait beaucoup le soir ; quelquefois même elle était convulsive. La grande activité de la
malade ne lui permettant pas de conserver le lit, je fus obligé
de fractionner le plan de traitement que je me proposais de lui
tracer : mais, avant d'en parler, jetons un coup d'œil sur la
situation organique ; et, d'abord, voyons l'écorce animale.

Le front était sillonné par les traces d'une douleur profonde,
l'angle oculaire externe contracté, la pelote sous-malaire déprimée ; les joues étaient traversées par des plis prématurés, la
teinte faciale était ocréacée, les jugulaires saillantes, le batte-
ment des carotides frappait à découvert, les appendices thorachiques présentaient une musculature extérieure, les extrémités
inférieures supportaient avec douleur le tronc ; un sentiment de
pesanteur, qui s'élevait de la région frontale, allait se perdre
sur les parties latérales de la tête ; les appareils des sens rece-
vaient avec angoisse l'agent provocateur de leur fonction respective ; les départemens encéphaliques sont enveloppés par une

puissance léthargique qui domine leurs ressorts, la bouche est fade, poisseuse le matin ; l'anorexie disparaît par l'influence de l'exercice, les alimens produisent un résidu qui fatigue la malade, les matières fécales ne sont expulsées que du deuxième au troisième jour ; les sécrétions rénales et biliaires n'offrent d'ailleurs rien d'anormal ; la poitrine, explorée avec soin, offre, tantôt à la partie antérieure, tantôt à la partie postérieure du poumon droit, un râle qui augmente, diminue, cesse dans un temps très-court : circonstance qui explique un phénomène qui n'a pas assez appelé l'attention des praticiens ; je veux parler de ces matites instantanées. Le cœur bat avec vigueur le soir ; mais ces contractions ne sont pas fréquentes.

Ici la rupture de l'équilibre de fonctions procède de la prédominance de la puissance attractive pulmonaire sur la répulsive, qui consécutivement a déterminé celle du cœur.

Que la matite fût supérieure ou inférieure ; qu'elle fût permanente ou instantanée, cette considération devait s'évanouir devant notre expérience, qui, depuis long-temps, nous avait appris que l'attraction scapulaire dominait toutes les irritations pulmonaires, quels que fussent d'ailleurs leur siége, leur durée, la cause d'où elles émanaient.

La malade n'ayant pas consenti à se coucher, nous lui fîmes une application de sangsues aux omoplates, assise. La succion s'étant bien développée, nous fûmes à même d'apprécier de suite ses résultats. La main sur la région du cœur nous accusa l'irritation s'évadant du centre circulatoire. L'oreille, appliquée aux diverses surfaces cutanées, nous apprit que les poumons se dégageaient successivement ; succès que confirmèrent et la percussion et l'aveu de la demoiselle. Le régime prescrit, nous remîmes au lendemain la continuation de notre traitement.

Deuxième visite. — A-peu-près vingt-quatre heures d'intervalle. Le pouls est moins vibrant, sa fréquence la même que la veille ; le poumon gauche continue à bien fonctionner ; l'altération du droit présente les mêmes alternatives, mais beaucoup moins prononcées ; la bouche a moins de fadeur, l'anorexie s'est dissipée ; l'action des glandes sécrétoires s'est activée. De la moiteur s'est manifestée sur la périphérie, jusqu'alors sèche, aride ; les départemens encéphaliques sont allégés, ceux des sens présentent plus d'aptitude à entrer en fonction.

Cette amélioration était assurément encourageante pour le médecin et pour la malade. Aussi cette demoiselle réclama hautement les bienfaits d'une nouvelle application, à laquelle je procédai de suite.

Huit sangsues très-fortes furent placées précisément au lieu de l'élection primitive ; leur action fut prompte, leur effet subit ; les dernières traces de l'irritation pulmo - cordiale furent dispersées.

Troisième visite. — Même intervalle. Plus d'irritation pulmonaire, plus d'irritation du centre circulatoire, plus d'inaction organique : l'équilibre est parfait. Cependant, afin d'en favoriser le déploiement, quelques sangsues se cramponnent.

Les conseils hygiéniques sont donnés à la malade.

Mme. *** avait un érésipèle de la face qui était beaucoup plus prononcé du côté droit que du côté gauche ; de l'un et de l'autre côté il existait une tuméfaction tellement considérable que l'œil droit était masqué par le gonflement des paupières, que le côté correspondant du nez était masqué par l'élévation de la joue. Ses progrès avaient été tellement rapides, que trois heures avaient suffi à leur développement ; effrayée de cette accélération, cette dame nous envoya chercher en toute hâte. Croyant les mesures pressantes, j'appliquai cinq sangsues à chaque clavicule qui produisirent un dégorgement si prompt, que son mari, que de cruelles inquiétudes agitaient, en fut frappé, et cependant aucune des sangsues n'était encore détachée ; la blancheur de la langue, la sécheresse de la bouche, la pâtosité, la soif, l'anorexie, la perte de l'appétit nous indiquaient suffisamment que la partie supérieure du tube digestif n'était pas disposée à recevoir l'agent provocateur de la fonction : aussi lui prescrivîmes-nous une diète sévère ; la solution gommée et celle d'orge constituèrent les boissons.

Deuxième visite. — Vingt-quatre heures d'intervalle. La malade a reposé, de légers élancemens ont succédé aux douleurs intolérables des jours précédens; la cavité buccale, ainsi que la stomacale, commence à manifester de l'aptitude à recevoir l'agent respectif de leur fonction; la tuméfaction est de beaucoup diminuée; la douleur de tête, qui était violente, est tombée; la malade n'y éprouve plus que de la pesanteur. Mme. *** ayant consenti à une nouvelle application, nous y procédâmes de suite : quatre sangsues furent placées à chaque clavicule; leur succion fut énergique.

Troisième visite. — Vingt-quatre heures d'intervalle. La tuméfaction n'existe plus aux lèvres, plus aux paupières; à peine est-elle perceptible aux joues; la fonction digestive appète les alimens; la pesanteur encéphalique diminue; les urines ont été abondantes; les matières fécales s'écoulent normalement; la peau est couverte d'une rosée abondante; cependant application de trois sangsues à chaque clavicule.

Quatrième visite. — Même intervalle. La malade est levée; les fonctions tendent à l'équilibre; la malade doit s'observer sur son régime.

BALANCIER MÉDIAN. *Plateau intérieur, divisions stomacale, duodénole, hépatique, rénale, pancréatique, péritonéale, péritonite chronique compliquée d'inflammation aiguë du poumon droit.* — Rose H. ***, femme P. ***, âgée de trente-huit ans, est arrivée à cette période de la vie sans éprouver d'autre affection qu'une phlegmasie articulaire qui dardait par moment quelques rayons sur la surface gastro-intestinale. Occupant d'abord les phalanges, elle s'y annonça par un sentiment de frémillement qui fut suivi, deux jours après, de douleurs cruelles qui se développèrent successivement en suivant une marche ascensionnelle jusqu'à l'articulation scapulo-humérale. La malade comparait ces élancemens, qui durèrent deux mois sans rémission, à l'action d'une détente armée de lancettes. Obsédée, la malade se confia au docteur Salgues, qui la traita par les saignées, les frictions huileuses. Cette médication, qui a de nombreux adhérens, tant parmi les médecins du civil que du militaire, favorisa la marche de la maladie, qui parcourut ses diverses périodes en trois mois.

Un peu d'amélioration, des rechutes fréquentes; telles furent les alternatives qui tantôt donnaient de l'espérance, qui tantôt la détruisaient, jusqu'au moment où nous fûmes appelé à lui donner nos soins.

Long-temps auparavant madame *** avait eu de grands chagrins domestiques qui avaient détruit tout son avenir. Plongée dans la douleur la plus profonde, l'imagination sensible de la malade reculait d'épouvante en projetant ses regards sur l'horison d'infortunes qu'elle avait à traverser.

Ce fut dans des circonstances aussi difficiles que Mme. *** nous accorda sa confiance. Sachant combien de tels antécédens sont défavorables, nous nous environnâmes de toutes les données que nous crûmes utiles pour assurer le succès de notre traitement. Nous nous éclairâmes successivement et du flambeau de la séméiologie et de celui de la thérapeutique. La figure décomposée, le front sillonné, les yeux caveux, les pommettes excavées, les joues traversées de rides profondes, les narines desséchées, la bouche sèche, poisseuse; la langue blanche, ondulée; la sécrétion salivaire éteinte; la muqueuse laryngo-trachéenne aride; la trachée était le siège de convulsions, le poumon droit était engorgé dans une grande partie de sa surface, le gauche était entièrement libre; le cœur battait avec force, ses contractions n'étaient pas accélérées; l'estomac, dès long-temps, fonctionnait fort mal; il y avait alternative de diarrhée et de constipation : exploré, l'abdomen démontra un mouvement de fluctuation extrêmement évident. Depuis long-temps la malade s'était aperçue, lors de la progression, d'un ballottement qui s'était accru beaucoup; la charpente était affaiblie, la locomotion chancelante, la peau tannée.

Dans cette esquisse nous voyons une rupture complète de l'équilibre, occasionée par la prédominance attractive des fonctions pulmonaire et péritonéale.

D'après les lois de l'équilibre, il fallait agir sur les centres d'attraction pulmonaire et péritonéale : c'est en effet ce que nous fîmes. Les résultats que nous en obtînmes justifièrent suffisamment notre attente, comme nous allons le démontrer.

Six sangsues furent placées au centre de l'omoplate correspondante, et trois à chaque aine. Les cataplasmes furent prescrits sur le point affecté. La tisane de réglisse fut prescrite pour boisson ; l'alimentation légère.

Seconde visite. — Vingt-quatre heures d'intervalle. Le râle crépitant, bien évident la veille, était entièrement disparu ; le point pleurétique, qui avait cédé entièrement le soir même de l'application, avait reparu le lendemain, mais moins que la veille ; le ventre, moins ballonné, cédait plus facilement à la pression latérale ; les déjections alvines rendues le soir étaient un peu liquides ; les urines, plus abondantes, étaient plus limpides qu'à l'état normal ; la faim était d'ailleurs presque toujours nulle, la soif égale à celle de la veille. La malade éprouvait à la tête un sentiment qu'elle ne put nous peindre, et que nous attribuâmes à une station sanguine.

Application de quatre sangsues à l'omoplate correspondant au poumon affecté, deux à chaque aine. Le mouvement de succion fut énergique et durable ; le point sous l'influence attractive baissa beaucoup ; les mouvemens d'inspiration et d'expiration s'exécutaient sans contrainte. Même tisane, mêmes alimens ; bains de pieds d'après notre méthode.

Troisième visite. — Troisième application de sangsues nécessitée par la réapparition d'un léger engorgement, par celle du point pleurétique, par la persistance de l'épanchement abdominal. Même résultat, les bains ayant donné de la transpiration, nous en conseillâmes de nouveaux.

Quatrième visite. — Trente heures d'intervalle. La tendance à la réapparition de la fluxion a cessé entièrement. Plus de point, plus de matité ; le ventre, palpé sur les régions latérales, annonce que la résorption se continue avec énergie.

Continuation des bains, qui expansent la peau à merveille ; deux sangsues sont placées à chaque aine.

Cinquième visite. — Vingt heures d'intervalle. La poitrine continue à être libre ; le cœur bat normalement ; la résorption est complète. D'après la méthode, tout l'organisme se disposait à rentrer sous les lois de l'équilibre, comme d'imprudentes sœurs se rendirent chez la malade pour lui vomir mille expressions que la décence ne me permet pas de consigner ici. Les misérables ! si leur rôle s'était borné à porter l'épouvante dans l'âme d'une malheureuse mère de six enfans ; si elles n'eussent commis l'indiscrétion encore plus coupable de préparer le poison qu'un médecin, que je ne me permettrai pas de qualifier, avait prescrit à leur instigation, je leur pardonnerais leur criminelle conduite. O fatalité ! ô écueil de l'art ! ô charité aveugle ! combien ton zèle a fait de victimes !

L'alarme morale, retentissant dans la trame en douleur, réveilla les foyers, fouetta leur expansion, menaça l'équilibre d'une dissolution prochaine ; déjà la hideuse hydropisie, sillonnant les appareils, menaçait leur trame ; déjà la strangulation s'emparait de ses jours, comme arriva une jeune personne dont les soins généreux arrachèrent à cette victime du charlatanisme la potion vomitive (elle n'en avait pris que le tiers ; quantité qui avait déterminé six vomissemens) qui devait l'arracher à six enfans en bas âge. Quoique innocente, elle savait que la confiance qu'elle m'avait accordée lui reprochait l'acte que la contrainte la plus noire l'avait portée à commettre. Sa bienfaitrice, interprétant dans l'incertitude de son expression la crainte, le trouble qui agitaient son âme, vint me prier de me rendre le plus promptement possible chez elle.

Quel ne fut point mon étonnement en abordant le lit de madame *** ! Quel contraste ! Quelle est l'œuvre de ce hideux tableau, me disais-je ! avant-hier tous les appareils fonctionnaient, aujourd'hui tout est enseveli dans le calme de la mort !

Après la violente agitation qu'avait suscitée la potion, nous trouvâmes le pouls déprimé, vibrant ; les contractions du cœur étaient à peine perçues; les poumons offraient à la percussion, à l'auscultation médiate et immédiate, plusieurs portions engorgées; les sons de la voix étaient rauques, quoique éteints; l'abdomen avait repris tout son développement primitif : comprimé, il offrait une fluctuation évidente. Les urines avaient cessé d'être projetées depuis vingt-huit heures, les matières avaient été rendues liquides, les appareils des sens se ressentaient encore de l'orage, ainsi que ceux des facultés intellectuelles. En pareille occurrence, que devions-nous faire? Avoir recours aux sangsues? mais la décoloration du sang, mais la disposition aux épanchemens n'étaient-elles pas une contre-indication péremptoire? C'est ce que nous pensâmes; et, conséquent à cette pensée, nous tentâmes l'action de la potasse caustique, qui nous avait donné de si merveilleux résultats. Quatre centres à laine furent établis, et trois à chaque omoplate. Le lendemain l'amélioration se fit sentir : pour en escorter la marche, nous stimulâmes chaque foyer artificiel par la potasse, que nous fîmes dissoudre à l'extrémité d'une plume qui fut introduite après avoir excavé le centre avec la pointe d'un ciseau. L'alimentation, la boisson durent être celles des jours précédens.

Troisième visite. — Depuis la rechute, vingt-deux heures d'intervalle.

Les actions exhalantes et absorbantes se balancent; la résorption s'opère à vue d'œil; les urines sont fréquemment rendues et en quantité considérable. La poitrine se dégorge; les mouvemens d'inspiration et d'expiration se balancent à puissance égale. Les régions phlogosées opèrent leur mouvement de réaction; tous les appareils tendent à se déployer sous l'action toujours instante du balancier de la force locomotrice; la nappe abdominale se déprime de plus en plus. Les contractions se réveillent, l'artère prend de la souplesse. Une légère teinte rosacée pointe, sillonne, se dessine sur le contour lingual. Les yeux franchissent l'excavation de leur orbite; le front se déplisse, les joues se dérident; un coloris fugace apparaît sur les lèvres qu'habite déjà le calme sourire, interprète de la bienveillante confiance.

Toujours en garde contre la perfidie de l'inflammation, nous tînmes en haleine les balanciers par une fusion caustique, qui devait frayer les voies à des cautères que nous fûmes assez heureux d'imprimer sur ses traces.

Voyant dans l'équilibre qui ressaisissait son sceptre, l'attraction stomacale rentrant en harmonie avec la puissance répulsive, je conseillai un blanc de poulet, un quart de biscuit, quelques pruneaux, l'eau d'orge grué, coupée avec un quart de lait frais, sucrée avec une cuillerée de sirop de gomme.

Quatrième visite. — Vingt-six heures d'intervalle. Rien de notable, si ce n'est le développement de l'amélioration organique.

Cinquième visite. — Vingt heures d'intervalle. Aux aines deux nouveaux centres sont établis, un à chaque pli. Ceux des omoplates s'excavant bien, nous ne crûmes pas en devoir substituer; d'ailleurs, il est un motif puissant qui nous en détourna : motif que nous avons signalé en faisant l'histoire des cautères. L'appétit se continua : la soif n'est qu'habituelle. Les matières ont la couleur, la consistance, l'odeur naturelles; les urines continuent d'être en abondance : la poitrine est libre; cependant un peu de toux, que la malade attribua à un refroidissement occasioné par un déplacement de couvertures; une côtelette pour varier, quelques pruneaux, des gaudes au beurre, même boisson. La peau étant toujours sèche, nous conseillâmes les bains de pieds pour favoriser l'exhalation cutanée qui provoque si puissamment le déversement irritatif destiné à soulager le balancier de la puissance excito-motrice.

Sixième visite. — Vingt-cinq heures de distance. L'appétit s'élève, l'estomac élabore bien les matériaux de la digestion. Les matières sont rendues; elles ne présentent rien d'anormal dans leur facies. L'épanchement abdominal ne laisse aucune trace apparente, la toux est nulle, la peau se couvre de moiteur.

La malade voyant dans cette amélioration le signalement du rétablissement des forces, je me contentai de lui donner des soins hygiéniques, à l'engager à conserver ses cautères encore quelque temps.

Septième visite. — Huit jours d'intervalle. Mme Sargues, chez laquelle Mme P*** travaillait, lui ayant exprimé le désir de lui voir supprimer ses cautères avant qu'elle reprît ses occupations, je me trouvai dans la nécessité d'essayer de les lui supprimer successivement : après huit jours il n'en existait plus qu'un à chaque épaule et un à chaque aine. Cependant la poitrine n'en paraissait pas exaspérée ; il est vrai que les plaies n'étaient pas entièrement cicatrisées. A mon insu , dans les huit jours suivans, l'imprudente P*** supprima et les centres des omoplates et les centres des aines : le désir de reprendre ses occupations l'avait portée à cette témérité. Pour son bonheur, il existait quelques places qui suintaient ; la santé n'en fut pas sensiblement altérée. Cependant, appréhendant les suites , j'inclinai fortement pour le rétablissement d'un exutoire à la naissance de chaque cuisse : un pois ayant été introduit dans les anciennes cavités , madame P*** s'en trouva très-bien.

M. G***, de Magny-Saint-Médard , depuis long-temps ressentait à la région pylorique des élancemens qui d'intermittens devinrent continus, du moment où il commença à tirer des pierres. Dans les derniers temps la pince , en appuyant sur la région cutanée correspondante, déterminait une telle excitation dans ces parties, que G.*** fut obligé , malgré son courage et le besoin de travailler, d'abandonner la carrière. Ce fut à cette époque qu'il éprouva dans l'aisselle droite des élancemens extrêmement violens qui paraissaient avoir une coïncidence de développement avec l'irritation stomacale. Ce fut dans de telles occurrences morbides que G*** appela notre attention. En parcourant successivement les diverses fonctions, nous n'aperçûmes de caractères anormaux que dans la stomacale ; le point pylorique, dont nous avons déjà parlé, la sécheresse, la fadeur de la bouche, le sentiment de contusions abdominales, tel est le cercle d'anormalité, tant primitif que consécutif, que nous observâmes ; l'engorgement de l'aisselle, quoique coïncident, n'avait déterminé aucune sympathie. Nonobstant cette considération, nous crûmes devoir combattre les deux foyers par des applications aux régions hépatiques et scapulaires correspondantes : quatre applications étant faites aux mêmes intervalles, et l'irritationstomacale et celle de l'aisselle cédèrent : maintenant G.*** travaille à sa carrière.

M. *** travaillait également à la carrière. Depuis plusieurs mois il extrayait des blocs ; le levier (la pince) ayant sa résistance à la région pylorique, ce travail détermina une congestion d'autant plus active, que le malade continua à travailler, après avoir éprouvé tous les symptômes qui sont l'expression d'une phlegmasie confirmée. L'attraction prédominait tellement la répulsion dans les pôles médian et pelvi-appendixal, que le malade, d'une constitution extrêmement robuste, fut obligé de faire des stations en se rendant auprès de nous pour nous consulter, quoiqu'il ne fût qu'à une demi-portée de fusil.

Après avoir reconnu, délimité le foyer, nous conseillâmes trois applications sus-hépatiques, à un jour d'intervalle, qui firent disparaître tous les accidens.

Le jeune G.***, âgé de cinq ans, avait un ballonnement stomacal très-évident, qui diminuait sensiblement lorsque de l'estomac se dégageaient des gaz ; l'appétit était éteint, la bouche pâteuse, les extrémités chancelantes. A ce groupe de symptômes, nous reconnûmes l'irritation stomacale, et, conséquemment aux principes de thérapeutique que nous avons adoptés, nous fîmes deux applications sus-hépatiques qui firent disparaître l'inflammation.

Le jeune D.***, âgé de quatre ans, avait depuis deux ans des accès de fièvre intermittente qui furent combattus, d'après l'avis de M. Guyot, par le quinquina. Ce traitement incendiaire avait ancré l'inflammation aux appareils digestifs ; quelquefois le petit malade avait de la diarrhée, quelquefois il éprouvait de la constipation ; comme le jeune P.***, il avait un frisson qui le retenait toujours au coin du feu, nul aliment ne flattait son palais.

Le dégoût qu'il avait pour le quinquina lui avait inspiré une horreur pour les médecins. Lorsqu'il apprit qu'un nouveau praticien venait le torturer, il se hâta de se tapir sous une table pour échapper, disait-il, au poison.

Les parens ayant rassuré D.***, nous pûmes en inspecter les diverses fonctions, délimiter les départemens envahis.

BALANCIER ANTÉRO-CRANO-JUGULO-FACIAL. *Divisions encéphaliques.* — Les facultés intellectuelles sont toutes paresseuses, quelquefois engourdies, les organes des sens peu disposés à recevoir l'agent provocateur de leur fonction respective : la périphérie buccale présente les traits d'une complète inaction.

BALANCIER POSTÉRO CRANO-PECTORO-APPENDIXAL. — Les mouvemens inspirateurs et expirateurs sont fréquens, les contractions cordiales sont rapides, mais peu expansives. Le malade repose indistinctement sur les diverses surfaces du corps; les régions périphériques antéro-postéro latérales sont sèches; la journée, le soir, elles deviennent, ainsi que les abdominales, le siège d'une réaction avortée.

BALANCIER MÉDIAN. *Plateau intérieur.* — La fonction digestive est pervertie; ses produits mal élaborés. Nous nous sommes expliqué sur la situation du plateau extérieur.

BALANCIER PELVI-APPENDIXAL. — Le rectum expulse avec douleur les matières lorsque l'irritation siège à l'estomac. Les urines font éprouver, à leur passage, un picotement lorsqu'elles séjournent long-temps dans leur réservoir, et alors elles sont épaisses et déposent beaucoup d'acide urique; la périphérie présente les caractères de la faciale.

La longévité de l'affection, le traitement antérieur, nous engagèrent à déployer les attractifs, concurremment aux attracto-déplétifs. Les parens ayant opté pour les attracto-déplétifs, à l'exclusion des attractifs, nous cédâmes à leur désir.

Six applications de deux sangsues sus-hépatiques, dont l'action devait être fomentée par les cataplasmes de farine de lin, et faites à deux jours d'intervalle, enlevèrent jusqu'au noyau de l'irritation.

Le fils unique de M. Blagny, dont nous avons sauvé, étant encore élève, les jours en le dissuadant de prendre des potions vomitives, qui lui avaient été conseillées par le médecin de l'arrondissement, nous fit prier de passer chez lui pour donner des soins à son enfant, qui avait une gastrite très-aiguë : trois applications sus-hépatiques lui rendirent la santé.

Nous nous bornerons à retracer ces exemples si frappans d'un principe inscrit par le burin de la nature dans le livre majestueux qu'elle a ouvert à l'admiration des observateurs contemplant son chef-d'œuvre. Hommes pervers, dont la cupidité n'a rien de sacré, effacerez-vous aux générations futures, compulsant les archives de leurs ancêtres, ces empreintes ? N'éprouve-t-on pas de l'indignation lorsqu'on voit de malheureuses victimes d'une barbare ignorance succomber au déploiement d'affections qui, depuis l'observation de l'équilibre, ont cédé à l'attraction ou à la répulsion ? Quel est ce pédant grotesque, aveugles admirateurs, qui annonça doctoralement à la malheureuse dame Venot, toute palpitante de cruels souvenirs, que son fils (il avait trois ans) devait succomber à l'art impuissant ? L'art n'a de limites que celles que lui a assignées la stupide ignorance. Les lois de l'équilibre dominent toutes les affections, quel que soit l'organe souffrant, quelle que soit sa période vitale. M. Venot, comme M. Sirdey (voyez l'observation rapportée n° 90), devait survivre à la petite vérole.

Agissiez-vous, M. le frondeur, d'après les lois de l'équilibre, quand vous placiez à M. Venot, tourmenté par les douleurs déchirantes d'un cancer stomacal, un séton à la région pylorique. Les vomissemens, qui succédèrent à cet acte de la plus révoltante barbarie, ne protestaient-ils point contre le mandat dont vous aviez si cruellement abusé envers tous ces malheureux, dont les dépouilles mortelles ont été exploitées par votre luxe insolent ? Le cri de l'humanité souffrante s'élevait-il dans votre âme impudique quand vous administriez le sirop de salsepareille et tant d'autres poisons, qui ont causé de si épouvantables ravages dans l'organisation de M. Sauvageot ? Que vous avait donc fait ce malheureux estomac pour le frapper si impitoyablement ?

Mademoiselle ***, depuis deux ans, éprouvait des accès d'une fièvre intermittente (tierce) qui tantôt avait la nuance des fièvres lentes, tantôt celle des fièvres aiguës, type qu'elle conser-

vait depuis plusieurs mois, lorsqu'elle nous fit appeler. Le front
sillonné, le teint couleur paille, la conjonctive olivâtre, les boules
buccinatrices effacées, le col effilé, la poitrine desséchée, le ventre
ballonné; extrémités desséchées, la peau aride, surtout à la plante
des pieds et à la paume de la main. La tête depuis long-temps
était le siège de douleurs profondes, qui apparaissaient toujours
à la naissance du paroxysme en chaud, qui durait quelquefois
sept, quelquefois huit heures. La naissance du frisson précédait
celui-ci de plusieurs heures; sa durée n'avait rien de bien fixe :
cependant elle n'excédait pas celle d'une à deux heures.

Ces paroxysmes s'élevaient de deux foyers primitifs qui, en se
déployant, en élançaient une multitude d'autres. Comme ce sont
ces foyers primitifs qui, en s'éveillant, produisent les accès, il
est important pour l'application des attractions, que l'analyse
nous fasse la révélation de leur siège.

D'abord, voyons quels sont les appareils qui sont le plus fréquemment irrités dans la fièvre, ou mieux, quels sont les foyers
qui, en s'éveillant, produisent la fièvre, l'irritation des appareils
des grandes cavités encéphaliques, les poumons, l'estomac, etc.
Chaque appareil enflammé a son groupe de symptômes dont il
est l'expression, l'image. L'estomac a l'anorexie, le point pylore fixe, intermittent quelquefois : voilà les deux seuls symptômes
qui annoncent l'inflammation stomacale; encore l'anorexie appartient également à l'inflammation de tout appareil, qui fait
prédominer la puissance répulsive de l'appareil stomacal sur l'attractive. Oui, c'est à tort que l'on a toujours voulu, et sur-tout
M. Broussais, considérer la blancheur de la langue, la rougeur
même de cet organe, comme étant des phénomènes liés essentiellement à l'affection. Il a tort, attendu que, d'une part, tout
appareil est susceptible de développer la sympathie linguale,
attendu que l'irritation peut tout aussi bien envahir cet appareil
qu'un autre. Ainsi il n'existerait donc qu'un signe pathognomonique, la douleur fixe; car la constipation n'est un symptôme d'irritation qu'autant qu'il est accompagné de chaleur, de
douleur stomacale. Nous avons connu un vieillard dont l'estomac

fonctionnait parfaitement; nul résidu venteux, nulle anorexie, nul point fixe n'accompagnaient sa digestion, et cependant elle n'allait sur le siège que du troisième au quatrième jour. Les matières rendues étaient dures, bouletées; d'ailleurs, ce mode d'excrétion étant souvent le résultat de l'inertie intestinale, on ne doit pas y avoir trop de confiance chez les vieillards. Aussi, toutes les fois que nous le rencontrons à cet âge, nous avons la précaution de remonter aux antécédens.

Le dégagement des gaz n'entre en ligne de compte qu'autant qu'ils sont accompagnés de déjections alvines fréquentes. Plusieurs personnes en dégagent avec abondance, à la suite d'un repas copieux, qui ont toujours pour résultat des résidus de digestion, qui, n'étant pas enveloppés par l'acte élaboratoire, sont dégagés en partie sous forme de gaz, tantôt par les voies éliminatoires supérieures ou inférieures, tantôt sous forme de déjections alvines, à odeur forte. L'expulsion étant complète, tout alors rentre dans l'ordre. Les vomissemens peuvent appartenir à ces deux périodes de l'inflammation; le mécanisme qui les produit est différent. Dans la période aiguë, leur présence révoltant à l'instant la sensibilité trop active de la muqueuse, avec laquelle ils entrent en contact, celle-ci provoque l'éveil de la musculaire, dont l'action leur est toujours corrélative, et l'expulsion s'opère à l'instant même. Dans les irritations chroniques la sensibilité est bien toujours en excès dans les parties irritées, proportionnellement à celles qui vivent éloignées de sa dépendance; mais elle y est, elle y existe exténuée. Oui, Messieurs, toute action, soit normale, soit anormale, ne saurait se perpétuer éternellement, en vertu de cette loi, que les actes de la vie, quels qu'ils soient d'ailleurs, sont les prolégomènes de la mort.

La symptomatologie des poumons présente le même vague; même groupe de symptômes affectés à la pleurésie qu'à la pneumonie, qu'au catarrhe; mais abandonnons cette digression pour continuer notre examen. Sur la ligne de l'estomac nous voyons figurer les poumons, le foie. Ces trois systèmes d'appareils étant les laboratoires à travers la filière desquels le

principe vivifiant reçoit successivement les conditions de la réparation vitale ; et son altération étant, comme nous venons de
le dire, profonde, elle émanait donc de la lésion de ces grandes
fonctions ? C'est effectivement ce que l'analyse nous a appris.

Le point pylorique fixe, permanent, après une année d'existence intermittent ; la constipation opiniâtre (du troisième au
quatrième jour les selles étaient rendues, leur couleur chocolat ;
leur dureté, indiquaient l'action attractive). La soif, quoique
plus considérable le jour de l'accès, se perpétuait jusqu'à la
naissance du jour suivant.

L'encéphale était libre lors de la rémission des accidens. L'exacerbation, en développant les contractions anormales, l'accélération inspiratoire et expiratoire, rappelaient l'excitation encéphalique.

Les autres appareils accusaient la prédominance de la puissance
répulsive. C'est ainsi que l'action locomotrice et l'action cutanée
souffraient de la déviation, tant de leurs élémens nutritifs que
de ceux destinés aux matériaux de leurs fonctions.

Cette dame nous ayant mis en rapport avec l'éveil irritatif,
nous appliquâmes sur l'attraction cutanée correspondante (la région hépatique) huit sangsues qui se cramponnèrent rapidement.
La succion ayant été soutenue, l'effet fut subit, et s'annonça
d'abord par l'écoulement des matières fécales, écoulement qui
ne devait apparaître que le surlendemain, d'après la marche
qu'avait adoptée l'appareil excréteur. Les urines furent abondantes et limpides. Une rosée légère s'éleva sur la périphérie ; la
douleur encéphalique s'affaissa sous l'influence d'attraction. Telles
sont les modifications qui nous furent accusées par.la malade, le
lendemain à huit heures du matin, c'est-à-dire vingt-quatre heures
après l'application. A ces détails nous ajouterons que nous observâmes que le point pylorique fixe avait repris sa marche intermittente ; que l'anorexie, qui se continuait le lendemain de
l'accès, était de beaucoup diminuée ; que, de la blancheur du
centre de la langue, s'élevaient des sinuosités rosacées ; que, du
centre de la pointe, disparaissait cette rougeur, qui nous aurait

d'autant plus frappé si nous n'eussions pris en considération son indépendance stomacale; qu'elle avait la nuance qu'on affecte à toutes les périodes de l'extrême acuité, que l'on a désignée sous le nom de sur-aiguë.

Désirant nous tenir en garde contre une nouvelle invasion, nous plaçâmes trois sangsues à chaque clavicule, qui opérèrent un mouvement de succion actif. Une diète sévère fut prescrite, ainsi que la boisson d'orge lacté. Le lendemain, troisième visite, nous arrivâmes au moment de l'exacerbation, qui fut à peine sensible. Six sangsues à la région du foie, deux à chaque clavicule, en arrêtèrent la marche. Du sirop de gomme fut substitué à l'eau d'orge; quelques potages de vermicelle furent prescrits. Quatre visites, cinq jours de traitement, il n'existe plus de foyer; l'équilibre commence à soumettre sous ses lois les appareils : huit jours après toutes les fonctions sont en activité.

La malade ayant commis, deux mois après, à l'époque menstruelle, l'imprudence de se mettre les mains dans de l'eau très-fraîche, il en résulta une suppression dont les effets se signalèrent par le retour des accès, qui présentèrent beaucoup d'inquiétudes à la malade. Cependant, étant appelé à temps, nous en arrêtâmes le cours en conseillant les bains généraux à haute température au moment de la naissance du frisson : un seul fut pris.

Madame ***, du même faubourg, portait depuis les premiers jours de février une fièvre tierce, lorsque nous fûmes appelé, au mois de juillet de la même année, à lui donner des soins. Différentes fois elle avait pris des bols qui coupaient la fièvre pendant une huitaine de jours. Ce fut après ces rechutes successives que nous remarquâmes une constitution débilitée, et par une substance qui conduit toujours, lors de son usage répété, ou à l'hydropisie ou à l'engorgement pylorique, et par l'allaitement prolongé (il y avait treize mois qu'elle nourrissait). Le teint jaune cendré, les pommettes terreuses, le front très-fortement sillonné, les yeux immobiles, la pupille dilatée, la conjonctive jaunâtre, les paupières s'élevant et s'abaissant lentement, les lèvres desséchées, les gencives couvertes d'un enduit brunâtre;

le palais, depuis long-temps, était aride, la langue rouge à son pourtour et à son extrémité; le centre était couvert par une large plaque brunâtre; le pharynx, surtout le matin, était le siège de picotemens qui la fatiguaient horriblement. Les glandes salivaires ne fournissaient qu'un fluide visqueux. L'appétit, nul le jour des accès, s'aiguisait un peu les jours de rémission. La saveur des alimens était viciée un quart d'heure après l'ingestion. La malade se plaignait beaucoup d'un sentiment de pesanteur qui se continuait tout le temps que durait la digestion, qui se prolongeait de huit à neuf heures, pour peu qu'elle prît. D'ailleurs, les matières fécales étaient tantôt boulctées, tantôt liquides, selon que l'irritation voyageait de l'extrémité supérieure à l'inférieure. Dans le dernier cas le point pylorique disparaissait; la voix était faible, quoique rauque : circonstance pathologique que l'on remarque chez toutes les personnes qui sont épuisées par de longues irritations. Les poumons étaient libres, nul engorgement n'y était décelé, soit par le stéthoscope, soit par l'oreille, soit par la percussion, pendant la rémission; mais lorsque l'action du cœur se précipitait, ce qui avait lieu lors de la réaction, alors les mouvemens d'inspiration et d'expiration se précipitaient; alors des congestions partielles, instantanées, s'établissaient. Les contractions du cœur étaient fréquentes, mais ne s'élevaient pas même au degré d'intensité normale, et, d'ailleurs, ce défaut d'harmonie, de coïncidence de l'énergie des contractions avec leur fréquence s'observe dans toutes les irritations anciennes; et il existerait bien plus souvent, s'il n'y avait pas des balancemens d'irritation du dehors au dedans et du dedans au dehors : ce qui est indiqué par la période frigorifère (action), la période calorifère (la réaction). Du transit de ces deux situations devaient nécessairement résulter une chymification vicieuse, une nutrition incomplète : c'est précisément ce que nous observâmes; les appareils actifs de la locomotion étaient diminués de volume, leur contraction douloureuse, la peau desséchée. L'estomac offrait un foyer qui s'expansait simultanément à l'encéphale.

Une double application de sangsues fut conseillée, dans l'in-

tention d'arrêter le développement des foyers stomacal et encéphalique, qui commençaient déjà à s'éveiller. Madame *** ayant
manifesté de la répugnance pour l'attraction encéphalique, nous
appliquâmes de suite celles de l'estomac, qui se cramponnèrent
avec vigueur, au nombre de six.

Régime sévère ; l'eau d'orge coupée avec un quart de lait frais,
des potages légers le composèrent. Nous crûmes utile de prescrire
le sevrage, qui devait s'opérer avec les précautions que la pru-
dence réclame. Le surlendemain la malade nous avoua une amélioration qui s'était signalée immédiatement après le détachement
des sangsues, par la cessation du point pylorique, par la
diminution de la douleur de tête, par l'appétence plus prononcée,
le soir même, des alimens, par une disposition plus développée
à l'exercice.

Cette amélioration ne nous a point séduit. Redoutant le retour
de l'irritation stomacale, provoquée par le foyer encéphalique,
je plaçai cette fois quatre sangsues à la région hépatique, et
deux à chaque clavicule, qui opérèrent un mouvement de succion
prompt. La malade, interrogée tandis que les sangsues étaient
encore cramponnées, nous dit que la douleur était entièrement
détachée. L'appétit se développant, nous permîmes des alimens
plus consistans.

Le lendemain, destruction complète des foyers. Cessation des
visites. Deux mois après, sa santé a continué d'être parfaite.

M. ***, fils de madame ***, âgé de quatre ans, portait depuis
huit mois une fièvre intermittente qui se manifestait à chaque
période par un frisson de deux heures, auquel succédait la réaction, qui durait de cinq à six heures. Les bols, conseillés par
M. Gruère, avaient été pris à plusieurs reprises pour en arrêter la
marche : leur résultat final avait toujours été l'augmentation des
accidens. Quoi qu'il en soit, voilà l'état où je trouvai le petit malade.

Figure triste, pommettes saillantes, joues crispées, lèvres desséchées, excavées, cou effilé ; musculature pectorale anéantie,
abdomen saillant, appendices supérieures liées au tronc, extré-

mités inférieures fléchissant sous le poids du tronc ; les facultés intellectuelles, enchaînées par l'irritation, donnaient au facies un air mélancolique, indifférent à tout ce qui se passait autour de lui. Quoique l'on fût en été, que la chaleur fût très-ardente, il embrassait toujours le feu, dédaignait les jeux de l'enfance. L'appétit, vif et fréquent, était tombé depuis long-temps ; les alimens de haut goût seuls l'éveillaient. La fadeur de la bouche, la sécheresse de la langue, la soif intense, le point pylorique, la constipation opiniâtre (il n'allait que du troisième au quatrième jour), annonçaient qu'à l'irritation encéphalique s'adjoignait celle de la partie supérieure du tube digestif. Les poumons étaient libres ; l'action du cœur s'éveillait avec celle des départemens encéphaliques, avec celle de l'estomac, avec celle du foie.

L'irascibilité de l'enfant, constamment flatté, caressé par la condescendance des parens, était un grand obstacle au traitement actif que nous déployions habituellement. Cependant, après qu'il fut dans son lit, nous priâmes la maman de placer chacune de ses mains sur les clavicules, tandis que nous surveillions celle de la région hépatique, sur laquelle nous avions placé quatre sangsues qui étaient très-petites comparativement à celles du cou. Diète absolue jusqu'au lendemain matin à pareille heure. Pour désaltérer, cependant, du sirop de gomme alterné avec l'eau de réglisse. Un fer aux pieds fut conseillé. Les plaies, comme nous l'avons constamment pratiqué, devaient être cicatrisées immédiatement après la chute des sangsues.

Seconde visite. — Vingt-sept heures d'intervalle. Jour de rémission. Madame sa mère nous observa, pour nous servir de ses expressions, *un changement bien remarquable.* Les facultés intellectuelles, plus actives, avaient dissipé cette lenteur dans les conceptions, qui est la conséquence de la paralysie encéphalique. Pour la première fois un léger sourire, expression du bien-être organique, s'élançait de ses lèvres, autrefois séjour de la douleur. La bouche était plus humide, la soif moindre ; il avait été sur le pot le soir ; les urines avaient été abondantes, le sommeil profond ; la peau était légèrement humectée : il recherchait beaucoup moins le feu que la veille.

Troisième visite. — Quarante-huit heures de traitement. Moment du réveil irritatif. La douleur de la tête est légère, celle de l'estomac beaucoup moins forte ; le frisson commence plus tard, il est plus supportable, le temps de succion suffit pour l'éteindre entièrement, la réaction ne dure qu'une demi-heure ; même boisson, de légers potages.

Cinquième visite. — Cinq jours de traitement, plus de sur-irritation stomacale, plus d'influence encéphalique ; la colonne sanguine reprend ses embranchemens extérieurs, le frisson a disparu entièrement, la réaction est nulle, l'appétit s'aiguise, la soif est naturelle, l'enfant quitte le feu, se livre aux jeux de son enfance ; cependant j'insiste sur une application de sangsues qu'on me permet. La semaine dernière nous avons eu occasion de le voir : il était parfaitement bien portant, son embonpoint m'a surtout frappé.

Le jeune ***, âgé de dix-huit mois, avait un choléra-morbus extrêmement violent, lorsque nous fûmes appelé par Mme. sa mère qui nous rapporta qu'il était tombé trois fois de son lit à terre, que les vomissemens qu'il éprouvait s'étaient manifestés immédiatement après la troisième chûte ; que les déjections n'apparurent qu'environ deux heures après ; l'âge, l'irascibilité du petit malade ne me permirent pas autant que j'aurais pu le désirer de me mettre en rapport avec les antécédens ; pour suppléer à cette circonstance défavorable, je priai Mme. sa mère de m'instruire des observations qu'elle avait été à même de recueillir sur sa santé.

Mon enfant a été pendant huit mois à nourrice chez une femme qui *l'a trompé ; elle n'avait plus qu'un mois lorsque ses voisins m'engagèrent à le retirer ; depuis ce temps il a été toujours malade : tantôt il se plaignait de la tête ; tantôt il se plaignait du ventre. La première chûte a de beaucoup augmenté le malaise, qui s'est accru par les suivantes.*

Le choléra-morbus était-il la suite de causes externes ou internes ? Nous croyons que les causes externes n'ont fait ici que provoquer, qu'accélérer les accidens : quoi qu'il en soit, nous crûmes les momens pressans ; aussi, nous empressâmes-nous de diriger d'abord une application de deux sangsues sur le foie, qui diminua à l'instant la fréquence des vomissemens. La mère n'ayant pas consenti à une nouvelle application aux aines, nous la remîmes au lendemain : l'eau de gomme, des bains de pieds à haute température, furent prescrits.

Deuxième visite. — Huit heures du matin, douze heures d'intervalle. Les vomissemens ont cessé complètement ; mais les déjections se continuent, la soif est considérable, les mouvemens d'inspiration et d'expiration fréquens, le cœur bat avec violence, la tête est chaude : proposition de deux sangsues aux aines, et une à chaque omoplate. La seconde application n'ayant pas été approuvée de la mère, nous plaçâmes à chaque aine une sangsue qui suspendit, au moment de l'application, les selles. Mais il est une loi de l'organisme qui a été observée dès la plus haute antiquité, et que le divin Hippocrate nous a conservée dans ses admirables productions : *Duobus doloribus*, etc., qui exerça son influence sur les poumons de ce malheureux qui furent menacés d'une destruction prochaine. Les mouvemens convulsifs se manifestèrent dans la poitrine ; je m'autorisai de cette circonstance pour présenter de nouveau ma proposition ; mais la mère s'était révoltée à l'idée d'une nouvelle application, qui cependant ne devait pas l'effrayer, attendu que nous avions cicatrisé les plaies, attendu que le malade n'en était pas affaibli ; mais cet enfant était sa propriété, je ne pouvais en disposer. Après avoir exposé mes craintes, je me retirai. Le lendemain j'appris qu'il avait succombé de minuit à une heure.

Au mois de juillet, huit heures du soir, nous fûmes appelé à voir un enfant de neuf mois, qui depuis trois jours avait l'arrière-bouche couverte d'aphtes en partie ulcérés. Les accès de suffocation s'étaient déjà plusieurs fois manifestés. La mère, effrayée, nous permit d'agir selon notre volonté. Malgré les cris répétés de l'enfant, nous mîmes une sangsue à chaque clavicule, qui enleva totalement l'irritation. Vers minuit, on vint nous chercher pour arrêter le sang qui s'échappait des plaies, que l'enfant, en s'éveillant, avait ouvertes. Le sang s'échappait à flots; un tampon de la largeur de chaque piqûre étant mis sur chacune des plaies, je pressai perpendiculairement les fluides enveloppés d'un linge blanc, que je changeai au fur et à mesure qu'il avait absorbé la sérosité; après une demi-heure l'hémorragie avait déjà disparu. Le petit malade était endormi lorsque nous le quittâmes; le lendemain, à huit heures du matin, l'enfant était très-gai, commençait à avaler sans douleur ses alimens.

Les jours suivans l'amélioration se continuant, tant sous l'influence attracto-déplétive sus-claviculaire que sous l'influence répulsive des gargarismes tempérans, nous discontinuâmes nos visites.

M. Berthaut avait une irritation laryngo-trachéenne qui avait acquis beaucoup d'intensité sous l'action des gargarismes répercussifs. Le même traitement le rétablit complètement.

BALANCIER PELVI-APPENDIXAL. *Plateau intérieur.* — Aux divisions rectale, vésicale, génitale, l'excitation est tenue en éveil par les expansions musculo-muqueuses.

Plateau extérieur. — L'excitation pelvi-appendixale arrive par les divisions lombo-sacrées; les ramifications musculo-périphériques-rachidiennes les tiennent en érection.

Madame ***, laveuse de lessive, éprouva, à la suite d'un refroidissement très-intense, des coliques violentes qui furent suivies d'un accouchement prématuré, qui sillonna, en se terminant, l'utérus de fortes convulsions, qui se prolongèrent sans rémission pendant huit jours consécutifs. Ce fut à cette époque que nous fûmes appelé à donner du soulagement à cette malheureuse victime de douleurs déchirantes.

En abordant le lit, nous fûmes frappé du teint pâle, plombé de cette jeune personne, qui semblait contraster avec une constitution robuste. En effet, de larges muscles, déjà réduits, à la vérité, par l'inflammation, se dessinaient sur leurs bases. Interrogée sur le caractère de sa douleur, la malade nous dit qu'elle semblait naître du centre de la matrice, et qu'elle se propageait sur le vagin, dont le contour était très-douloureux, surtout lors de la progression, qui était devenue impossible depuis les derniers jours; que les règles qui se manifestaient lors de ses autres couches, immédiatement après l'expulsion vitale, n'étaient pas encore apparues; que, cependant, depuis plus de quinze jours, elle ressentait un sentiment de tiraillement qui, des régions rénales, allait se plonger, se perdre à l'axe de la matrice; mais qu'elles étaient moins continues que celles qui les avaient précédées.

L'estomac était un des appareils dont la fonction se trouvait enrayée par la déviation des fluides vitaux (prédominance de la force attractive sur la répulsive). Notre investigation n'y découvrit aucune trace d'irritation. Le point pylorique, la constipation, l'anorexie, ne figuraient point sur la scène anormale. Or, Messieurs, vous le savez, la symptomatologie est encore à son aurore; aucun auteur ne l'a comprise (1). Pour qu'elle puisse être utile à la thérapeutique, dont elle est la clé, elle doit présenter les deux cadres qui sont les pendans dans tout organisme envahi par l'irritation; dans l'un vous caserez ceux qui sont l'expression (les signes) de l'inflammation dévorante, et qui sont le relief de la prédominance de la puissance attractive sur la répulsive; dans l'autre ceux qui sont le signal de la vitalité distraite (2).

La peau présentait une moiteur fort abondante; l'appétit se prononça; les appareils des sens appelaient l'action de leurs agens provocateurs : il n'existait point de douleur encéphalique, point de point pylorique. Les matières fécales n'offraient rien d'anormal, soit sous le rapport de leur consistance, soit

---

(1) Pouvait-on la comprendre avant l'observation des lois de l'équilibre?

(2) Quand il se développe une ou plusieurs irritations, elles annoncent une attraction prédominante sur laquelle tendent à converger celles qui ont été dévolues aux autres appareils.

sous le rapport de leur odeur. Les urines n'avaient point déposé
au fond du vase ce dépôt que l'on appelle briqueté (acide urique).

La trace d'élancemens fugitifs, le gonflement, quoique beaucoup diminué, subsistant encore, l'enraiement des articulations,
m'engagèrent à pratiquer une seconde application de huit sangsues, qui diminua au moment de l'action le levain irritatif, favorisa le mouvement des jambes. Les cataplasmes, les bains furent
continués; les alimens lactés, la tisane, furent également continués.

Trente-deux heures après eut lieu la troisième visite. Toutes
les fonctions tendaient à l'équilibre; cependant encore un peu
de gonflement, cependant encore un peu de gêne dans les mouvemens : circonstance qui nous fit procéder à une troisième application, qui, d'ailleurs, fut suivie du même résultat. D'après le
désir fortement exprimé de la malade, de varier les alimens et de
discontinuer tout traitement, je ne fis de visites que de loin en
loin. Huit jours après elle m'apprit que sa santé était parfaite.
Mardi 10 janvier, un mois après le traitement, la santé est
confirmée.

Mademoiselle ***, âgée de dix-huit ans, éprouvait depuis trois
jours des douleurs intolérables qui s'élevaient des régions génitales pour se perdre dans les fessières, lorsque nous fûmes appelé
à lui donner des soins.

Son attitude frappa d'abord notre attention. Les jambes, fléchies
sur les cuisses, celles-ci sur l'abdomen, firent pousser, en reprenant leur direction, de grands cris à la malade, qui ne put conserver sa position que quelques minutes. L'irritation était profonde, à en juger par le frisson qui faisait sauter la malade dans
son lit. Cependant elle était concentrée dans les foyers utérins
et encéphaliques; les organes des sens étaient affranchis de l'irritation; il n'existait point de constipation, point de point pylorique; cependant l'appétit diminua du moment où se manifesta l'inflammation, les urines étaient rendues avec douleur,
la peau était tannée.

Interrogée sur les antécédens, nous apprîmes de la malade;

qui est revenderesse, qu'elle s'était refroidie à la suite d'une averse considérable qui avait percé tous ses vêtemens à l'époque où ses règles fluaient avec le plus d'abondance; que, de retour chez elle, elle se coucha, et que, quoiqu'étant couverte, elle ne put arrêter le frisson qui, à part quelques rémissions, s'était prolongé jusqu'alors.

Nous crûmes devoir adjoindre à la cause que nous avons signalée une inoculation vénérienne qui datait probablement depuis long-temps, au rapport de personnes sincères. Sur la réponse négative de la malade, nous ne crûmes pas devoir poursuivre notre investigation, qui, d'ailleurs, ne pouvait nous conduire à aucune conséquence pratique bien importante, attendu qu'il suffisait de combattre l'inflammation, quelle que fût d'ailleurs la nuance. Une irritation à détruire, une fonction à rétablir, voilà des indications qui sont toujours présentes dans une affection, quel que soit d'ailleurs son siége, quelle que soit d'ailleurs sa nuance. Oui, lecteurs, 1° soustraire l'appareil à l'agent provocateur de sa fonction, lorsque l'appareil se trouve dans les conditions favorables à cette soustraction; 2° tempérer le système organique affecté, toutes les fois que cela est possible; 3° attirer, verser l'irritation sur un appareil non éliminateur, l'ophthalmie succédant à l'otite, et *vice versâ* (report d'irritation, mieux dualisme de balancement irritatif), sur un organe éliminateur (élimination d'irritation de l'estomac sur le foie); sur le pôle périphérique du balancier de la puissance excito-motrice, balancement général. Ces trois modes de délocalisation constituent la méthode uniquement rationnelle, l'équilibre des fonctions.

Pour remplir la première, nous engageâmes la jeune personne à n'avoir commerce avec aucun homme; de la mie de pain cuite dans le lait devait remplir la seconde indication; la troisième se composait d'une application de sangsues à chaque aine, de bains de pieds de haute température que l'on devait avoir la précaution de maintenir au même degré jusqu'au moment de la manifestation d'une transpiration abondante. Tandis que le mouvement de succion s'opérait, nous avions une main sur la région précordiale, l'autre sur le pouls : le réveil des contractions cordiales précéda de beaucoup celui des pulsations artérielles. Ce qui nous frappa dans notre observation, c'est la simultanéité de l'action des contractions cordiales, de la cessation de la douleur, et la faculté coïncidente des mouvemens des extrémités : cette série de phénomènes se manifesta en un temps que la pensée ne saurait fractionner. Cette jeune personne n'étant pas aisée, nous conseillâmes la macération de la racine de bois de réglisse, qui heureusement sympathisa avec son goût.

Seize heures après l'application nous fîmes notre seconde visite. La tuméfaction des lèvres et du vagin avait beaucoup diminué, l'éjection des urines n'était plus douloureuse, la malade fléchissait, étendait alternativement beaucoup plus facilement les jambes ; elle avait sommeillé, les déjections alvines n'avaient non plus aucun caractère anormal : consistance, couleur, odeur, tout était naturel en elles ; circonstance qui nous retrace également l'état physiologique de l'appareil sécréteur de la bile (voyez les observations précitées). Les mouvemens d'inspiration et d'expiration étaient un peu précipités, les contractions du cœur énergiques et fréquentes au moment de l'exacerbation (de quatre heures à dix du matin), les pulsations brachiales leur correspondaient, l'irritation encéphalique s'était réveillée à la naissance de l'utérine. La malade nous a dit avoir éprouvé depuis fort long-temps des douleurs de tête qui tantôt tombaient à l'état chronique, tantôt s'élevaient à l'état aigu. Le réveil irritatif que nous avons remarqué souvent à l'époque des règles, à l'époque de la gestation, nous l'avons observé dans toutes les vieilles affections qui s'étaient développées sous l'influence d'une irritation développée à distance. Ainsi il résulte de cette énumération que nous avons constaté trois foyers, dont l'un ancien (l'irritation encéphalique), s'est réveillé sous l'influence du développement de l'utérin, qui a également activé la fonction cordiale.

Fallait-il combattre par des attractions correspondantes ces trois foyers, ou prendre en considération, 1º que l'un d'eux, le cérébral, était né de l'influence ; qu'en se déployant sur l'organisme,

l'utérin avait exercé sur la trame de l'appareil central de la circulation ; 2° que l'encéphalique avait puisé dans l'inflammation
de l'utérus les élémens de sa sur-activité ? Oui , voilà l'avantage de
la méthode analytique, qui permet de sillonner les départemens
insurrectionnés contre l'équilibre ; qui signale parmi eux ceux qui
tiennent sous leur dépendance, lors de l'érection de leur trame, les
appareils qui s'enflamment consécutivement : aussi crûmes-nous
ne devoir attaquer que l'utérin et l'encéphalique. L'expérience
nous avait en effet appris qu'une irritation qui ne reconnaissait, à
sa naissance, que des causes sympathiques, tombait sous les coups
dirigés à leurs effets primitifs. Conséquent à cette observation,
je plaçai dix sangsues aux aines, et six aux clavicules. L'action
attracto-déplétive ayant été énergique, soutenue, les deux inflammations tombèrent simultanément ; la malade, enchantée de
ce succès, nous pressa la main. Afin de soutenir de telles conséquences, nous conseillâmes des bains de pieds à haute température, un régime sévère, des fers aux pieds. Le peu d'aisance
de la malade nous engagea à lui prescrire un régime tempérant peu dispendieux : de l'eau de réglisse, de légers potages de
vermicelle, telle fut la prescription.

A la seconde visite, vingt heures après la première, je trouvai
l'organisme dans l'état suivant : l'inflammation de la matrice et
de l'encéphale commençait à sortir de l'état de stupeur où l'a-
vaient jetée les attractions correspondantes ; des élancemens,
quoique moins forts que ceux qui se manifestèrent avant l'application, commençaient à s'élever du sein de la matrice ; l'encéphalite, quoique beaucoup moins aiguë, tendait à se signaler ;
le cœur ne concourait cependant pas encore à l'orage qui allait
éclater sur les confins de l'encéphale et de la matrice. Quatre
sangsues à chaque aine, trois à chaque clavicule, enchaînèrent,
assoupirent les foyers ; les bains furent continués ainsi que les
cataplasmes tempérans, qui devaient être réchauffés à chaque
instant par des linges. L'appétit, quoique plus développé, fut
bridé dans son exigence. Toujours même prescription. Pouvais-
je la lui varier? sa position était loin d'être heureuse.

Vingt-trois heures après la précédente, l'irritation, pour être perçue, réclama, me dit la malade, toute son attention : le facies se déplisse, la région frontale n'est plus le théâtre des cicatrices de la douleur ; les yeux roulent librement dans leur orbite ; le tympan s'éréthise à l'appel de son stimulus, la muqueuse nasale sécrète ses fluides, la bouche a perdu sa pâleur, le palais se couvre de rosée, les glandes buccales favorisent les ressorts stomacaux ; la digestion, en s'activant, enveloppe tous les matériaux que le canal œsophagien lui transmet ; les matières fécales sont plus liquides que d'habitude, mais colorées normalement ; les régions rénales ne sont point souffrantes ; la peau est couverte d'une légère rosée qui ne s'était point encore signalée.

La matrice est calme jusqu'à quatre heures ; l'exacerbation s'élève ensuite pour se propager au cerveau jusqu'à trois à quatre heures du matin ; mise en parallèle avec celle des jours précédens, elle lui reconnaît (la malade) un caractère différent : ce ne sont plus pour elle des élancemens (signalement de l'état aigu), mais une douleur vague, obscure, surtout lors de sa retraite. Cette douleur a toujours été pour nous le signalement de l'évasion de l'inflammation : toutes les fois que nous l'avons observée, nous avons annoncé aux malades une convalescence prochaine. L'inflammation encéphalique, s'étant développée sous l'influence utérine, devait nécessairement suivre ses nuances, calquer sa situation sur l'appareil de la reproduction ; c'est effectivement ce que nous remarquâmes. Aux douleurs contusives succédèrent un sentiment d'oppression cérébrale qui se dissipait entièrement le matin ; les contractions du cœur, un peu plus fréquentes qu'à l'état normal, présentaient dans leur intensité les traits physiologiques. Les mouvemens d'inspiration et d'expiration, considérés soit sous le rapport de leur fréquence, soit sous le rapport de leur intensité, annonçaient les meilleures dispositions à l'hématose.

La discordance d'action des fonctions, quoique peu apparente, nous engagea à attaquer de nouveau les deux foyers par leur attraction respective : deux sangsues, en conséquence, à chaque aine, ainsi que deux à chaque région claviculaire, les cataplasmes, les bains, en escortèrent l'action. Les boissons furent remplacées par l'eau d'orge, coupée avec un quart de lait frais.

Quatrième visite. — Vingt-quatre heures d'intervalle. Le sentiment de ballottement qu'elle éprouve à la région hypocondriaque gauche l'engage à se recoucher. Nonobstant cette circonstance, elle m'annonça que toutes les fonctions tendaient à rentrer sous les lois de l'équilibre. Plus de pesanteur encéphalique, plus de chaleur utérine, et les contractions du cœur et les pulsations artérielles proclament l'indépendance de leur trame.

Croyant qu'il était temps de rendre à la matrice sa position, je conseillai à la malade un bandage qui devait exercer une compression graduée. D'après le vœu exprimé par la malade, je lui permis de reprendre son régime habituel (1), lui faisant observer cependant qu'une indigestion pourrait ramener tous les accidens, indigestion qui aurait inévitablement lieu si elle obéissait entièrement à son appétit.

Après trois jours de l'emploi de ce bandage, la malade s'étant aperçue que la matrice avait repris sa position naturelle, elle le supprima. Depuis six mois que date son affection, elle se porte bien, quoiqu'elle ait continué sa profession de laveuse de lessive.

Mme. Guyot, depuis long-temps, éprouvait une vive irritation à la matrice, comme elle fut consulter M. Gruère, médecin à Dijon, qui la traita par les grands bains, par les saignées dites générales. L'action des premiers agens occasionait à la malade beaucoup de malaise, tandis que celle des seconds lui procurait, à l'instant même de son déploiement, un léger

---

(1) Cette réflexion nous fut suggérée par la lenteur que l'on observe dans l'acte digestif, toutes les fois que les malades sont retenus au lit pour d'autres irritations que la stomacale.

soulagement, qui, d'ailleurs, n'avait qu'une existence très-passagère.

Découragée des insuccès de ce traitement éclectique, madame Guyot vint nous consulter sur les craintes qui l'agitaient depuis qu'elle avait appris qu'une dame qui était allée à Paris chercher un soulagement à ses douleurs n'en avait apporté qu'un espoir frivole. Comme je m'étudiai à dissiper ses alarmes, à lui inspirer cette confiance qui sert d'égide aux agens dont on provoque l'action, cette dame me disait : Monsieur, quoique vos succès me soient connus, je ne saurais m'abandonner aux espérances que m'offre votre méthode, lorsque je me réfléchis dans cette amère pensée, que tant de dames vivant au sein de l'opulence, environnées des soins les plus vigilans, des prévenances les plus actives, des médecins les plus recommandables par leurs brillans talens à l'estime publique, n'ont pu résister, se soustraire aux angoisses cruelles qui ont déchiré les derniers instans de leur déplorable existence; et moi, qui n'ai d'autre moyen d'existence que celui de mes dix doigts, j'espérerais une guérison. Non, monsieur ! non, jamais !...

Après l'avoir un peu rassurée sur ses craintes, si légitimes d'ailleurs, j'interrogeai successivement les diverses fonctions qui s'exerçaient plus ou moins anormalement. Étudions d'abord celle d'où s'élevaient des symptômes qui présentaient la nuance la plus franchement anormale.

La matrice était le siége de douleurs qui s'accroissaient par la station, devenaient intolérables par la progression. L'irritation dont elles étaient l'expression s'était propagée au rectum, qui était également le siége d'élancemens contusifs, dont le réveil, le développement, avaient lieu simultanément à ceux de l'utérus.

Les règles présentaient beaucoup d'irrégularité, soit quant à la quantité du fluide menstruel, soit quant à l'époque de son apparition; elles étaient toujours suivies d'écoulement d'un fluide très-abondant, que l'on désigne sous le nom de fleurs blanches, écoulement qui se manifestait immédiatement après leur cessation, pour se continuer jusqu'à leur renaissance.

19

L'estomac était le siége de tiraillemens insupportables, dont l'intensité était en rapport avec l'abondance des fleurs blanches; l'appétit était presque éteint, les alimens développaient une saveur anormale; la soif, tantôt prononcée, tantôt nulle; les appareils des sens fonctionnaient bien; le système de la locomotion avait perdu son aptitude à l'exercice; la peau était sèche, quelquefois tannée; les appareils pectoraux en étaient affranchis.

L'aspect des fonctions nous suscita les considérations suivantes : Pour que l'organisme jouisse des propriétés de l'équilibre, condition sans laquelle il ne saurait exister, il est de nécessité absolue qu'il s'appuie sur le libre exercice des fonctions. Or, toutes les fois qu'il y a trouble dans l'une d'elles, elle perd ses droits à l'harmonie organique. Cette vérité acquise, voyons les indications qui naissent du tableau que nous avons tracé; et, d'abord, plaçons notre observation au centre du foyer primitif.

L'irritation utérine a exercé ses rayonnemens en se développant sur la trame stomacale. De quelle nature étaient ces rayonnemens? quels effets devaient-ils produire sur la fonction? Voilà une question qui n'a pas arrêté suffisamment l'attention des praticiens, et cependant l'équilibre de fonctions en apprécie toute l'importance : en effet, la conduite du praticien doit varier, selon qu'ils sont irritatifs, c'est-à-dire destinés à mettre l'appareil stomacal à l'unisson de l'utérin, ou bien qu'ils vont établir la prédominance répulsive sur l'attractive : dans le premier cas, le foyer qu'ils lancent doit être combattu par l'attraction cutanée comme le primitif, tandis que dans le second les tempérans doivent seuls l'atteindre. Quels sont les phénomènes qui indiquent que la répulsion prédomine l'attraction? quels sont ceux qui établissent la présomption opposée? Telles sont les questions que tout médecin éclairé, ami de l'humanité, doit résoudre, afin d'imprimer l'impulsion favorable à l'action répressive.

Ici, nous voyons une fonction épuisée par les rayons que lui projette une sur excitation fonctionnelle qui végète à la manière des plantes parasites. Ce mode de développement se déploie aussi aux dépens des fonctions locomotrices et cutanées, dont il paralyse les ressorts. Oui, messieurs, l'attraction d'une fonction ne saurait dominer la répulsion correspondante, si elle ne paralysait celle des fonctions congénères de son action. Voyez l'irritation pulmonaire appelant, enchaînant les molécules, gonflant leurs cellules, expulsant les molécules aériennes de leur loge. Voyez l'inflammation s'emparer d'une articulation, en expanser la trame, y accumuler par couche les matériaux préparés à d'autres fonctions, et vous conviendrez, messieurs, que chaque appareil en naissant a reçu deux puissances dominatrices : l'attraction, en vertu de laquelle l'appareil reçoit les matériaux de sa nutrition et les matériaux de sa fonction ; la répulsion, sous l'influence de laquelle s'acheminent tous les fluides à leur direction. Ainsi, messieurs, vous voyez que de ces considérations découlent plusieurs indications qui retrouvent leur application dans l'observation qui nous occupe. L'attraction dominante dans la matrice, la répulsion dominante dans l'estomac, les muscles locomoteurs : voilà comme il fallait voir le rapport des fonctions chez madame Guyot, pour en tirer des inductions utiles à la thérapeutique ; ces inductions s'élèvent de leur relation anormale. Ici, surabondance de vitalité ; là, défaut de vitalité. Balançons ; or, pour balancer, il faut rétablir l'équilibre : rétablir l'équilibre, c'est enrayer la puissance attractive, relever l'énergie répulsive de l'appareil envahi ; or, on relève l'énergie répulsive en déployant l'excitation sur le plateau opposé. Six sangsues d'un très-gros calibre furent placées à chaque aine. Les cataplasmes de mie de pain cuite dans le lait, des bains de pieds pris à haute température furent prescrits trois fois par jour : la malade ayant préféré une macération de bois de réglisse à toute autre boisson, nous obtempérâmes à ses désirs.

Deuxième visite. — Vingt-quatre heures d'intervalle. La malade avait éprouvé un changement tellement subit dans son état, qu'elle put non-seulement se tenir, mais marcher sans douleur une partie de la journée : avantage dont elle abusa. Comme je l'interrogeais, elle convint qu'elle se serait trouvée

beaucoup mieux, si elle n'eût autant marché qu'elle l'avait fait ;
que cependant elle ne pouvait que se féliciter du traitement qui
avait dépassé son attente. Depuis le traitement que j'ai commencé,
antérieurement à celui que vous m'avez proposé, ainsi s'exprimait la malade, je n'ai pas eu une telle journée. Profitant de
ses heureuses dispositions, je lui proposai une seconde application qui fut accueillie pour le surlendemain, la malade ayant
des occupations qui ne lui permettaient pas de la faire le même
jour. Je ne me dissimulai pas combien un tel retard, activé,
développé par des occupations pénibles, entraverait le traitement qu'il fallait suspendre ; mais la nécessité a des lois : il
fallut reconnaître leur empire.

Le quatrième jour du traitement M. *** vint nous annoncer,
dans l'après-midi, qu'elle avait fait une seconde application ,
continué ses bains, qui avaient *beaucoup calmé ses parties.*
Cette amélioration qu'accusait la malade nous ayant paru s'expanser sur tous les appareils, nous interrogeâmes successivement
les fonctions chez lesquelles nous avions aperçu le germe d'une
tendance anormale. La vulve, le vagin n'étaient plus frappés de
douleurs par la progression; la station, très-long-temps prolongée, n'y lançait plus que le malaise. La matrice n'était souffrante
que de longs en longs intervalles ; le caractère de la douleur annonçait aussi l'amélioration : plus d'élancemens cérébraux, plus
de picotemens utérins. L'estomac n'était plus le siège de ces
tiraillemens, de ces déchiremens qui jettent les malades qui y
sont soumis dans des angoisses mortelles. Les sentimens de contusion avaient abandonné les fléchisseurs des appendices : une
légère moiteur arrosait la périphérie. Fier de ces succès, j'osai
m'en prévaloir pour combattre la résistance de la malade, qui
s'opiniâtrait à cesser les applications de sangsues qu'elle ne
croyait plus utiles. Enfin, ayant vaincu sa résistance, j'obtins
une troisième application qui devait avoir lieu le lendemain :
les bains, les cataplasmes devaient escorter l'action.

L'équilibre s'était opéré, mes visites devaient cesser. Les précautions hygiéniques, des bains furent conseillés : huit jours après elle m'apprit que tout allait bien.

M. C*** ressentit, dans la nuit du 6 au 7 septembre, une violente douleur qui s'élevait du testicule droit pour se perdre dans le cordon correspondant. Le matin, ayant porté la main sur l'organe souffrant, il s'aperçut qu'il était augmenté de moitié de son volume. Effrayé des progrès de son affection, M. C*** m'envoya chercher à neuf heures.

Selon mon habitude, j'interrogeai les diverses fonctions d'après l'ordre de leur développement anormal, ce qui me permit de signaler un point de côté que le malade portait depuis 1822. Ce point, quoique ayant été soumis à diverses époques à l'action de différens agens, n'en avait pas moins persisté, tantôt dans la nuance aiguë, tantôt dans la nuance chronique, selon que le malade avait été plus ou moins modéré dans son travail, qu'il s'était livré plus ou moins à des excès.

La prédominance attractive ayant dominé la répulsive dans l'appareil sécréteur du sperme, l'irritation pulmonaire recevant son influence, s'était élevée au type aigu. Mais abandonnons un instant ce foyer, pour nous occuper du testiculaire et de ses irradiations.

Les douleurs acquéraient de l'intensité par le développement de l'organe qui, étant comparé au testicule sain, nous parut avoir triplé de volume : le cordon exploré était également engorgé par l'inflammation. Serrés légèrement, le testicule et le cordon accusèrent au malade une impression très-douloureuse. Les urines s'écoulant sans douleur, nous pensâmes que le canal de l'urètre ne participait point à l'éréthisme. L'extrémité inférieure du tube n'était point le siège de ces élancemens qui apparaissent quelquefois à la suite de ces violentes inflammations. Cependant les déjections du matin étaient liquides ; le tube, dans sa totalité, n'offrait rien d'anormal : nulle douleur iliaque, aucun point pylorique. L'anorexie était légère ; la bouche peu pâteuse ; la langue légèrement blanche. Les glandes salivaires sécrétaient normalement. Les régions rénales palpées ne développaient aucun sen-

timent pénible ; relativement à la cavité pectorale, nous avons parlé
du poumon droit ; le gauche fonctionnait très-bien. Les contractions du cœur étaient dures, peu fréquentes ; les pulsations vibrantes. Les appareils des sens étaient affaissés ; les départemens
encéphaliques souffraient de l'oppression ondulatoire développée
dans les vaisseaux qui se rendent à leur centre. Cependant le malade ne percevait dans ces régions qu'une douleur sourde ; les
muscles de la locomotion étaient le siège d'un sentiment de brisement ; la peau était sèche.

Ainsi, cette analyse nous permet de classer les fonctions dans
deux catégories, que nous distinguerons en celles où l'attraction
prédomine la répulsion , en celle où la répulsion prédomine
l'attraction. Dans toutes les irritations nous retracerons toujours
cette division, qui sert de clé à la thérapeutique énergique, l'habitude des cliniques nous ayant appris combien les progrès de
cette affection (l'irritation testiculaire) étaient actifs. Nous conseillâmes, pour en prévenir les conséquences, une application de
huit sangsues sur l'aine correspondante, que nous convînmes de
placer deux heures après. A onze heures , nous étant rendu chez
le malade, nous fûmes à même de confirmer l'observation du
malade, qui nous annonça que depuis neuf heures il avait augmenté d'un tiers.

Comprenant combien il était instant d'agir , nous appliquâmes
nous-même (comme nous l'avons constamment pratiqué depuis
la première sangsue que nous avons conseillée) les sangsues qui
opérèrent un mouvement de succion extrêmement prononcé. Tandis qu'elles se cramponnaient , nous remarquâmes que le testicule
diminuait considérablement, que le cœur battait avec moins
d'énergie, que les pulsations étaient moins vibrantes. Frappé
de ces observations, nous appelâmes l'attention du malade sur
cet heureux changement, qui le considéra comme d'un augure
favorable.

Les plaies étant cicatrisées, je conseillai des cataplasmes de
mie de pain cuite dans le lait frais. Nous étions disposé à faire
une application à l'omoplate correspondant au foyer ; mais nous

en fûmes dissuadé par la remarque que nous soumit notre malade (l'évasion de l'irritation pulmonaire, évasion qu'expliquait
la correspondance sympathique), et que nous prîmes d'autant plus
volontiers en considération que nous nous sommes toujours imposé l'obligation de conserver aux appareils le suc vital. En le
ménageant, est-ce que je ne me réserve pas, confrères, l'avantage incalculable, lors du rétablissement de l'équilibre, de dispenser aux appareils où domine la force de répulsion et les
matériaux de sa nutrition, et les matériaux de sa fonction :
aussi, ayant vérifié son observation par la mienne, je m'en dispensai pour cette fois. Je conseillai pour boisson l'eau de réglisse
que j'alternai avec de l'eau de gomme, de la bouillie légère.

Seconde visite. — De huit à dix heures du soir la douleur
testiculaire est nuancée, celle des poumons éteinte, la fonction
stomacale aiguisée, point de selles ; les urines, en traversant le
canal, font éprouver une cuisson, les organes des sens sont
davantage éveillés, les départemens encéphaliques moins opprimés. Quoique cette amélioration dût dépasser notre attente, nous
ne nous étourdîmes pas sur ses conséquences : six sangsues furent
placées sur le lieu d'élection ; les cataplasmes furent continués,
et, pour en étendre l'action à l'irritation de l'urètre, nous conseillâmes toutes les deux heures un bain de mauve que l'on
devait prendre avec les précautions suivantes. Le bain étant tiède,
on devait introduire et la verge et les testicules dans le vase destiné
à recevoir l'appareil génito-urinaire, que l'on devait recouvrir
préalablement sur ses bords avec un linge matelassé. La température était entretenue au même degré par une éponge qui exprimait et imprimait alternativement de la décoction. Mêmes alimens, même boisson.

Troisième visite. — Neuf heures du matin ; la grosseur est
réduite à moitié, la douleur testiculaire est nulle, l'urine s'est
écoulée à huit heures du matin sans douleur ; l'irritation pectorale a repris de l'activité, le point pleuréto-pulmonaire est plus
prononcé, cependant sans toux ; l'appétit s'achemine au rhythme
normal, la bouche est moins fade que la veille, la soif s'est éle-

vée légèrement ; le sommeil a été profond toute la nuit, les départemens encéphaliques sont enti.rement affranchis de la prédominance de l'attraction ; les appareils des sens présentent de l'aptitude à entrer en fonction : les contractions du cœur conservent encore de leur vibrance, quoique ayant recouvré leur fréquence naturelle.

Tandis que je parcourais les diverses fonctions, mon attention planait toujours sur l'inflammation pulmonaire. Là j'aperçus un foyer ancien qui se développait sourdement, menaçait de porter la torche incendiaire sur l'inflammation secondaire, d'en accélérer les progrès : considérations qui m'engagèrent à placer au centre de l'omoplate correspondant cinq sangsues dont le mouvement de succion fut et long et énergique. Les sangsues n'étaient pas détachées de la peau, que le point était entièrement enlevé. Sur la prière du malade, je différai l'application testiculaire à la visite suivante ; d'ailleurs, il n'existait point d'indication pressante.

Quatrième visite. — Huit heures du soir, la douleur pectorale ne se fait plus sentir, soit par la toux, soit par la respiration.

L'irritation testiculaire ne se fait percevoir ni par la douleur centrale, ni par la douleur irradiée (du cœur).

L'appétit se prononce, la langue reprend sa teinte normale, les alimens sont en totalité soumis à l'élaboration, dont l'activité s'accroît d'heure en heure ; les matières sont rendues de midi à une heure ; leur consistance, leur odeur, leur couleur constituent un ensemble normal ; les urines sont abondantes, leur densité est diminuée, leur couleur moins foncée ; les régions rénales, légèrement percutées, n'accusent aucune douleur ; les fonctions intellectuelles et des sens sont entièrement dégagées de l'oppression irritative : la peau conserve sa moiteur.

Depuis long-temps nous avons observé qu'il peut encore exister de l'engorgement sans douleur : les poumons nous en ont offert la preuve, ainsi que le foie, la rate, les glandes salivaires, etc. Mais cette somnolence, provoquée par un exercice actif, peut et doit inévitablement se réveiller, si on discontinue d'alimenter la révulsion qu'on lui oppose : c'est cette considération qui nous

engagea à entretenir l'excitation extérieure par une application
de quatre sangsues. Quoique l'irritation urétrale ne fût plus manifeste, nous continuâmes l'emploi des bains.

Cinquième visite. — Neuf heures du matin, chute totale des
inflammations testiculaire, cordiale, pulmonaire; action presque
normale de l'organe sécréteur; appétit s'expansant de plus en plus,
soif naturelle; dernière application de trois énormes sangsues,
cessation des bains, des cataplasmes. Permission est accordée au
malade de prendre son régime de vie, d'user modérément des
plaisirs vénériens. Montant la garde ensemble, un mois après,
il nous assura qu'il existait un équilibre parfait.

Nous nous empressons de justifier par les faits une assertion
déjà démontrée par le raisonnement, par l'anatomie.

M. ***, d'un tempérament à exaltation sanguine, était
exposé depuis fort long-temps aux conséquences de congestions
fort actives, qui tantôt se manifestaient aux divisions intérieures
antéro-crâno-jugulo-faciales, qui tantôt apparaissaient aux divisions médianes, selon qu'il livrait davantage les départemens
cérébro-oculaire et stomaco-duodénal à leur stimulus relatif,
lorsqu'il piqua le bureau pendant toute une journée, ayant les
cuisses croisées. Quelque temps avant de quitter cette position,
le malade éprouva des élancemens très-douloureux, qui furent
d'abord intermittens, puis continus sur le soir. Cette permanence
de souffrance se continuait depuis plusieurs jours, lorsque nous
fûmes consulté. A cette époque (neuf heures), M. *** ressentait
des douleurs atroces, qu'accusaient les contractions des traits,
l'impossibilité où il se trouvait de conserver quelques secondes
la même place.

Interprétant la nature de son malaise, je le priai de me permettre d'explorer les parties endolories. Le testicule souffrant,
comparé au sain, offrait une augmentation de volume de moitié;
légèrement comprimé, il devenait le siége de douleurs cruelles,
qui allaient retentir dans le cordon correspondant. La compression cessant, les parties enflammées en conservaient long-temps
l'empreinte. Une telle irritation ne pouvait se développer sans

soulever dans l'organisme un violent orage. Les appareils actifs de la locomotion des régions appendixales-abdominales en ressentirent la première atteinte. En se rendant à son domicile, le malade éprouvait de la difficulté dans l'acte locomoteur ; les muscles du bassin et des cuisses étaient le siége d'un sentiment contusif qui avait fortement frappé l'attention de M. ***. La fadeur de la bouche, la sécheresse du palais et de ses annexes, la pâtosité linguale, l'anorexie, annonçaient que l'influence inflammatoire allait, en franchissant les limites pelvi-appendixales, faire irruption sur les divisions du plateau intérieur médian. L'exercice normal des appareils des sens et des départemens encéphaliques annonçait également que ceux-ci avaient été jusqu'alors respectés par le flot irritatif. L'acte périphérique n'y décelait pas davantage les traces de son invasion.

La répulsion, l'attraction irritative sillonnant l'organisme, nous portèrent à conseiller à M. *** un traitement extrêmement actif, qui devait, d'ailleurs, être approuvé des nombreux confrères qui partageaient la confiance dont nous honorait la bienveillance du patient.

Les attracto-déplétifs dirigés sur l'attraction correspondante au foyer ayant été approuvés, nous procédâmes de suite à l'application de quinze sangsues à l'aine correspondante. La succion ayant été énergique, l'effet attractif se décela promptement au testicule, tant par le volume que par la douleur, et surtout par la douleur, qui s'était successivement tellement nuancée, que le malade étant interrogé après la chute des sangsues, sur sa nature, il répondit qu'il n'en apercevait plus.

Nous quittâmes M. *** à minuit, après avoir cicatrisé les plaies. A cette heure la rougeur incandescente du testicule avait disparu, le gonflement s'était diminué d'un tiers ; la douleur était sourde, intermittente ; les extrémités abdominales étaient plus fortes. La périphérie pelvi-appendixale commençait à devenir le siége d'une exalation qui, des aines, s'était irradiée au bassin, aux cuisses.

Utilisant ce principe si fécond en thérapeutique, qu'une irritation aiguë, combattue énergiquement, va fréquemment rallumer un ancien foyer, nous portâmes nos regards sur l'influence de l'application sur les divisions médianes.

L'estomac exploré nous accusa un point pylorique tel que le malade l'éprouve lorsque l'irritation détonne sur le ventricule ; la cavité buccale n'offrait, d'ailleurs, aucune modification dans son anormalité. La poitrine, jusqu'alors calme, commençait à offrir une légère agitation ; l'inspiration et l'expiration étaient un peu précipitées. Les contractions cordiales offraient un peu d'accélération, un peu d'intensité : la vibrance artérielle partageait ce trouble. Aux départemens encéphaliques l'irritation se réveille légèrement ; mais un bien-être tend à envelopper toutes les fonctions du calme, qui est toujours, dans cette circonstance organique, le précurseur du sommeil. Le lendemain matin nous nous rendîmes chez M. ***, qui nous apprit qu'il avait sommeillé parfaitement jusqu'à quatre heures du matin ; que l'excitation testiculaire avait repris de l'énergie, que la transpiration s'était continuée, que la douleur de tête était tombée, que la stomacale était moins sensible. Redoutant l'action de foyers presque assoupis, nous dirigeâmes des applications de sangsues sur les attractions correspondantes aux foyers stomacal et testiculaire ; nous prescrivîmes le repos, des bains tempérans, une alimentation de facile digestion, des boissons tempérantes.

Les sangsues étant détachées, nous jetâmes un coup-d'œil sur chacune des divisions pelvi-appendixales. L'équilibre s'annonçait aux surfaces musculaires par l'aptitude locomotrice de ces organes, dont l'énergie était en rapport avec la situation fonctionnelle des appareils génitaux, qui continuaient à se dégorger de l'oppression irritative. Au balancier médian nous remarquâmes que l'irritation stomacale était enrayée ; l'appétit s'était manifesté, il n'existait plus de point pylorique ; la soif, qui avait acquis de l'intensité au réveil, était redevenue normale. La pâtosité et la sécheresse, qui étaient surtout évidentes aux surfaces dentaires, s'étaient éloignées ; les appareils des sens continuaient à être libres, les départemens encéphaliques n'avaient pas été de nou-

'veau le siége de l'inflammation. De tels résultats devaient satisfaire le malade, quelle que fût son exigence ; cependant la
coterie, exploitant en sa faveur le moral inquiet et la lenteur
d'une inflammation qui paraissait, insinuait-elle, rester dans
le *statu quo*, lui fit entrevoir qu'un testicule qui n'éprouve
en un jour de traitement qu'une diminution d'un tiers est
exposé à la désorganisation, et qu'il est instant, dans l'intérêt
du malade, de sacrifier une méthode qui n'est pas appuyée sur
une masse suffisamment imposante de faits aux anciens erremens
en faveur desquels se prononce ce que la médecine a de plus respectable. Les malades sont naturellement crédules ; et pourquoi
ne donneraient-ils point dans le piège, lorsqu'on leur a doré la
pilule ? M. ***, après avoir permis une troisième application,
qui avait appuyé, dans le déploiement de son action, les effets
des précédentes, s'exprima catégoriquement sur une quatrième.
Quoi qu'il en soit, tel était l'état des fonctions lorsque nous la
proposâmes : *Balancier pelvi-appendixal, plateau intérieur* ; le
testicule est réduit à la moitié du volume qu'il présentait, lorsque nous dirigeâmes la première application. L'irritation a
adopté le type intermittent ; elle présente dans son expression
(la douleur) cette nuance qui annonce la résolution s'opérant à
travers la trame envahie ; les trames testiculaires n'offrent plus
l'aspect de ce rouge-cerise qui avait tant frappé le moral du
malade. Les muscles pelviens présentent de l'énergie ; le malade
quitte facilement le lit. Les périphéries pelvienne et crurale sont
le siége d'une rosée moins abondante que la veille. Sur l'aine
correspondante on remarque les traces extrêmement évidentes de
quatre-vingts sangsues ; un picotement, qui s'est manifesté à la
première application, appelle à chaque instant la main du malade, qui a enlevé la calotte de plusieurs des centres révulsifs.
Au balancier médian de l'estomac n'apparaît plus le point pylorique. La soif a repris son type naturel ; l'appétit se prononce,
la digestion s'opère, aucun renvoi, aucune pesanteur ne l'escorte.
Les urines sont physiologiques, ainsi que les matières fécales ;
les contractions sont vigoureuses, mais leur fréquence est nor-

male, ainsi que les mouvemens d'inspiration et d'expiration. L'artère n'est plus roulante, les appareils des sens reçoivent avec plaisir leur stimulus, aucune douleur ne se fait remarquer aux départemens encéphaliques. Et c'est dans cette occurrence que les applications de sangsues, d'après la méthode physiologique, ont été dirigées.

La jeune N***, âgée de onze ans, avait eu à plusieurs époques de violentes palpitations, qui cédèrent constamment aux attractions omoplatiennes, lorsqu'elle allait à l'enseignement des sœurs, dans une salle extrèmement froide. Là, la peau, exposée à une influence frigorifique de douze heures par jour, n'avait pu fonctionner normalement, et toutes les fois que la petite N*** rentrait, elle était transie de froid. Cette action, se perpétuant, devait inévitablement refouler les propriétés dévolues à la périphérie sur les tissus limitrophes; c'est effectivement ce qui arriva. Pendant la nuit, la petite N*** fut éveillée par des douleurs atroces qui s'élevaient de l'articulation fémoro-tibiale droite. Le matin, sa mère s'aperçut, en visitant le siége de la douleur, d'un gonflement prodigieux qui l'inquiéta beaucoup ; cependant, elle crut pouvoir différer jusqu'au soir de nous faire appeler.

Nous étant rendu sur les huit heures à l'invitation de la mère de la malade, nous fûmes frappé de la tumeur qu'offrait le genou, qui était fléchi. Au moment où nous saisissions la jambe pour rendre au membre sa rectitude, Mlle. N*** poussa un grand cri, expression de l'enraiement irritatif qui avait déjà jeté ses irradiations dans les divisions du balancier médian. La fadeur de la bouche, la blancheur de la langue, ainsi que l'altération des sécrétions buccales, indiquaient que l'attraction articulaire tendait à exercer son influence sur les répulsions médiane, crâno-pectorale et crâno-faciale. En portant les regards sur le déploiement inflammatoire, nous avions présente la mort de Mlle. Anna Huot, qui avait succombé à une affection analogue traitée par les sangsues placées, d'après les erremens brousséiens, sur l'articulation souffrante. Les instans étant pressans, nous procédâmes à l'application attracto-déplétive sur l'aine correspondante : les sangsues n'étaient pas détachées que la malade, qui s'était beaucoup agitée lors de leur application, nous apprit qu'elle ne souffrait plus autant. Dans l'intention de favoriser l'action attracto-déplétive, nous pratiquâmes la répulsion articulaire par un bandage roulé dont les tours furent serrés d'après l'effet compressif et d'après l'effet attractif. Le lendemain, nous apprîmes de M. N*** que sa fille avait un peu reposé; que ses douleurs avaient été beaucoup plus tolérables; que la bouche était moins fade, la salive moins visqueuse. Devions-nous obéir aux conseils de la mère, qui nous engageait, s'appuyant sur cette amélioration, à différer au lendemain une nouvelle application ? Non, assurément non; il fallait frapper de suite sur l'attraction; la légère exacerbation qui tendait à se manifester nous en prescrivait impérieusement l'obligation. Deux sangsues étant placées à l'aine, les tours compressifs étant activés, l'eau de gomme fut continuée, de même que les potages légers.

A notre troisième visite, il n'existe plus de douleurs; le gonflement a cédé en partie; les pôles limitrophes ont repris l'équilibre; le cœur ayant accusé dans l'accélération de ses contractions une tendance à l'excitation, nous fîmes à chaque épaule une application omoplatienne simultanément à celle de l'aine; des alimens plus substantiels furent accordés : l'appétit, l'aptitude élaboratrice l'exigeaient.

A notre quatrième visite, l'excitation cordiale est tombée, le dégorgement articulaire se continue, il n'existe plus de douleurs au genou : cependant, je fis une application caustique pour brider tout réveil phlegmasique.

Depuis un an que date le traitement, Mlle. N*** n'a éprouvé ni douleur articulaire, ni contractions anormales.

Nous nous sommes jusqu'alors occupé des irritations qui ont fixé leur siége sur les divisions des pôles intérieurs; nous avons même examiné celles qui se développent sur les divisions des plateaux externes qui ne sont point appelées à devenir le siége de l'attraction ou de la répulsion. Maintenant, nous devons envisager les indications qui résultent de l'irritation fixée à l'une des élections des agens modificateurs.

PROPOSITION 1o8.

Lors des irritations musculaires, comme lors des phlegmasies cutanées qui éclateront sur les limites d'élection, on fixera l'attraction sur le plateau extérieur opposé au plateau dominé.

Mlle.***, ouvrière, portait depuis long-temps un rhumatisme des muscles scapulo-huméraux qui avaient été soumis, ainsi qu'une tumeur hépatique, à un traitement qui n'avait produit aucune amélioration dans la fonction de ses appareils. Les succès que nous avions obtenus en pareille occurrence pathologique de l'élection d'attraction nous engagèrent à en tenter l'action : huit sangsues furent apposées sur la région musculaire opposée; les sangsues étant grosses, le mouvement de succion prononcé, la douleur fut enlevée totalement avant qu'elles ne fussent détachées en totalité. Confiante dans cette application, la malade nous engagea à en poser sur l'attraction cutanée correspondante au foie. Le mouvement de délocalisation ne fut pas aussi marqué; cependant il y eut soulagement. La malade, ayant appliqué sa main sur le foie, crut s'apercevoir qu'il faisait moins de saillie que d'habitude. Des boissons tempérantes, des bains, dont l'indication s'élevait de la sécheresse de la peau, furent conseillés.

Les sangsues étant arrêtées, nous engageâmes la malade à venir nous voir le jour suivant : ses occupations ne le lui ayant pas permis, nous différâmes jusqu'au surlendemain l'emploi de nos moyens.

Seconde application, quarante-six heures après la précédente, commandée par la douleur scapulo-humérale qui avait commencé à reparaître la nuit précédente. L'irritation hépatique n'ayant pas donné le signal de son réveil, nous nous en tînmes à la première application; les bains furent continués.

Deux jours après, cinquième de traitement, nous observâmes que les contractions des muscles affectés s'opéraient sans douleur, que la tumeur abdominale était beaucoup diminuée, que le teint plombé de la jeune personne s'effaçait, que l'excavation des yeux disparaissait, que la peau avait une légère moiteur, que l'appetit, qui depuis la maladie était beaucoup diminué, tendait à reprendre son énergie primitive; qu'une ondulation légèrement rosacée commençait à se dessiner sur la plaque blanchâtre que l'on observait au centre du pivot alimentaire à l'époque de l'origine du traitement de la maladie.

Mlle. *** profita de cette amélioration pour secouer le joug médical : impossible dès-lors de lui faire comprendre quelle imprudence elle commettait en abandonnant un traitement qui lui avait offert tant de soulagemens : elle était endoctrinée.

Dans le mois de juillet de l'année 1830 nous fûmes appelé à donner des soins à une demoiselle de vingt ans, qui souffrait d'un rhumatisme des muscles scapulo-huméraux. Les douleurs qui duraient depuis deux jours avaient pris le soir un tel caractère d'acuité, que l'on fit passer trois fois en une heure et demie chez nous.

Nous trouvâmes la malade couchée sur le dos. Désirant délimiter les parties envahies par l'irritation, nous priâmes mademoiselle *** de nous permettre de faire exécuter aux muscles dominés par l'inflammation quelques mouvemens. A l'instant où nous essayâmes d'écarter le bras du tronc, elle éprouva une douleur atroce; circonstance qui nous engagea à discontinuer, à abandonner cette voie d'investigations, pour nous mettre en rapport avec les antécédens que l'obligeance de la malade nous communiqua.

« Depuis plus d'un an, ainsi commença sa narration, nous éprouvions des douleurs vagues et légères, qui tantôt détonaient sur les *jointures des jambes*, qui tantôt s'annonçaient sur celles des bras, comme nous eûmes l'imprudence de balayer notre chambre, de faire notre ménage, de coudre, n'étant vêtue que d'un seul jupon très-léger; et dans ces derniers temps, pour rafraîchir notre chambre, nous l'arrosâmes plusieurs fois par jour. Ce fut alors que l'irritation, de sourde, d'ambulante qu'elle était, prit un caractère fixe, violent, en s'établissant à l'épaule ; que les règles disparurent, que l'appétit cessa, que la peau se dessécha, que les matières cessèrent de fluer comme d'habitude, que la faim s'éteignit, que la bouche devint fade. » Notre observation ayant porté ses regards sur la fonction des divers appareils, justifia les remarques judicieuses de cette demoiselle, auxquelles nous ajouterons un peu de précipitation le soir dans les mouvemens d'inspiration et d'expiration, l'enraiement dans les fonctions des départemens encéphaliques, enraiement qui procédait du défaut d'activité des vaisseaux qui n'étaient plus soumis à la force attractive. Les organes des sens avaient également cessé d'appeler leurs stimulans.

Voyant dans ce désordre organique l'expansion d'un foyer qui tendait à opérer une rupture complète dans l'association des appareils, je proposai de comprimer, d'éteindre ses élans par une puissante application de sangsues sur la région musculaire opposée ; quinze sangsues ayant été choisies par M. Marchand furent apposées ; leur mouvement de succion prompt, actif, produisit un tel changement dans le foyer que l'organisme en ressentit à l'instant même les effets. Le bras, tandis que les sangsues étaient encore cramponnées, put être mu sans douleur violente ; la tête devint plus libre, les appareils des sens s'éveillèrent, la fadeur de la bouche se dissipa, le sentiment de constriction, dont le pharynx était le siége, s'évanouit totalement ; l'équilibre musculaire semblait renaître, ainsi que celui des autres appareils, comme toutes les sangsues se détachèrent simultanément. Une personne, douée d'intelligence, qui était près de la malade, fut tellement frappée de ces résultats inattendus, qu'elle nous dit : « Monsieur, votre méthode est vraiment une mécanique médicale ; il est fâcheux, ajouta-t-elle, pour l'humanité, que vos confrères n'adoptent point vos procédés. » L'amour-propre, l'ambition, sont des mobiles trop puissans chez les hommes, lui répliquai-je, pour que cette pensée vienne jamais flatter mes espérances. Protégés de l'égide des préjugés, assis sur le trône de leur réputation, ils méprisent quiconque veut arracher le fatal bandeau qui masque leur turpitude. Mais revenons à notre observation. Toujours en garde contre le retour du flot irritatif, nous engageâmes la malade à faire poser quelques sangsues sur le lieu d'élection; si elle s'apercevait que l'inflammation manifestât le désir de reparaître, l'eau de gomme, alternée avec la macération de la racine de réglisse, furent conseillées pour boisson. Me proposant de voir cette demoiselle le lendemain matin, je prescrivis une diète sévère jusqu'à mon arrivée.

Seconde visite. — Huit heures du matin, onze heures d'intervalle. La nuit a été fort tranquille, à part quelques soulèvemens d'estomac, qui cependant ne produisirent aucun vomissement; la tête a été calme, il y a eu même plusieurs heures de sommeil, ce qui n'avait pas eu lieu les jours précédens. Les appareils des sens fonctionnent parfaitement; une légère rougeur se dessine sur les bords de la langue, qui a conservé le cintre blanchâtre que nous avons noté la veille. La malade perçoit, dans la région pylorique, le sentiment de pesanteur que l'on remarque chez les personnes dont la digestion est lente; l'élaboration difficile, phénomène que nous attribuons aux résidus de l'élaboration enrayée des matériaux alimentaires qui avaient été ingérés la veille par l'exacerbation rhumatismale. Dans la crainte qu'il ne jetât le germe d'un nouveau noyau dans la trame d'un des laboratoires organiques, nous appliquâmes quelques sangsues sur la région hépatique. A l'instant même, le sentiment de constriction disparut complètement; la respiration s'exécute très-bien, les urines ont tous les caractères normaux; les matières fécales, expulsées le matin, sont couleur chocolat; leur consistance est un peu plus prononcée qu'à l'état de santé : même prescription, à laquelle j'ajoute de la fleur de pommes de terre légère pour aliment.

Troisième visite. — Neuf heures du soir. L'irritation passagère de l'estomac a cédé à l'application des sangsues. Cet appareil appète les alimens; l'irritation scapulaire s'est un peu réveillée;

la douleur commence à être sentie, quoique beaucoup moins
forte que les jours précédens. Craignant qu'elle ne s'élevât au
type aigu, je ravivai le centre attractif par huit sangsues très-
fortes, qui se cramponnèrent fortement. Les contractions du
cœur, qui s'élevaient sous l'influence de l'exacerbation primitive, tombèrent quelque temps avant que les sangsues ne fussent
détachées entièrement. La peau était le siége d'une légère moiteur, qui rassura beaucoup la malade. Les urines, abondantes,
avaient leur couleur naturelle. Huit sangsues arrêtèrent la nouvelle exacerbation, qui ne dura que le temps que s'opéra la
succion. L'eau d'orge fut substituée à l'eau de réglisse. Quelques
pruneaux, quelques cueillerées de fleur de pommes de terre
furent prescrits.

Quatrième visite. — Six heures du soir. La malade a passé
une nuit très-tranquille : la douleur n'a pas reparu. Les piqûres
forment des aréoles très-sanguines ; le tissu cellulaire correspondant au pourtour de l'omoplate, qui a été le siége de l'attraction
sanguine, est légèrement tuméfié. La malade n'éprouve plus de
douleur articulaire ; la bouche s'humecte, la langue a une teinte
rosacée, l'appétit se développe, les selles sont teintées normalement ; la poitrine est libre, les urines s'écoulent sans douleur,
leurs caractères sont ceux de la santé. La peau est humide, les
organes des yeux recueillent l'action de l'agent respectif de leur
fonction ; les fonctions intellectuelles s'exercent comme à l'état
de santé.

Cinquième visite. — Quarante-huit heures d'intervalle. Mademoiselle fait son ménage ; sa santé est parfaite.

M. ***, âgé de trente-trois ans, tailleur de pierre, avait fait
en se luttant, en l'an 1818, une chute sur le côté droit, à la
suite de laquelle il contracta une péripneumonie, qui d'aiguë
passa à l'état chronique. Quatre années plus tard, 1822, il contracta un rhumatisme qui parcourut successivement les diverses
articulations pour se fixer enfin, au mois de décembre 1831, aux
muscles temporo-frontaux, où nous l'attaquâmes par une application de sangsues : trois mois après, nous fûmes appelé à lui donner

nos soins pour une pneumonie aiguë, qui n'était que l'écho de la précédente irritation. Exaspérées par la cessation de l'irritation sus-encéphalique, les fonctions explorées par l'observation nous apparurent dans l'état suivant : des poumons, celui qui avait été le siége d'une inflammation présentait dans plusieurs points de l'engorgement, l'opposé était sain, le cœur battait avec vigueur, surtout lors de l'exacerbation D'après l'observation de son épouse, confirmée par la sienne, il avait toujours eu le pouls élevé ; circonstance anormale qui nous a paru être la conséquence de la chute. Quoi qu'il en soit, le tube, étant examiné dans sa totalité, n'offrait aucune trace d'irritation ; il existait anorexie, la sécrétion rénale était également normale, les facultés intellectuelles avaient perdu leur activité, ainsi que les fonctions des sens. Nous ne parlerons point de la fonction de la génération, le malade ne s'en plaignait pas. La locomotive était affaiblie, celle de la périphérie était éteinte.

Nous ne nous dissimulâmes pas combien cette affection, tant par sa vétusté que par son intensité, réclamait de sollicitude de notre part. Quoique nous eussions dès long-temps établi les limites respectives des sangsues, de la potasse, néanmoins nous ne crûmes pas devoir débuter par la potasse ; le malade s'y serait d'ailleurs hautement refusé. Des sangsues ayant été placées à l'omoplate correspondant, nous interrogeâmes le malade immédiatement après l'application, qui nous accusa un grand soulagement ; les plaies cicatrisées, je prescrivis une décoction de dattes et de jujubes, dans laquelle on devrait mettre pour chaque verre une cuillerée de sirop de gomme.

Deuxième visite. — Huit heures du soir, neuf heures d'intervalle. L'inflammation pectorale tend à se raviver : application de cinq sangsues, même boisson, mêmes alimens.

Troisième visite. — Douze heures d'intervalle. Une sueur abondante, en soulevant les couvertures, s'élève sous forme de vapeur ; le malade s'aperçoit qu'elle l'affaiblit, quoique son épouse nous assure qu'il transpire habituellement les soirs : néanmoins, la crainte qu'elle ne soit pas absorbée à l'instant de sa formation, nous inspire des inquiétudes ; la langue se blanchit, l'appétit est nul , la soif augmentée , cependant le poumon est entièrement dégagé. Dans le mouvement d'inspiration , le malade n'éprouvait de gêne qu'au rebord des fausses côtes ; le report subit des forces vitales sur la périphérie était-il d'un augure favorable? Oui quand il ne se prolonge pas, et non quand il y subsiste ; alors il est l'indice d'une fonction insolite; de là les sueurs froides toutes les fois que la fonction est exaspérée ; au-delà d'un certain temps, elle tend toujours à passer sur les limites pathologiques. Application de quatre sangsues à l'omoplate et de cinq au foie , avec injonction de mettre des linges tièdes sur les parties du corps qui sont en contact avec la chemise mouillée; même boisson, abstinence sévère.

Quatrième visite. — Le malade a eu un peu de délire , le poumon malade continue d'être libre, la respiration s'y fait parfaitement entendre; mais le point se perpétue sous la forme intermittente; les sueurs sont froides autour des articulations inférieures. La femme en est inquiète, le malade épouvanté. Effrayé des résultats de leur consternation mutuelle, je m'empressai de réclamer les conseils d'un de mes confrères ; M. le docteur Legrand étant accepté, je m'empressai de lui présenter les considérations sur lesquelles je me fondais pour substituer l'action de la potasse à celle des sangsues. Fier de son approbation , je procédai de suite à l'établissement de quatre centres à chaque omoplate. Le malade leur accorda une grande confiance , qu'heureusement justifia l'événement.

Cinquième visite. — Le soir, douze heures d'intervalle , je trouvai une amélioration qui me surprit d'autant plus, que j'avais la certitude que l'action caustique ne se décelait dans nos tissus par les phénomènes qui sont l'expression des modifications, qu'après un certain laps de temps : deux jours au moins. Cette erreur, comme l'on voit, est moins coupable que celle qui l'a précédée; on sait, en effet, qu'on n'accélère l'action caustique communément que du dixième au quinzième jour. Les centres de chaque surface brûlée étant grattés avec un bistouri , nous in-

troduisîmes un peu de potasse en fusion. Après cela nous explorâmes avec la plus grande attention les fonctions, que nous
reconnûmes dans la situation suivante : Foyer primitif. Le point
de côté, qui de continu était passé à l'état intermittent, céda
complètement; les mouvemens d'inspiration et d'expiration s'o-
pèrent avec la plus grande facilité. La poitrine explorée ne présente aucun point de matité; les contractions du cœur sont
rentrées dans le type normal.

La blancheur de la langue fuit avec la pâtosité, la sécheresse buccale disparaît, la soif s'éteint, l'appétit s'aiguise. Les
matières rendues sont moins bouletées; les urines ont été co-
pieuses, les sueurs ont diminué, leur caractère est normal,
leur présence n'a point déterminé de frisson local comme la
veille. Enchanté de ce succès merveilleux, le malade éloigne
les sombres soucis qui déjà se peignaient dans ses traits profondément altérés par l'idée cruelle d'abandonner une femme qui lui
avait prodigué les soins les plus affectueux. Le bonheur qu'il
éprouva dans cet instant de délire, se reflétant sur mon ame, fit
palpiter mon cœur du plus doux des souvenirs de ma vie.

Sixième visite, 2ᵉ de l'action moxale. — La blancheur de la
langue s'efface, l'appétit continue à se réveiller. Les sueurs ont
disparu, une légère rosée leur succède. Sur deux centres j'essaie
de déposer l'action moxale, qui ne produit d'autre effet que
d'augmenter le diamètre; l'escarre se soulève, sur les centres d'excitation, couche par couche. Afin de favoriser l'établissement
des rayons attractifs, nous plaçâmes un pois qui fut comprimé
par le doigt jusqu'au moment où l'excavation fut complète. Le
malade désirant une alimentation plus substantielle, et la tendance à l'équilibre l'exigeant, je lui prescrivis un blanc de poulet,
de l'eau légèrement teinte, des pruneaux.

Septième visite. Les pois ont activé la suppuration qui est
abondante; l'appétit se prononce de plus en plus; les forces
renaissent. Le malade se lève : augmentation d'alimens ainsi que
de vin.

Deux des pois de l'omoplate sont enlevés.

Huitième visite. Le malade n'en est pas incommodé. Il essaie de prendre l'air, dont il se trouve très-bien.

Neuvième visite. Il ne reste plus qu'un pois.

Dixième visite. Quinze heures d'intervalle. Le malade a repris ses occupations.

Le jeune Gaussaud, âgé de douze ans, éprouvait depuis dix ans des palpitations qui furent soumises à plusieurs modes de traitement, lorsque nous fûmes appelé à lui donner des soins.

En parcourant la situation des divers appareils, nous fûmes frappé de l'altération profonde qu'offrait le cœur. Les contractions fortes, fréquentes, retentissaient dans toute la poitrine. La trame abdominale en était également ébranlée. Les mouvemens d'inspiration et d'expiration étaient désordonnés, convulsifs. Les douleurs de tête intolérables (compagnes inséparables de cette affection) étaient passées dans les derniers temps du type intermittent au type continu. L'ophthalmie, qui paraît avoir tant frappé Corvisart, apparaissait tantôt à l'œil droit, tantôt à l'œil gauche, à divers degrés d'intensité, jusqu'au moment où nous fûmes appelé, qu'elle s'était fixée à l'œil droit avec les caractères aigus. Des rêves affreux qui précipitaient le malade d'un toit, le plongeaient dans un gouffre, ajoutaient le dernier trait au tableau désespérant de cette affection, qui a fait jusqu'alors le désespoir de la médecine.

Les médecins qui exercent dans une classe élevée sont singulièrement favorisés dans l'exercice de leurs fonctions par l'existence de leurs malades, par les soins, la surveillance que leurs parens leur accordent. Privé de l'appui de ces circonstances favorables, je ne me dissimulai point quelle entrave j'avais à surmonter en entreprenant la cure d'une affection si avancée. Cependant, éclairé du flambeau de l'expérience, j'en acceptai la grave responsabilité.

Deux sangsues furent placées, le 15 mai 1830, à chaque omoplate : application qui fut continuée pendant huit jours sans interruption. A cette époque, nous remarquâmes les changemens suivans : Les contractions du cœur étaient moins fortes et surtout beaucoup moins fréquentes : on ne les percevait plus au-delà de la région diaphragmatique. L'ophthalmie, qui avait commencé à diminuer à la deuxième application, était entièrement disparue; les douleurs de tête ne se faisaient plus sentir que quelques heures dans la journée, encore étaient-elles très-légères. Les rêves effrayans avaient cessé complètement.

L'anorexie, qui avait augmenté avec les développemens de l'affection primitive, avait suivi également la marche descendante des contractions; la blancheur de la langue devient fugace, l'appétit reprend de la vigueur, la soif est normale, les déjections affluent très-bien. Sur la demande instante du malade, ses trois légers potages sont augmentés. Les bains de pieds sont continués matin et soir, avec la précaution, comme précédemment, de n'employer que l'action primitive, la consécutive développant de la chaleur à l'encéphale : les applications n'ont lieu, dans les huit jours suivans, que tous les deux jours. Mêmes alimens; l'eau de réglisse est alternée avec l'eau panée. Le sirop de gomme étant trop cher, on l'en dispense.

Quinze jours d'intervalle. La convalescence marche à grands pas; l'équilibre commence à se prononcer. Afin de le protéger, j'établis deux exutoires à chaque omoplate, qui sont portés pendant quinze jours. Pleine et entière liberté est accordée au malade relativement au choix de ses alimens, qui, d'ailleurs, doivent être pris en très-petite quantité.

Au bout de ce temps j'en établis à un bras, puis je supprimai ceux des épaules.

Madame G*** éprouvait depuis sa dernière couche, qui datait de cinq ans, une oppression (phlegmasie des poumons) qui, à son rapport, s'était développée à la suite d'un refroidissement. Lorsque nous fûmes appelé, au mois de mars 1830, à lui donner du soulagement, la longévité de cette affection nous ayant fait présumer son influence sur l'organisme, nous posâmes quelques questions à la malade, qui fit des révélations importantes sur sa situation organique. L'estomac fonctionnait mal; des alternatives de constipation et de diarrhée se manifestaient fréquemment.

La bouche était sèche, les alimens avaient de la fadeur; la soif présentait beaucoup de variations; la peau était constamment sèche; les urines étaient fréquemment rares. La tête, tantôt le siége de douleur, tantôt celui de pesanteur. Des poumons, le gauche seulement, présentait à la partie supérieure une matite bien évidente aux quatre espèces d'exploration : matite qui était plus évidente le soir. Les appareils des sens n'avaient que légèrement ressenti l'influence primitive.

Notre thérapeutique n'était encore qu'à son berceau : les attractions des départemens encéphaliques. Les appareils dits de relation, de l'estomac, étaient les seuls qui nous fussent connus. La constance de leur action, la certitude de leurs résultats, nous avaient prouvé jusqu'à l'évidence que la nature mettait en œuvre l'attraction toutes les fois qu'elle se disposait à rétablir la fonction dans un de ces appareils. Entraîné par la force de la conviction, nous en tirâmes cette conséquence, qu'à chaque appareil la nature avait destiné une attraction correspondante. C'est ce jet de lumière qui devait nous conduire à la majestueuse découverte de l'équilibre, dont l'attraction scapulaire est une des lois. Considérées comme succursale de l'action pulmo-cordiale, les branches émanées du plexus pectoro-appendixal doivent devenir le siége des agens destinés à suspendre, détruire le flux phlogistique pulmonaire. Pour que cette pensée que nous méditions depuis long-temps reçût son application, il fallait qu'une pneumonie violente, telle que l'affection de Mme. ★★★, s'offrît à notre observation.

Six sangsues furent placées sur la région scapulaire correspondante. Le mouvement de succion ayant été énergique, l'effet se signala à l'instant du cramponnement d'une manière tellement prononcée, que les accès de suffocation, qui étaient tellement pressans que dans le même quart-d'heure on vint nous chercher trois fois, furent arrêtés subitement. Les parens de la malade nous en firent faire eux-mêmes l'observation, tant ces résultats inattendus avaient frappé leur attention. En les comparant avec ceux qu'on obtient soit des saignées générales, soit des sangsues placées à la méthode broussienne, on se convainct facilement de leur supériorité. En effet, jamais râle aussi prononcé que celui que portait la femme G*** n'a disparu ni aussi complètement ni aussi subitement par l'action de ces agens. La poitrine, explorée dans ses dernières surfaces, n'en offrait plus aucun vestige ; partout l'inspiration et l'expiration étendaient leur influence. Ne me laissant pas étourdir par un tel résultat, qui ne devait, en considération de l'activité irritative, n'avoir qu'une durée éphémère, je priai les parens du malade de m'envoyer chercher de suite.

Deuxième visite. Huit heures d'intervalle. L'excitation réapparaît, escortée des mêmes accidens ; la suffocation est également imminente. Cinq nouvelles sangsues sont appliquées. La liberté de la respiration se rétablit dans toute l'étendue des poūmons. Le tube, qui n'avait pas jusqu'alors reçu l'influence attractive, commence à l'accuser par la modification des fonctions des divers appareils qui le constituent. La langue est bien également blanche, mais le pourtour s'humecte. La fadeur est diminuée, la soif redevient normale ; les selles ont l'odeur, la couleur, la consistance de l'état de santé. Cependant, appréhendant les conséquences de la délocalisation pulmonaire si je ne dominais simultanément les deux foyers par des attractions correspondantes, je fis une nouvelle application scapulaire, ainsi qu'une hépatique. Les sangsues s'étant bien cramponnées, la douleur pulmonaire cessa à l'instant même; les boissons tempérantes furent conservées.

Troisième visite. Douze heures d'intervalle. L'irritation scapulaire tend à se reproduire. Application de quatre sangsues à l'omoplate. Même boisson. L'appétit se prononçant, j'accorde un potage au vermicelle.

Quatrième visite. Vingt-quatre heures d'intervalle. Les phénomènes représentant l'expression pulmonaire sont presque nuls; la toux est éteinte, les crachats sont très-rares, ne contiennent point de stries sanguines. Le point de côté n'est qu'insensible. La bouche a perdu entièrement sa blancheur ; la soif continue d'être normale. Cependant quatrième application, afin de maintenir l'irritation : les alimens sont augmentés.

Cinquième visite. Vingt-deux heures d'intervalle. Il n'y a plus de toux. Les crachats, étant de plus en plus rares, donnent des glaires peu consistantes : leur expulsion a lieu sans secousses violentes, comme les précédentes. La langue a perdu sa blancheur ; l'appétit se fortifie. Une légère rosée apparaît sur toute la périphérie. Application de trois sangsues.

Sixième visite. Même intervalle. Le malade s'est levé. Toutes les fonctions annoncent l'aptitude à recevoir l'agent provocateur de leur fonction. Conseils hygiéniques.

M. ***, arpenteur, avait, depuis plusieurs années, une affection rhumatismale qui parcourait les diverses articulations, lorsque, au mois de janvier, elle se fixa avec une telle intensité à l'articulation scapulo-humérale droite, que tous les muscles qui, de la ligne médiane vont se fixer à l'omoplate, au bras correspondant, étaient tellement douloureux, que la tête était infléchie sur le cou, l'épaule immobile. Douze sangsues ayant été placées sur la région musculaire opposée, la douleur diminua, cessa, tandis que nous avions encore la main sur la région scapulaire. Des bains de pieds, d'après notre méthode, furent conseillés. Nulle blancheur n'existant à la langue, la rougeur du pourtour étant normale ainsi que l'appétit et la soif, et le malade s'étant, d'ailleurs, prononcé d'une manière vague sur le désir de ne modifier en rien son régime, nous ne lui en parlâmes pas.

Deuxième visite. Vingt-quatre heures d'intervalle. La douleur, quoique moins forte, s'est éveillée. Douze nouvelles sangsues, bains matin et soir.

Troisième visite. Le malade est levé. Il n'y a plus de douleur que celle qui s'élève de l'application des sangsues.

PROPOSITION 109.

Ne serait-il pas important de porter sur deux appareils la somme d'excitation qui opprime un organe vivant sous une influence ganglionique différente?

En nous prononçant pour la négative, nous nous appuyons de la considération suivante : L'irritation artificielle, calquant dans sa marche l'irritation naturelle, qui tend à envahir, par les sympathies morbides qu'elle développe, une fraction des propriétés vitales dévolues aux appareils qui vivent sous une influence d'atmosphère analogue (1), comme on l'observe dans les extrémités inférieures et dans les extrémités supérieures, lors des gastrites, des pulmoniques, on doit déposer sur un seul système la puissance équilibrante, appartenant à l'un des pôles intérieurs ; appliquée à plusieurs, il s'établit à l'instant entre eux une relation morbide qui suscite dans l'organisme de violens orages, surtout si on la verse simultanément, comme des auteurs d'une grande réputation le pratiquent dans les hôpitaux tant de Paris que des provinces, pour les pneumonies, et sur la muqueuse affectée, et sur la périphérie. D'ailleurs, l'irritation artificielle, toutes les fois qu'elle n'est pas déposée sur les ressorts périphériques, ne peut soustraire un appareil à une irritation qu'autant qu'elle frappe sur un éliminateur (2) ; et, dans l'organisme, il est peu d'appareils qui jouissent de la faculté éliminatrice, et parmi eux, je ne vois que les excréteurs hépatico - rénaux - périphériques qui puissent en devenir les agens sans produire de réaction violente.

PROPOSITION 110.

L'inflammation, vivant dans la trame d'appareils divers soumis à des influences ganglioniques diffé-

---

(1) Il ne faut pas assimiler ce débord d'excitation à celui qui est provoqué par l'excitation déposée sur les ressorts du balancier : celle-ci, en s'exerçant sur les divers rayons qui constituent l'atmosphère ganglionique, élabore les propriétés vitales, au bénéfice des divers appareils auxquels elles avaient été soustraites par l'attraction irritative, d'où est née l'inflammation.

(2) Que des hommes superficiels, et il en est un très-grand nombre en médecine, ne viennent point, s'autorisant d'une révulsion mal dirigée, combattre notre proposition ! L'événement seul montrerait au doigt leur erreur.

rentes , doit être combattue simultanément par autant d'attractions correspondantes qu'il existe de foyers. C'est ainsi que, dans la céphalo-gastro-cardite aiguë, on appliquera les attracto-déplétifs aux ressorts sus-claviculaires, sus-scapulaires, sus-hépatiques; bien entendu qu'on prendra en considération l'activité de chacun des foyers, afin de pondérer la puissance attractive correspondante.

En suivant une pratique contraire, on rappellerait inévitablement, par le rayonnement irritatif, l'inflammation, comme nous en avons souvent été témoin aux hôpitaux; et tout récemment, nous avons vu un maire de campagne (M. Mortenne), précieux à l'humanité par ses bienfaits, devenir la victime de l'oubli, parlons plus véridiquement, de l'ignorance de cet important précepte.

A la suite d'une gastro-céphalite sur-aiguë qui avait été suivie d'un épanchement bilieux dans le tissu cutané, M. Mortenne éprouva de violentes douleurs de tête qui furent méconnues par les médecins : ce qui le prouve, c'est qu'ils ne dirigèrent l'action d'aucun révulsif sur l'attraction correspondante. Partisans de la médecine des symptômes, ils ne s'occupèrent que de l'épanchement bilieux; contre lui seul ils dirigèrent leurs batteries, en plaçant autour de l'ombilic une chaîne de sangsues; et cette médication, il faut en convenir, n'était pas l'expression de l'indication : le foyer attractif devait être établi sur les ressorts lombo-dorsaux, comme nous le justifierons par les faits.

PROPOSITION III.

Lorsque l'inflammation s'est expansée, qu'elle a envahi plusieurs fonctions secondairement à d'autres fonctions, il est important de les soumettre à une analyse rigoureuse, afin d'apprécier celle qui présente la déviation la plus sensible.

Cette pratique découle du principe fondamental, que l'attraction révulsive est toujours en rapport avec l'excitation ; il commande également à l'attention du praticien de surveiller les autres foyers, qui, le plus souvent, non-seulement ne cèdent pas à l'attraction dirigée sur le foyer créateur, mais souvent le réveillent, rallument en lui, par l'anastomose d'atmosphère, l'incendie.

M. *** était entré à l'un des hôpitaux de Paris, se plaignant d'un point fixe et permanent à la région pylorique. M. ***, n'ayant probablement pas dirigé son attention sur un autre foyer d'irritation déployé dans l'un des départemens encéphaliques et caractérisé par une douleur fixe et permanente, s'occupa uniquement de la phlogose stomacale : les émolliens administrés par la partie supérieure, les éliminateurs par l'inférieure, les vésicatoires à l'une des extrémités thorachiques, ramenèrent un calme de quelques jours (1) que l'irritation encéphalique, en l'accroissant, fit disparaître promptement. Les deux irritations, ayant marché simultanément d'intensité en intensité, amenèrent rapidement la mort, nonobstant deux applications de sangsues dirigées au creux de l'estomac, nonobstant une large et abondante saignée du bras. L'ouverture étant faite, les deux foyers furent constatés par la désorganisation de la muqueuse gastro-pylorique, par un foyer développé dans l'hémisphère souffrant. Le malade avait, tout le temps qu'il passa à l'hôpital, accusé ce siége.

Il est généralement reçu en thérapeutique qu'on doit, lors des irritations viscérales, pectorales, encéphaliques, nées simultanément à la disparition d'une irritation cutanée, négliger l'irritation secondaire pour s'occuper de diriger l'attraction sur le foyer primitif : ce principe ne repose pas essentiellement sur l'expérience.

_____

(1) L'amélioration légère qui s'était manifestée était la suite du vésicatoire placé à la partie interne, c'est-à-dire sur les ressorts réunis dorsaux et brachiaux.

Depuis long-temps je me suis aperçu qu'on ajoutait une confiance bien fallacieuse au retour de l'irritation cutanée, lors des gastrites, par exemple, nées sous l'influence de leur disparition ou qui l'avaient provoquée en se développant. Cette proposition est appuyée sur les faits.

François ***, d'une constitution herculéenne, d'un tempérament éminemment sanguin, éprouvait dès long-temps des coliques abdominales épouvantables, qui avaient affecté un caractère de périodicité bien marqué, comme il commença à ressentir un point fixe, qui d'intermittent devint permanent : ce symptôme fut accompagné de pâtosité, d'inappétence, de constipation qui devinrent de plus en plus opiniâtres ; la soif acquit beaucoup d'intensité sous l'influence irritatrice. La fâcheuse habitude de boire qu'il contracta *** aggrava tellement les accidens, que les alimens les plus légers, pris en quantité la plus minime, l'indisposaient fort long-temps. Quoique la digestion fût difficile, les alimens n'étaient pas encore expulsés ; des contractions anormales de l'estomac ne produisaient qu'une matière glaireuse qui fluait avec une abondance extrême ; son évacuation était précédée de douleurs déchirantes qui finirent par jeter le malade dans un état de mortel abattement. En parcourant les divers appareils, nous nous aperçûmes qu'une zone rouge fort intense couvrait et le pourtour et l'extrémité de la langue ; le pharynx, les amygdales, le voile du palais étaient le siége d'une ardeur intolérable ; la soif était insatiable, la salive était gluante ; le point pylorique, comme nous l'avons dit, était extrêmement aigu ; les intestins, enrayés par l'irritation, n'expulsaient les matières fécales que du troisième au cinquième jour, nonobstant les lavemens fréquemment administrés ; l'appareil rénal produisait des urines rares, briquetées ; le malade, en les rendant, se plaignait d'un sentiment d'ardeur qui émanait de la région rectale. Les poumons ne présentaient dans leur fonction aucun trait d'anormalité à l'état de repos (1) ; mais, dès qu'il

_____

(1) Pourquoi M. Broussais n'a-t-il pas éclairé sa longue pratique du flambeau de l'expérience sur ce point important de la thérapeutique, qui lu.

prenait de l'exercice, les mouvemens d'inspiration et d'expiration se précipitaient; les contractions cordiales acquéraient de la vibrance sous l'influence de la progression; les organes actifs des appendices abdominales étaient atrophiées; l'une d'elles était le siége d'une dartre furfuracée qui s'était éteinte depuis que l'irritation gastrique s'était accrue; les départemens encéphaliques étaient devenus le siége de l'irritation élancée; les douleurs étaient sus-orbitaires.

François *** avait été antérieurement traité par les purgatifs, qui, en déviant momentanément l'irritation de la muqueuse stomacale, lui avaient fait éprouver un bien-être passager dont il réclamait avec instance la récidive.

Une longue observation dans les hôpitaux, des expériences nombreuses faites sur les animaux vivans, nous avaient suffisamment prouvé que du calme instantané qu'ils produisent naît une tempête plus violente, et, en conséquence, que nous ne pouvions obtempérer à sa demande, malgré toute la répugnance qu'il avait apportée à se soumettre à notre méthode; nous insistâmes, persuadé que c'est un crime de transiger avec les malades sur ce qui doit leur être si précieux, lorsqu'on a la conviction du bien-être qu'on doit leur procurer par un traitement rationnel approuvé par l'expérience.

A notre grande satisfaction, l'événement justifia nos espérances: le malade m'ayant permis de lui établir un exutoire à la réunion des deux tiers postérieurs avec le tiers antérieur de la région

---

aurait fait apercevoir les foyers s'alimentant aux dépens des appareils vivant sous la même influence ganglionique dont ils soustraient l'aliment? De là, les sentimens pénibles de contusion qu'éprouvent les personnes affectées de gastrite aux régions articulaires.

Une circonstance fort remarquable, que je ne sache avoir été exprimée par aucun praticien, et qui conduit cependant à un parallèle fécond en conséquences thérapeutiques, c'est celle déduite de l'analogie anormale que l'on observe et chez les personnes affectées de gastrites anciennes, et chez les individus qui ont des paralysies des extrémités : chez les uns, comme chez les autres, le sentiment de faiblesse le plus prononcé émane des articulations.

lombaire droite, j'appris, satisfaction inexprimable! le lendemain de l'action caustique, que le malade avait éprouvé un soulagement tellement marqué, qu'il s'exprima ainsi : « Vous m'avez
enlevé mon mal comme avec la main. » Je prescrivis au malade
un régime sévère, quelques cuillerées de fleur de pommes de
terre ; d'après le désir du malade, quelques cuillerées d'épinards ;
le soir, un peu de lait froid ; pour boisson, l'eau de réglisse alternée avec une solution de gomme ; un cataplasme de farine de
lin sur la région hépatique, afin de favoriser le développement
de l'attraction ; des bains de pieds dont la double action devait
être sollicitée, d'après l'indication, d'appeler à la périphérie
l'exhalation : j'insistai sur ce qu'il conservât le lit (1).

Après quinze jours de l'action attractive et d'un régime sévère,
le malade recouvra une partie du sommeil qu'il avait perdu antérieurement (toutes les nuits il ressentait de l'agitation) ; les
forces revinrent ; les faisceaux musculaires commencèrent à se
dessiner de nouveau ; les boules buccinatrices reparurent ; le
front se dérida ; le teint reprit un peu de coloris ; l'excavation
sus-oculaire fut moins sensible ; la fuliginosité buccale disparut ;
la zone linguale s'éclipsa ; les glandes labiales recouvrèrent la
normalité de leurs fonctions ; les vomissemens glaireux furent
moins fréquens (ils n'avaient plus lieu que du troisième au quatrième jour) (2) ; l'appétence des alimens revint ; l'absorption
des liquides diminua beaucoup ; le gonflement stomacal fut moins
incommode ; les selles, moins bouletées, étaient plus fréquentes ;
la vitesse des contractions diminua ; les mouvemens d'inspiration
et d'expiration devinrent normaux, même pendant l'exercice.

---

(1) Il ne faut pas trop long-temps garder le lit. De graves inconvéniens
en résultent ; nous les signalerons à l'article *Exercice*.

(2) Il me semble que cette observation prouve jusqu'à l'évidence que les
glaires sur l'origine desquelles on a tant divagué, ne sont qu'un résultat
irritatif ; opinion que l'expérience confirme d'ailleurs ; nous les avons produites chez deux chiens, dont l'un avait pris de l'idiodate, et l'autre de la
digitale pourprée. Chez le premier comme chez le second, nous observâmes
à l'ouverture l'estomac corrodé par l'irritation.

Une circonstance organique qui ne permettait point à François de se livrer aux transports d'une guérison complète fut l'inaction des appareils reproducteurs. « A mon âge, disait-il, et point de désir! cela n'est point naturel; je ne saurais croire à une guérison complète. » Il est vrai que la tendance à la normalité générale n'avait pas encore frappé sa trame.

La dartre présentait d'instant à autre un sentiment de titillement; les lavemens tempérans que nous avions prescrits furent constamment repoussés : le malade n'en avait pu conserver dans ses maladies antérieures.

Reconnaissant dans cette situation organique une amélioration, nous nous permîmes des potages et plus fréquens et plus abondans; la décoction d'orge fut substituée à l'eau de réglisse; les cataplasmes furent continués; je permis au malade un exercice léger qui devait s'accroître avec l'aptitude locomotrice. L'attraction étant bien établie, les fonctions continuèrent de s'acheminer avec une célérité étonnante à l'état normal. Sa femme, persuadée que plus il mangerait plus il acquerrait rapidement des forces, leva l'étendart de la révolte contre le régime : le malade fut gorgé des alimens les plus indigestes. A cette cause de rechute vint s'en adjoindre une autre non moins active que provoqua la position peu aisée de *** : après avoir fait usage pendant quatre mois des stimulans les plus actifs, il eut la douleur de voir reparaître les vomissemens glaireux, qui, à la vérité, étaient et moins abondans et moins fréquens; la douleur reparut également, mais elle n'était qu'intermittente : c'est dans de telles occurrences morbides que François supprima ses cautères en totalité. De cette terrible imprudence découla l'affreuse position où le malheureux François ne tarda pas à être replongé : les vomissemens devinrent journaliers, le point pylorique permanent; l'inappétence, la pâtosité, la constipation vinrent confirmer la nouvelle de l'irritation; le courage du malade lui ayant fait négliger les indications qui découlaient de ce nouveau trouble, le sommeil fut interrompu par les rêvasseries; les forces baissèrent; le malade s'exténuant de jour en jour, il conserva le lit.

Voyant par ces phénomènes l'irritation s'expansant au cerveau, je proposai de rappeler l'attraction ; le malade consentit bien à l'établissement, mais il préféra le lieu qu'occupait la dartre ; nous résistâmes long-temps, mais, 1° la considération du précepte donné par les auteurs, de rétablir une irritation de localité, 2° la difficulté que le malade éprouvait de se livrer à ses occupations, me firent incliner, pour son malheur, vers sa volonté : trois centres d'attraction furent établis sans que le malade en ressentît une amélioration sensible. Quelques mois se passèrent dans des alternatives qui me portèrent à présager aux parens du malade la fin malheureuse qui terminerait plus tard les jours du patient, s'il résistait encore à changer le siége. Enfin il céda. En le rétablissant, je ne me dissimulai point les chances défavorables ; cependant une amélioration légère vint encore consoler ses jours infortunés. Afin d'en féconder les effets, je soumis de nouveau le malade au même régime, qui fut encore contrarié par l'indiscrète tendance de sa femme à le bourrer et son obstination au travail, qui le portèrent à n'y laisser plus qu'un pois ; la transpiration abondante (c'était au mois de juillet) mitigea un peu les effets désastreux de cette suppression, qui s'annonça au mois de novembre (la transition fut subite) avec tous les symptômes qui escortent l'excitation ravivée ; les contractions acquirent de la vigueur ; la région pylorique devint constamment douloureuse ; la soif s'aiguisa ; les vomissemens se succédèrent à quelques heures d'intervalle ; l'estomac se distendit ; l'action musculaire s'éteignit ; les organes des sens perdirent leur sensibilité (1) ; le regard devint morne, le teint terne ; les yeux s'excavèrent ; les rides, cicatrices de ses anciennes souffrances, s'imprimèrent profondément ; la

---

(1) En de telles occurrences, que pouvais-je offrir à cet infortuné ? La révulsion ? Sa présence dans cette circonstance était assurément tardive. Néanmoins je me crus autorisé à l'employer dans cette double considération, que c'était le seul moyen de lui conserver quelques jours et d'éloigner de sa pensée l'idée barbare de la mort.

circonférence des centres attractifs devint blafarde, pâle (1), les pois s'en détachèrent; l'agitation s'éleva; les extrémités se contractèrent; les selles colliquatives se prononcèrent; ce fatal précurseur frappa l'imagination de François, qui le considérait comme le signal de la mort, au moment où le dernier de ses déchirans soupirs s'élança de ses lèvres livides.

O médecins, qui faites de votre art un vil trafic! votre âme ne s'ouvrira donc jamais à la sensibilité, à l'aspect de cet épouvantable tableau (2)?

L'induction est un des flambeaux qui doivent éclairer la pratique médicale. Si la médecine a été utile à l'art hyppiatrique, pourquoi celui-ci ne le serait-il pas à l'art du vieillard de Cos (3)? Le fait suivant, dont nous avons recueilli attentivement les principales situations, prouve évidemment qu'il est une mine féconde où le médecin éclairé doit puiser.

Une chienne portait depuis long-temps un ulcère très-vaste à la naissance des troncs rachidiens, comme elle devint en folie. La gestation (4) n'apporta aucun changement sensible, soit dans l'étendue, soit dans l'intensité de cette surface éréthisée. Ce ne fut que quelques jours avant le part que je m'aperçus, à la suite d'une chasse (la rosée était très-abondante), que l'ulcère s'était éteint subitement; des coliques violentes, qui furent combattues

---

(1) Cette circonstance pathologique est une des plus frappantes du report. Pourquoi tant de siècles se sont-ils passés avant que l'heureuse idée des balanciers, des plateaux, des attractions correspondantes apparût sur la terre?

(2) Des médecins, que nous méprisons trop pour les désigner, ont exploité nos veilles, nos expériences sur les animaux, et, le croirait-on? cette pratique infâme a fait fortune. Oui! souvent on nous a dit, et surtout à la campagne : Vous expérimentez non-seulement sur les animaux, mais encore sur les hommes, puisque vous avez une méthode à vous.

(3) Plus tard nous publierons une pathologie comparée, suivie d'un traité de thérapeutique également comparée.

(4) Nous connaissons une dame qui a une dartre à la partie interne et supérieure de la cuisse qui n'éprouvait, lors de la gestation, aucune modification.

par de fréquens lavemens, se manifestèrent; l'action calmante (lavemens) produisit des matières extrêmement bouletées. Palmire s'en trouva bien pendant quelques heures. L'irritation s'éveillant de nouveau , détonna avec violence sur les organes cérébro-rachidiens; des convulsions, qui avaient leur siége dans les fléchisseurs, et tellement fortes , que la tête fut déjetée en arrière; les membres devinrent raides : cet état de tension dura une heure. A cet accès d'autres succédèrent jusqu'au lendemain , que je me déterminai à reporter par l'action caustique l'irritation délocalisée. Cinq centres attractifs furent chargés de cette fonction. La première application n'ayant pas produit de résultats sensibles , je procédai à une seconde, qui , en embrassant la surface éteinte, y rappela une concentration très-énergique , dont les heureux effets se signalèrent par la diminution d'intensité, enfin par l'absence complète des accès.

C'est à vous, médecins philosophes, qui mettez à contribution pour éclairer votre pronostic les faits comparés , de saisir les causes de cette divergence d'action ; quant à nous, nous attribuons cette différence à la durée de l'irritation, au siège de l'inflammation délocalisée. A l'article *Cautères* ces considérations trouveront leur développement; mais avant d'abandonner la discussion de ce principe de thérapeutique, nous rapporterons un fait qui militera en faveur de l'opinion à laquelle nous avons donné notre adhésion.

M. ***, chirurgien-accoucheur, portait depuis fort long-temps une dartre à la face palmaire de la main droite, qui l'incommodait beaucoup, lorsqu'il prit la résolution de la traiter. Après quelques jours de sa disparition , il ressentit de violentes coliques abdominales , qui étaient accompagnées de douleurs atroces. Quels que fussent, d'ailleurs, les moyens dirigés sur le siége de l'irritation primitive, on ne put soustraire les intestins aux orages phlegmasiques qui brisèrent la trame en quelques jours. L'ouverture démontra les organes digestifs altérés.

PROPOSITION 112.

En généralisant l'équilibre organique, en l'appliquant à toutes les affections, d'autres questions se présentent à la méditation. Doit-on tenter de reporter l'excitation sur tel ou tel ressort de tel ou tel balancier indistinctement, pour telle ou telle affection ? De la solution de cette question s'en élève une autre non moins importante, que nous examinerons plus tard.

Nous ne découvrons dans aucun ouvrage les vestiges de cette solution ; cependant n'est-elle pas fondamentale en thérapeutique ? En effet, est-il une seule cure radicale qui ait été opérée sans sa faveur ? Je ne parlerai point des cures d'hôpitaux, où tant de malades s'ouvrent une tombe en y entrant, où tant d'autres en sortent avec une convalescence anticipée.

Combien ne voit-on pas de convalescens avec une vibrance anormale, de la toux, de l'expectoration, avec un point pylorique, de la constipation, l'estomac balonné, des gaz qui s'échappent avec douleur, avec des stries sanguines, les yeux sillonnés, avec l'anéantissement de la puissance locomotrice, obtenir les trois quarts ? Comment a-t-on pu avancer que M. Broussais excellait surtout dans la direction du régime ? Comment les élèves qui ont suivi sa visite n'ont-ils pas signalé les inconvéniens de sa pratique incohérente ? L'usage du quinquina, du tartre stibié, l'application des sangsues sur la partie cutanée correspondante à l'inflammation, en favorisant l'écoulement jusqu'à syncope, soit par des bains, soit par des fomentations, la phlébotomie, tout ce galimathias n'est-il pas un paradoxe en thérapeutique ?

La phlébotomie, les saignées locales, d'après M Broussais, affament l'irritation, l'affaiblissent momentanément. Voilà pourquoi les malades éprouvent un bien-être momentané, quelquefois sensible, à la suite de ces fortes déplétions; mais ce moment est la durée électrique. L'irritation se ravivant sur l'émathose, l'inflammation réapparaît avec la même intensité. Les sympathies morbides se réveillent, de nouvelles saignées sont pratiquées. Le résultat de l'émission sanguine se manifeste par un nouvel assoupissement, que le laboratoire assimilateur réveille; et de saignée en saignée, d'amélioration en amélioration, les malades sont conduits à l'extinction. Oui, messieurs, jamais le démon de l'empirisme n'engendra de productions plus fatales à l'humanité. Mais ne débordons pas notre sujet, à l'article *Phlébotomie* nous développerons cette proposition.

De l'aveu de M. Lænnek il ne sort des hôpitaux que trois malades sur quatre, et beaucoup moins de celui de M. Broussais (du moins c'est ce qui résulte des tableaux comparatifs établis par M. Prudts), qui n'a pas l'avantage, par sa méthode sanguinaire de l'épuisement, d'en sauver un égal nombre, quoiqu'il nous affirme dans tous ses ouvrages qu'il ne faut pas craindre d'épuiser. Le réformateur ignore t-il que le sang est l'aliment organique, qu'aucune trame ne saurait subsister sans nutrition? Tant que vous n'aurez pas expérimentalement déterminé les circonstances vitales où l'on doit tirer telle ou telle quantité de sang, celles qui imposent le précieux devoir de le ménager, la médecine physiologique sera un aveugle instrument d'homicide. Enchaînez donc cette hydre; ah! plutôt, bannissez de la terre ce fléau qui a fait couler plus de sang que le despotisme nicolaïque, que la centralisation napoléonique. Rassurez-vous, malheureuse humanité, la physiologie expérimentale dévoilera ce grand mystère aux regards effrayés des sectateurs de ce premier médecin, qui n'a pas assez réfléchi qu'un dépôt sacré lui fut confié en embrassant cette profession, qui serait plus en honneur si elle n'était devenue le patrimoine de l'empirisme.

PROPOSITION 113.

Les sympathies organiques, tel est le théâtre sur lequel s'exerce la révulsion.

Cette proposition a-t-elle été bien comprise, ou, pour figurer mon idée afin de la rendre plus accessible, les mêmes idiômes ont-ils servi à l'ériger dans le langage médical? En nous prononçant pour la négative, nous obtenons l'assentiment unanime. En effet, Bordeu, l'illustre physiologiste, a admis pour base des réactions le tissu cellulaire. Le docteur Broussais s'est-il prononcé? Nous abandonnons la solution de cette question à ses lecteurs.

Il en est qui admettent le système sanguin : aucun n'en a fait hommage aux rameaux ganglioniques, considérés comme nous les avons envisagés; et c'est de cet oubli qu'est née, comme nous l'avons tant de fois annoncé, l'incertitude médicale. En utilisant les considérations précedemment émises, il nous sera facile d'ordonner la révulsion, d'en faire jouer tel ou tel ressort, selon que la force organique se sera développée avec davantage d'exubérance sur tel ou tel département, car, encore une fois, l'exaltation vitale n'est autre chose que la puissance vitale concentrée sur tel ou tel organe ou appareil d'organe.

PROPOSITION 114.

L'observation apprend que la nature a manifesté une prédilection de révulsion (1); qu'en reportant l'excitation à son instar sur l'appareil privilégié, on arrive au même résultat. Ainsi elle emploie les hémorragies nasales pour les irritations encéphaliques, et celles des divers appareils qui vivent sous l'influence antéro-crâno-jugulo-facial Les déjections bilieuses abondantes soustraient l'estomac et les divers appareils qui vivent sous l'influence ganglio-

---

(1) Voilà des vérités qui n'ont été signalées par aucun praticien.

nique médiane. Le catarrhe bronchique n'arrache-
t-il pas les vésicules pulmonaires à leur destruction, etc. , etc. ?

PROPOSITION 115.

Dans quelle circonstance produit-on le rayonnement simple (revenons à cette question de laquelle
nous nous sommes dévié un instant)? En déposant
l'attraction sur les ressorts du pôle opposé au pôle
dominé par le foyer primitif.

PROPOSITION 116.

Quelles sont les circonstances qui produisent le
rayonnement par réflexion? Le rayonnement par
réflexion s'opère lorsqu'on dépose l'attraction sur la
trame d'un organe éréthisé, qui reçoit ou domine
l'excitation d'un autre organe, soit que la relation
morbide s'établisse entre eux par atmosphère, soit
qu'elle s'opère par l'anneau percevant ou par
l'abouchement ganglionico-artériel.

PROPOSITION 117.

Doit-on toujours soutenir la révulsion au même
degré? L'intensité à accorder à la révulsion doit
toujours être subordonnée à la marche de l'irritation.
Si on s'aperçoit que les phénomènes irritatifs soient
tombés successivement, de même on diminuera successivement l'excitation. Cette méthode est de ri-

gueur, attendu qu'en laissant subsister la même
puissance d'excitation, on finit par paralyser les
fonctions des organes aux dépens desquels végétait
la trame stimulée.

PROPOSITION 118.

Doit-on avoir égard, lors de l'application de l'excitation, à l'écoulement menstruel? Nous sommes
arrivés dès long-temps à cette conséquence, qu'en
temporisant on perd un temps considérable, d'autant
plus précieux, que la tendance irritative développée
par la nature n'enraie point l'inflammation acci-
dentelle; qu'elle lui prête même un appui puissant;
que l'époque menstruelle ne s'opérant que dans une
période de cinq jours, quelquefois de huit, non-
seulement l'inflammation a le temps de se développer, mais encore d'exercer ses rayonnemens.

Nous connaissons plusieurs dames qui, à toutes leurs époques,
éprouvent de violentes douleurs de tête, qui se développent avec
le flux menstruel.

PROPOSITION 119.

La gestation est-elle une contre-indication à l'action révulsive, lors de l'irritation stomaco-encé-
phalique, ou de tout autre appareil? Répondons à
cette interpellation par les faits.

Madame ***, de Saint-Julien, était enceinte de sept à
huit mois, comme elle éprouva, en quittant Dijon pour se
rendre chez elle, une forte averse. En rentrant elle ressentit un

frisson très-fort, qui l'engagea à se coucher de suite. Quoique le nombre de couvertures fût augmenté, le frisson dura cinq heures. Le matin la réaction s'étant opérée, elle eut une transpiration fort abondante, mouilla plusieurs chemises. Les accidens cessèrent à dix heures; le calme se continua jusqu'à six heures du soir. Les frissons reparurent alors avec une intensité nouvelle jusqu'au lendemain matin. La diaphorèse commençait à leur succéder, comme son mari vint me chercher. Je trouvai M.ᵉ *** abattue, portant une douleur sus-orbitaire qui, au rapport de la malade, s'était manifestée depuis quatre ans, époque à laquelle elle avait commencé de faire la cuisine chez M. Henri. La langue rouge au pourtour et à l'extrémité; la constipation était opiniâtre (il y avait quatre jours qu'elle n'avait eu de selle); la pression, lors des accès, développait, sur les parties latérales du ventre, une douleur aiguë; la percussion annonçait à la partie supérieure du poumon droit un son mat, que vérifiait l'ausculation médicale (1). Les mouvemens du cœur étaient désordonnés; le pouls éprouvait une intermittence bien notable, qui était, d'ailleurs, celle de l'expression du cœur : les sécrétions, en général, étaient diminuées, perverties.

Quoique le caractère intermittent semblât m'offrir l'indication du quinquina (2), je crus, soit d'après ce que j'avais observé aux hôpitaux, soit d'après l'irritation violente du tube, devoir en différer l'emploi, et tenter provisoirement l'action attracto-déplétive : j'avouerai qu'une circonstance majeure me tint long-temps en suspens. Cependant, réfléchissant que l'irritation produite par la gestation est un foyer d'attraction, où viennent converger

---

(1) M***, depuis long-temps ressentait, surtout lorsqu'elle accélérait sa marche, un point (ce sont ses expressions) à la partie supérieure du poumon droit, qui présentait, d'après la malade, une surface plus développée.

(2) Ainsi nous avions donc déjà secoué (quatrième année de nos études) le joug autocratique du premier professeur du Val-de-Grâce, puisque nous manifestions de la répugnance à employer le quinquina dans de telles occurrences pathologiques.

toutes les irritations (1), je n'hésitai plus à agir énergiquement. Quinze sangsues furent appliquées sur la région hépatique ; les cataplasmes qui devaient recouvrir le ventre et la poitrine furent prescrits, ainsi qu'une diète sévère. Le lendemain j'appris qu'elle n'avait pas eu d'accès, mais la douleur de tête n'était pas encore disparue : elle paraissait avoir acquis de l'intensité par la chute de l'irritation intestinale qui, en effet, ne se dévoilait plus que par une légère rougeur linguale. La bouche était plus humide, la soif plus intense : la malade avait eu une selle, le ventre n'était plus douloureux. Persuadé que l'action des sangsues n'avait pas atteint le foyer encéphalique, et craignant qu'il ne rallumât le stomacal, comme je l'ai souvent observé aux hôpitaux, je prescrivis vingt sangsues aux clavicules (2), avant son irradiation sympathique. Le lendemain la douleur avait entièrement disparu, l'appétit s'était déclaré, le pouls de cent-vingt était tombé à quatre-vingts ; la bouche s'humectait davantage, les mouvemens du cœur étaient réguliers. La malade me pressant instamment, j'accordai quelques cuillerées de fleur de pommes de terre (3), je continuai l'eau de gomme, dont la solution devait être beaucoup plus chargée : les mêmes moyens furent continués. Les jours suivans j'augmentai les alimens d'après les forces digestives que j'avais la précaution de bien explorer.

Cette observation me paraît intéressante sous le rapport des phénomènes qui se sont manifestés dans la première application des sangsues, phénomènes qui tendent à établir ce principe fondamental.

---

(1) Pourquoi l'utérus devient-il centrifuge pendant la grossesse? Pourquoi le flux mensuel obéit-il avec tant de célérité aux attractions développées, sous l'influence d'une fonction en retraite ?

(2) On voit qu'avant d'être sorti des bancs de l'école nous comprenions déjà les lois de la révulsion, puisque cette dame a été traitée quatre ans avant notre réception, et que l'observation de sa maladie était déjà consignée dans notre thèse.

(3) Le grand art du praticien, c'est de bien saisir la capacité d'une fonction en action : c'est lui qui indique quelle intensité, quel déploiement l'on doit donner à l'agent provocateur d'un appareil convalescent.

PROPOSITION 120.

Deux irritations se développant simultanément doivent être combattues également simultanément.

Telle est la remarque à laquelle nous sommes redevable des brillans succès que nous avons obtenus dans le cours de notre pratique.

Il est généralement reçu que toutes les femmes enceintes doivent, si elles veulent, leur dit l'insidieux charlatanisme et sa commère l'ignorance, écarter les accidens inévitables à leur position, se faire saigner du septième au huitième mois. Ce préjugé a tellement d'empire, que nous fûmes consulté par plusieurs femmes enceintes, les unes de quatre mois, les autres de six mois, qui étaient affectées d'irritation encéphalique, qui tenait à toute autre cause qu'à la pléthore sanguine, et qui cependant nous manifestaient hautement le désir d'être saignées. Trois d'entre elles eurent recours à nos confrères, qui, à ce qu'il paraît, virent dans ces congestions une tout autre essence que la phlogose. Quoi qu'il en soit, le fait suivant justifia la méthode universelle de l'équilibre de fonction.

Madame ***, née Copie, était à son troisième mois de grossesse, comme elle reçut un coup de soleil en se livrant aux travaux de la campagne. Les douleurs violentes qui émanaient de la région frontale en furent la conséquence. De même que toutes les irritations encéphaliques qui n'entraînent point la mort subite, l'irritation encéphalique baissa, puis s'exaspéra pour baisser de nouveau. Fatiguée de ses douleurs, et voyant, d'ailleurs, le redoutable huitième mois approcher, madame *** me pria, sans autre préambule, de la saigner. Après m'être abouché avec les antécédens, je lui déclarai que je la remerciais de la confiance dont elle m'honorait, mais que je ne consentirais jamais à agir contre ma conscience. Ma ferme résolution l'ébranla ; de suite elle consentit aux applications de sangsues, qui détruisirent, après huit jours d'action, l'irritation.

PROPOSITION 121.

L'irritation combattue favorise souvent le développement de celle qui s'était manifestée antérieurement et dont les symptômes voilés reprennent
toute leur intensité par l'extinction des phénomènes
qui la dominent.

M. Morisot, de Magny, dans une double chute qu'il fit d'une
voiture, se heurta sur le bandage d'une roue à la Marlboroug
les côtes sternales, tandis que l'articulation coxo-fémorale alla
frapper le moyeu. La première atteinte s'annonça à l'extérieur,
1° par une large ékimose dont le centre contenait beaucoup de
sang extravasé; 2° par l'inertie des muscles costaux correspondans.
La seconde, par une ékimose également, et l'impossibilité de
pouvoir faire mouvoir le membre affecté. Le lendemain de l'accident il n'existait point encore de toux, mais le malade avait
passé la nuit dans une agitation cruelle. Les douleurs simultanées
de la jambe et de la cuisse avaient produit un éréthisme violent.
Cependant il n'existait encore, à la tête, qu'un sentiment de
pesanteur qui faisait présager de l'irritation dans les départemens
encéphaliques. Les appareils des sens étaient en éveil depuis l'accident; la cavité buccale, à part la sécheresse qui paraissait
émaner du pharinx, du voile du palais, n'offrait rien d'anormal:
nous noterons cependant que l'estomac était sur les limites pathologiques. La soif était un peu aiguisée, l'appétit presque nul:
il ne s'était point présenté sur le siége depuis trois jours; les
urines, rares, étaient briquetées. Après avoir donné un coup-
d'œil à ces fonctions, je me hâtai d'arriver au foyer primitivement affecté. L'irritation extérieure avait déjà exercé son influence
sur les poumons, dont le trouble s'annonçait par l'accélération
dans les mouvemens d'inspiration et d'expiration. Nous consultâmes, par la percussion, un point pleurétique qui nous avait été

décelé par le malade, et qui acquérait de l'intensité lors de la toux qui était fréquente depuis quelques heures. Le cœur battait avec violence ; ses contractions énergiques étaient fréquentes. Le pouls qui, à part les obstacles à la circulation, est l'expression des contractions du cœur, était également fréquent, résistant au bras droit comme au bras gauche. La jambe commençait à acquérir une raideur tétanique ; elle était le siége d'une douleur très-aiguë, qui prenait naissance à l'origine du tronc sciatique (le moyeu avait frappé dans sa direction), pour s'épancher dans toute la jambe, suivant la direction des nombreux rameaux émanés de ce nerf. Désirant m'assurer si la chute n'avait produit ni luxation ni fraction, je l'engageai à mettre en contact les extrémités, afin d'apprécier leur longueur respective. Puis je promenai ma main sur les diverses faces de l'extrémité lésée, afin de vérifier mon pronostic, le malade étant debout (cette position est absolument indispensable). La conviction étant acquise que la douleur éprouvée était la conséquence exclusive du froissement, je ne m'occupai plus que de l'indication qu'offraient les deux foyers.

Les sangsues placées sur les ressorts scapulaires sus-inguinaux, des cataplasmes de mie de pain cuite dans le lait, un régime sévère, le repos, telle fut la prescription qui triompha promptement des points phlegmasiques.

PROPOSITION 122.

L'action attractive externe doit être divisée en superficielle et en perpendiculaire.

Nous nous proposons de désigner, sous ce nom de perpendiculaire, l'action d'un groupe d'agens qui agit effectivement dans la direction de la perpendiculaire cutanée.

PROPOSITION 123.

De la permanence plus ou moins prononcée des effets attractifs découlent les élémens de leur distinc-

tion thérapeutique, distinction dont l'importance
trouve son application dans la cure des affections.
Les uns (les vésicatoires, les sétons, les cautères) ont
une action qui, quoique susceptible de s'affaiblir successivement, est néanmoins toujours instante, puisqu'elle puise sa sphère d'activité dans les parties environnantes, surtout si on a égard aux circonstances que nous signalerons en parlant de chacun
d'eux ; les autres (les moxas, l'ustion) se distinguent
et par la célérité avec laquelle leur action est lancée,
et par l'instantanéité de leur effet.

On doit distinguer relativement aux puissances excitatrices
dont on fait jouer l'action sur les ressorts érecteurs trois périodes :

1º L'une d'excitation ganglionico-excentrique : celle-ci se
signale dans les fonctions des appareils qui constituent les divisions des plateaux tant extérieur qu'intérieur, par les phénomènes qui sont l'expression de leur fonction exaltée.

2º La seconde se décèle par le retour simultané des fonctions
envahies à l'exercice normal.

3º La troisième par la concentration des forces vitales en
excès sur l'organe frappé par l'action irritatrice.

PROPOSITION 124.

Les vésicatoires sont des agens dont l'action offre
la transition de l'effet superficiel au résultat perpendiculaire.

L'action des vésicatoires est susceptible d'acquérir de la perpendicularité et de la permanence, si on a l'attention de fomenter quelque temps par une pommade attractive. Les praticiens
ne sont pas d'accord, soit sur l'époque de leur emploi, soit sur le
lieu qu'ils doivent occuper.

Nous nous appuierons, pour légitimer cette assertion, du traitement des pleurésies : pour la cure de cette affection, les uns font précéder leur emploi des saignées, tantôt locales sur le point cutané le plus rapproché du pleurétique, tantôt générales.

Nous avons été témoin, tant à Lyon qu'à Paris, de leur simultanéité. Cette pratique eût produit des résultats favorables, si on eût pris en considération, lors de leur application, les lois de l'équilibre organique; c'est-à-dire, si les sangsues eussent été placées sur les attractions correspondantes. Certains praticiens placent les vésicatoires à la partie moyenne et postérieure de la poitrine, tandis que d'autres les établissent à la partie antéro-supérieure. Enfin il en est qui préfèrent les parties latérales. Cette divergence est-elle fondée sur la philosophie médicale? En nous prononçant pour la négative, nous nous autoriserons de cette considération que l'analogie d'affection prescrit l'identité de traitement. D'ailleurs existe-t-il d'autres modifications dans la trame que celles résultantes de l'irritation, et cette irritation ne prend-t-elle pas toujours son origine dans la sus-excitation? ne sont-ce pas les mêmes lois qui président à son apparition? Ne sont-ce pas les mêmes canaux qui servent de conducteurs aux excitations? Les expansions rachidiennes ne convergent-elles pas chez tous les individus, les unes à la partie antérieure, après s'être anastomosées avec les rameaux ganglioniques correspondans, pour concourir à la formation des plexus? de ces agglomérations ne s'échappe-t-il pas des expansions toujours constantes? Ces expansions n'ont-elles pas une direction, des ramifications, des anastomoses analogues chez tous les malades? Les racines postérieures ne sillonnent-elles pas, dans toute la race humaine, les muscles qui s'attachent à l'épine?

Le fait intéressant que nous allons rapporter prouve combien ces considérations ont été négligées, nous dirons même méconnues des praticiens (1).

_____

(1) Les irritations aiguës, dont la cure est abandonnée à la nature ou traitée irrationnellement, tendent constamment à se reproduire sous l'in-

M. *** eut l'été de l'année mil huit cent vingt-cinq une la-
ryngo - trachéite qui avait succédé à une bronchite aiguë qui,
à en juger par le traitement vacillant qui avait été employé,
avait été entièrement méconnue, soit du médecin consultant (M. Sédillot), soit du médecin ordinaire (M. Guyot);
grâce aux soins de la nature vigilante (l'été avait été très-chaud),
l'appareil se trouva soulagé par une résolution, qui malheureusement ne s'opéra pas complètement.

Depuis le moment où il contracta cette irritation qui devait
amener des résultats si funestes, jusqu'à l'instant où s'annonça
cette terrible affection croupale dont il devint la victime, il fut
tourmenté d'instant en instant par de violentes secousses pectorales. Comme j'étais chez ses parens, ils m'instruisirent des profondes alarmes qu'il leur avait causées; ayant appelé cet enfant
qui se livrait alors aux jeux de son âge, il m'aborda tout
haletant. Une toux convulsive qui présentait le caractère crou-
pal, et qui, au rapport de ses parens, avait acquis beaucoup
d'intensité depuis un jour, occupait son attention naissante.

---

fluence de causes fugitives. L'observation attentive des phénomènes phlegmasiques externes base cette vérité sur l'évidence. L'aiguillon qui a provoqué l'afflux sanguin a établi dans les élémens constituans de sa sphère
pathologique une modification organique, en vertu de laquelle les nerfs
contractent une aptitude plus acquise à la perception ambiante qui communique aux ganglions des perceptions plus fréquentes, plus énergiques, d'où
naît l'accélération dans la vibrance artérielle, la sur-action dans la fonction
exhalatoire : de là ces épanchemens sanguins qu'on observe chez ces malheureux qui ont été traités par les saignées générales. C'est dans le texte de
cette loi qu'on retrouve l'explication de ces phénomènes, qui ont étonné
les praticiens par la dissemblance qu'ils avaient cru retrouver dans leur
marche avec ceux que présentent les phlegmasies externes : cependant
si l'on y fait attention, l'on verra que toute cure opérée par la résolution
laisse, en se développant, un germe d'irritation qui tend, par la voie sympathique qui lie les organes, à réveiller les sympathies morbides. Cette considération nous fournit une distinction à établir dans les terminaisons ma-
ladives, la résolution, la métastase. La première, fruit de la phlébotomie,
soulage, permet aux ressorts de sa fonction de ressaisir instantanément
leur action. La seconde conséquence de l'action dirigée d'après les lois de
la révulsion délivre l'organe de l'oppression irritative.

J'osai m'autoriser de l'habitude que j'avais acquise depuis plus de six ans que je fréquentais les hôpitaux, des conversations communicatives que j'avais eues avec des praticiens éclairés de la capitale, des nombreuses ouvertures cadavériques auxquelles j'avais assisté, pour mettre en rapport les parens, soit avec la gravité, soit avec l'essence de l'inflammation. Ne voulant point attirer sur moi le poids accablant de responsablilité, et désirant satisfaire aux obligations que prescrivent les bienséances (1) de notre art, je manifestai le désir d'en conférer avec le médecin ordinaire qui avait traité antérieurement cet enfant. Probablement encore préoccupé du catharrhe, il n'hésita pas un instant à dénommer ainsi son affection.

Il est vrai qu'il n'accorda pas une haute confiance à cette opinion, lorsque je le priai de mettre en rapport les caractères, la marche, la gravité du catharrhe avec ceux du croup. Étant d'accord avec les parens qu'il s'adjoindrait un médecin de la capitale bourguignonne, le choix tomba sur l'illustre Sédillot, qui donna beaucoup de temps à constater l'affection qui lui avait été signalée, et qui d'ailleurs s'annonçait par des caractères si tranchés qu'il y avait réellement culpabilité à la méconnaître. O Dijonnais! Voilà donc l'Hippocrate moderne, si digne par son ardent génie d'éclairer le sceptre que les Hoin, les Chaussier ont couronné des palmes immortelles de la gloire, à qui vous confiez vos destinées! M. Sédillot, n'ayant aperçu dans l'affection que le croup, agit d'après cette vue rétrécie. Cependant, l'irritation laryngo-trachéite s'était déjà expansée sur les membranes palmo-gastriques. La preuve, je la déduis des phénomènes qui s'élèvent constamment de la lésion des fonctions, tels que le point pylorique fixe et permanent, la constipation opiniâtre (il y avait quatre jours qu'il n'était allé à la selle). La bouche était chaude, ardente (en y introduisant le doigt on y percevait la sensa-

---

.(1) On n'a pas répondu à cette condescendance qui devient criminelle lorsqu'elle occasione le développement de l'action des agens.

tion d'un foyer ardent). L'organe rotateur de cette cavité était rouge
au pourtour et à l'extrémité, ses papilles centrales étaient développées, muqueuses. Les yeux avaient contracté une telle irritabilité que les rayons lumineux, soit solaires, soit artificiels, étaient
insupportables. Le choc des corps même distans le faisait sauter.

Les phénomènes émanés de l'incendie pulmo-cordial étaient
évidens par l'activité des mouvemens inspirateurs et d'expiration.
Ces mouvemens de totalité qu'opéraient les muscles pectoraux
décelaient les propriétés vitales, débordant leur embranchement
respectif. La fonction de l'organe central de la circulation ne
pouvait rester indifférente à cette tourmente, provoquée dans le
système ganglionique pectoro appendixal ; aussi les contractions
du cœur étaient violentes, fréquentes.

Les appareils génito-urinaires n'offraient aucune indication
thérapeutique.

La périphérie était sèche, rapilleuse au toucher. Lors de
la réaction, elle s'humectait abondamment.

Avant l'arrivée du médecin consultant, on avait opéré sur les
parties latérales du larynx cinq sangsues, dont trois périrent
avant de s'être cramponnées ; les autres se détachèrent avant
d'être gorgées. Cette circonstance défavorable m'avait porté à
donner le conseil de procéder de suite à une seconde application ; mais, confiant dans les vastes ressources de l'illustre
praticien, qui jette tant d'éclat depuis que nos confrères Dijonnais ont courbé sous le joug ignominieux du despotisme médical enfanté par la secte villelienne, les parens avaient manifesté le désir d'en déférer à sa rare sagacité. Leur choix pouvait-il en effet avoir des bases plus protectrices qu'en plaçant
leur aveugle confiance dans l'homme divin, qui, par ses bril-
lantes découvertes, éteindra les rayons échappés au génie de
l'homme immortel dont les précieux souvenirs vous arracheront
long-temps des larmes ? O Chaussier ! si ton divin génie fut per-
sécuté ; si, loin de ta terre natale, tu allas chercher un asile
à tes cendres, tu obéis au devoir que la nature a tracé dans
le cœur de tous les hommes qui apportent le germe des con-

naissances; mère aussi ingénieuse que tendre, elle sait mettre
à l'abri des tempêtes ses productions. Cependant, soit par suite de
cette condescendance à laquelle obéissent tous les patrons, soit
par conviction des heureux résultats obtenus par la révulsion
externe, M. le médecin consultant consentit à une application
de sangsues, dont l'action, dit-il, devait être favorisée par
la révulsion interne, l'émétique (voyez l'article éliminateur
supérieur), qui devait être donné à la dose de trois grains
par jour. Chaque grain devait être étendu dans un verre
d'eau sucrée. Le calme qui avait été provoqué par les sangsues fut de courte durée. Le lendemain, troisième jour du
traitement, les fonctions s'étaient offertes à mon observation
dans l'état suivant : chaleur sus-orbitaire, accompagnée d'une
douleur qui correspondait à la partie latérale du front (le
malade y dirigeait sans cesse la main). La face, fortement colorée, présentait également, disait le malade, de l'ardeur.
La bouche béante, les lèvres desséchées dans leur contour,
les dents fuligineuses; la langue embrasée offrait à l'extrémité
une zone écarlate ; le fluide salivaire était visqueux ; les accidens laryngo-trachéens étaient baissés à la faveur de l'expulsion
d'un fragment de la pseudo-membrane ; les mouvemens d'inspiration et d'expiration étaient cependant également fréquens ; le
malade n'avait toujours pas eu de selle ; les urines abandonnaient
un dépôt briqueté ; les organes des sens étaient également éréthisés ; la peau chaude, ardente, sèche. Le médecin consultant,
étant arrivé tandis que je me livrais à de tristes présages, dit
au médecin ordinaire, qui l'avait précédé de quelques heures,
que le malade était dans un état fort satisfaisant, et en conséquence il fallait continuer les moyens mis en usage, auxquels on adjoindrait, pour favoriser l'action, deux grains de cas-
toréum, sur lequel ce praticien comptait tant, qu'une heure
après il envoya chercher pareille quantité chez un autre pharmacien. Toujours dans le même but, il apposa un vésicatoire le plus rapproché que possible de l'irritation (voyez les
conséquences d'une telle médication dans l'un des numéros du

Journal de M. Broussais). Ce fut alors que je me permis de faire
observer à ces messieurs qu'il était temps de diriger leur attention et sur la fonction digestive, dont la lésion me paraissait
palpable par le concours de phénomènes anormaux que nous
avons signalés, et sur les fonctions cérébrales dont les alté-
rations se dévoilaient par les contractions convulsives et des
dilatateurs des ailes du nez, des releveurs communs, des zy-
gomachiques, par les soubresauts des extrémités inférieures,
par la tendance des extrémites supérieures à se croiser sur les
régions frontales. Le jeune malade était beaucoup moins at-
tentif aux questions qu'on lui adressait. Sa vive imagination
succombait sous le poids de l'irritation; les réponses n'étaient
plus qu'affirmatives ou négatives. Quelquefois elles étaient l'expression du délire mourant. Voilà l'erreur de tous les praticiens
judicieux; voilà l'erreur de tous les praticiens éclairés, qui, méconnaissant ces rayonnemens par atmosphère, ont l'imprudence
grossière de déposer l'action attractive sur la direction des projections du foyer incandescent. O malheureuse humanité, dans quel
affreux gouffre te plonge ta confiante crédulité ! L'éréthisme qui
planait sur tous les tissus ; les instantes prières du malade
qui le suppliait, en invoquant, par ses tendres expressions,
le tableau touchant de ses atroces douleurs, qu'accompagnait
chacun des efforts provoqués par les vomitifs, de lui accorder
un moment de calme, ne purent vaincre l'opiniâtre orgueil
d'un médecin empirique, d'un praticien qui n'entend la voix
de l'indication qu'autant qu'elle s'offre à ses sens grossiers
escortée de tout l'attirail des symptômes groupés quatre à
quatre, huit à huit, seize à seize. C'est avec de tels matériaux
que ces messieurs labourent, exploitent l'organisme. M. Sédillot, impatient de la résistance que lui présente des bras
débiles, après avoir garrotté le malheureux auquel la mort
tendait déjà les bras, le maintint sur son séant plus d'une
demi-heure pour lui ajuster l'appareil qui devait fixer irré-
vocablement le vésicatoire. Quoi qu'il en soit, l'irritation croupale s'accrut en raison des vésicatoires. Le lendemain de l'ac-

tion vésicante, apparurent les symptômes formidables qui escortent l'irritation encéphalique irradiée. Qui n'en serait étonné, si nous n'avions déjà dit que l'affection croupale occupait toute l'attention de ce grand praticien, qui, conséquemment, ne pouvait s'apercevoir que l'irritation avait atteint le cerveau? Le cinquième jour du traitement, les yeux du docteur s'ouvrirent enfin à la lumière. L'état avancé de la maladie fut compris (le malade expira à une heure du matin). Ce fut alors qu'il consentit à administrer un lavement; qu'il plaça, le soir (huit heures), des ventouses sèches sur le ventre, sur la poitrine, avec un verre à liqueur; mais, en quittant le malade, il laissa, à la vérité, peu d'espoir aux parens. A dix heures, les selles colliquatives se manifestèrent; l'agitation s'accrut; les mouvemens convulsifs terminèrent cette scène de douleur. Hélas! qu'ils sont hideux pour un médecin philantrope, les derniers momens d'une expirante vie. O mon ami! ne me fais pas un reproche d'avoir, par un silence criminel, trempé dans l'assassinat de l'aurore naissante de tes jours. Tes parens sont plus coupables que moi d'avoir vingt fois opposé une digue à la vérité qui devait servir d'égide à ta vie. La clinique des hôpitaux de Lyon, de Paris, m'a fourni l'observation d'un grand nombre de faits analogues; à l'instant où j'écris ces lignes, il y a à l'Hôtel-Dieu un homme atteint d'une pneumonie, qui a eu plusieurs accès de fièvre immédiatement après l'application d'un vésicatoire au bas du sein droit, région correspondante à un point douloureux; huit jours auparavant, on en avait placé un au bras correspondant, qui n'avait déterminé que des accidens légers.

Depuis que nous exerçons à Dijon, nous avons fréquemment été témoin de ces funestes influences sur les affections du cœur, sur les affections de l'estomac, lorsque l'on a eu l'imprudence de diriger son action sur la région précordiale, sur la région épigastrique.

Mme***, cabaretière, rue de la Préfecture, fut atteinte, en 1831, d'une fluxion de poitrine, qui se manifesta immédiatement après la disparition d'une phlegmasie articulaire qui sévissait depuis plusieurs années, tantôt sur l'une, tantôt sur l'autre des articulations; à l'époque où nous fûmes appelé, l'affection datait déjà de douze jours. Ce qui avait engagé les parens de la malade à différer jusqu'alors de réclamer des soins, c'était un écoulement sanguin qui s'était manifesté immédiatement après son dernier accouchement et qui datait de quinze jours. La perte se continuait encore abondamment lorsque nous abordâmes la malade. En proie à l'idée terrible qui lui arrachait le repos et la nuit et le jour, elle s'écria : C'en est fait de moi; jamais vous ne pourrez arrêter ce sang, dont la perte m'affaiblit de jour en jour; que va devenir mon malheureux enfant! Après l'avoir rassurée sur ses craintes, d'ailleurs fondées, je la priai de me faire l'historique de son affection. L'appartement humide que j'habite m'a exposée, depuis huit ans, me dit-elle, à de douleurs qui ont apparu et disparu sans laisser des traces de leur violence jusqu'au moment où je suis accouchée de mon quatrième enfant, qu'elles se manifestèrent de nouveau à la hanche droite. Le repos suffit pour les faire disparaître. Mais à peine me suis-je aperçue de la liberté de ma jambe, que je commençai à éprouver de la gêne dans la respiration, des battemens de cœur insupportables, pour peu que je prisse d'exercice. Au huitième jour de l'apparition de ces accidens, mon enfant cria, s'agita, maigrit beaucoup; présumant que son irritabilité était la conséquence de la suppression lactée, je lui fis préparer des potages, qu'il mangeait avidement : mon lait pouvait-il suffire à son appétit? depuis quinze jours, j'ai perdu totalement l'appétence des alimens; depuis quinze jours, je m'épuise sous l'influence de cette perte, qui s'active depuis quelques jours; depuis quinze jours, ma toux ne m'a pas permis un instant de repos; depuis quinze jours enfin, je sèche de douleurs.

De ces faits et d'un grand nombre d'autres, que je consignerai à l'Appendice, découlent les conclusions suivantes :

1° Que les vésicatoires ne doivent être appliqués qu'après la chute de l'éréthisme ; 2º que, placés sur la partie cutanée correspondante à l'irritation, ils activent la marche de l'affection.

Une considération qui nous paraît importante, et sur laquelle on n'a pas assez réfléchi, c'est celle déduite de son mode d'action. En effet, il est important de constater le mode, c'est-à-dire de déterminer expérimentalement si la substance animale n'était pas absorbée. Or, je ne sache pas qu'on ait résolu, par des expériences, cette question, et je crois que tout ce qu'on a écrit sur cet agent n'est qu'hypothétique.

Les dimensions du vésicatoire, ainsi que les élémens constituans, doivent-ils être pris en considération? Nous le pensons; et cependant dans quel ouvrage les a-t-on pris en considération?

L'action vésicante doit-elle être disséminée en plusieurs centres, et comme les attracto-déplétifs et comme les cautères? L'expérience, le raisonnement se prononcent en faveur de l'affirmative.

L'application des rayons émanés soit du foyer solaire, soit d'un corps incandescent à la cure des maladies, a été malheureusement trop négligée; son emploi eût produit d'incalculables avantages dans ces affections dont la longévité a plongé l'organisme dans cet état d'éréthisme général (1), qui a été improprement appelé fièvre lente.

PROPOSITION 125.

La réverbération solaire, en imprimant aux tissus sur lesquels frappe son action une chaleur expansive, successive, toujours croissante, rappelle dans la trame dermoïde dont la zone d'activité devient un centre de fluxion où convergent les propriétés vi-

---

(1) Il ne peut y avoir d'éréthisation générale continue; lorsqu'elle apparaît aux plateaux extérieurs, elle disparaît des intérieurs, et réciproquement. L'excitation, fouettée simultanément et sur les plateaux extérieurs et sur les plateaux intérieurs, détermine dans l'organisation un orage tellement violent, que la destruction de l'organisme en est toujours la conséquence.

tales, la fonction sécrétoire et excrétoire. Ce sont les circonstances opposées qui opèrent l'attraction viscérale, et qui constituent cette situation incandescente, qui est l'apanage des contrées méridionales.

L'électricité, dans ces pays fortunés, pénètre l'organisme par les membranes correspondantes, soit internes, soit externes. Sa puissance est d'autant plus énergique, qu'elle est fortifiée par des boissons plus fermentées, et par une sensibilité plus exquise, plus érectile.

Cette considération plane et sur le domaine hygiénique et sur le domaine thérapeutique, attendu qu'elle met en contact le praticien avec l'indication précieuse d'ingérer peu d'alimens où l'élément azotique domine ; de priver les absorbans des molécules alcoolisées; d'ajouter, par l'aiguillon artificiel, à la sensibilité cutanée, afin de diriger, de maintenir l'exubérance vitale sur les exhalans cutanés. Voilà, Messieurs. le pivot médical à l'aide duquel on conduit l'organisme à l'équilibre, toutefois que l'on gradue le flux (action viscérale) sur le reflux (action cutanée), et *vice versá*.

Arrive-t-on au même résultat, soit que l'on sollicite l'action artificielle, soit que l'on emploie l'action solaire?

Pour nous favoriser dans la recherche de cette inconnue, traçons les traits de l'indication.

L'observation méditée nous conduit à ce résultat, qu'une irritation n'est absorbée qu'autant que l'art imitatif développe une réaction calquée sur l'existence, soit sur la direction de l'inflammation établie par la nature. Or, il est constant que plus l'intensité d'un point éliminateur sera soutenue, plus il aura d'analogie avec la stimulation naturelle. Ce qui le prouve jusqu'à l'évidence, c'est qu'une irritation artificielle baissant, celle qu'elle balance acquiert d'autant plus d'énergie. Le grand art consiste donc à bien saisir le facies irritatif. C'est pour l'avoir mal signalé que les auteurs ont commis tant d'erreurs, ont plongé tant de familles dans le deuil.

Eh bien! Messieurs, cette irritation toujours active, toujours croissante, puise ses élémens dans la réverbération solaire, comme les mouvemens convulsifs des volcans prennent leur activité dans les courans électriques qui viennent frapper la matière qu'ils renferment dans leur sein.

C'est dans les foyers solaires que viennent se fondre les irritations viscérales qui menacent la trame d'une désorganisation prochaine; c'est sous le beau ciel de l'Italie que s'opèrent ces mutations toujours aiguillonnées par l'électricité. La membrane cutanée y devient alors un foyer permanent d'incandescence, lorsque des alimens trop excitans ne viennent point dévier cette tendance heureuse qu'un médecin prudent doit invoquer.

Nous avons été à même de voir un banquier (M. Drevon) à qui des médecins, aussi peu éclairés que judicieux, avaient conseillé le voyage des Pyrénées. Les insensés! Ne devaient-ils pas prévoir que, nonobstant l'influence terrible des courans incarcérés, leur malade déjà consommé par l'hectique (phthisie pulmonaire) ne saurait supporter les secousses horribles d'un voyage montueux. Médecins citadins, combien de sots ont été dupes de votre haute réputation! Ah! loin de moi le crime affreux d'enrayer vos insolens succès; continuez d'exploiter les préjugés qui ont immolé tant de victimes sur l'autel de la plate crédulité.

Il est une vérité inscrite dans les fastes de l'observation et que je ne sache pas avoir été proclamée par aucun médecin, c'est que les irritations cutanées n'abandonnent la périphérie qu'après avoir déchargé, concentré l'excitation de toute la surface externe sur un seul point de la membrane; c'est ce que l'on remarque chez tous les animaux qui ont eu une éruption cutanée; c'est ce que l'on observe chez les personnes qui ont eu des phlégmasies générales de quelque longévité.

Lorsque les rayons vernaux jettent de l'éclat sur l'horison, les fonctions s'enflamment; avant d'avoir parcouru leur période, ils disparaissent sur plusieurs points pour se concentrer sous forme d'action, qui occupe le plus souvent les extrémités. Après avoir végété pendant quelque temps avec vigueur, elle passe à l'état chronique, s'étend même quelquefois momentanément, si on soumet l'animal à l'exercice, ou qu'on l'expose au foyer solaire. Cette disparition se manifeste même l'hiver, sous l'influence d'un foyer soutenu : dans cette circonstance, elle est plus longue à se prononcer.

PROPOSITION 126.

La réverbération solaire sera plus ou moins soutenue, plus ou moins intense, selon qu'elle sera destinée à combattre un foyer plus ou moins étendu, qui aura une activité plus ou moins soutenue. Ces données sont, d'ailleurs, inscrites sur le registre du génie médical ; quiconque ne l'a pas en partage doit abandonner cette carrière, dont l'entrée doit être fermée à la routine.

PROPOSITION 127.

Les cautères font partie des attractifs (1) ; ce sont, en quelque sorte, de même que les vésicatoires (2),

---

(1) La meilleure division principale que l'on puisse établir des ulcères me paraît être celle qui s'élève de la perpendicularité de leur développement. Dans l'un des embranchemens de cette section on placerait ceux qui n'atteignent que la surface épidermoïde du corion, tandis que le second renfermerait ceux qui l'envahissent en totalité : les uns ont de l'analogie avec les vésicatoires, les autres avec les cautères.

De cette distinction découle l'avantage d'une indication précieuse et qui puise son origine dans ce grand principe, de suivre dans l'emploi des attractifs l'action irritative.

(2) Les vésicatoires ont le grand inconvénient d'éveiller, en frappant sur une large surface, l'action absorbante qui s'empare rapidement de leurs élémens pour leur offrir un torrent circulatoire qui les charrie au poumon ; arrivés là, ils y sévissent sur la trame fragile de l'organisme, circonstance qui nous a engagé à substituer l'action moxale à son action délétère.

des ulcères artificiels, susceptibles de plonger plus ou moins profondément dans le derme, selon le diamètre du globe, de le franchir même comme il arrive, lorsqu'en suivant la pratique universellement répandue, on les établit avec des pois qui présentent une large surface, et qu'on n'accorde pas une ambulance à leur action.

Les considérations que nous avons émises sur la structure cutanée serviront de jalons dans l'emploi des cautères.

En nous occupant de la structure de cette membrane, nous avons dit en effet que les expansions ganglionico-érectrices en formaient, sous le rapport tant physiologique que thérapeutique, la partie constituante la plus intéressante. Ces données, déduites d'ailleurs d'une masse imposante de faits, vont trouver leur application dans l'emploi d'un agent dont l'action bien ordonnée devient l'un des plus puissans révulsifs dont la thérapeutique ait jamais été en possession.

Mais avant de nous occuper de délimiter le terrain sur lequel son action doit se déployer, livrons-nous à l'analyse raisonnée des indications que se sont proposé de remplir les praticiens, et voyons surtout s'ils ont atteint leur but.

Mlle. Lerat portait depuis huit mois une flegmasie de l'articulation fémoro-tibiale, lorsque nous fûmes appelé par notre honorable confrère Normand, pour nous prononcer soit sur l'essence, soit sur la marche ultérieure de cette affection, soit sur le traitement à employer pour en arrêter les progrès consécutifs.

En découvrant la malade, nous fûmes d'abord surpris du volume contrastant des extrémités abdominales; celle qui était le siége de la phlegmasie avait d'abord acquis, par suite de l'extravasion séreuse, un tel développement que les saillies osseuses étaient entièrement effacées, que la malade ne pouvait se soulever sans éprouver des douleurs atroces, qui, partant de l'articulation affectée, allaient retentir dans le pied et la cuisse, tandis que l'appareil actif de l'opposé présentait les traits d'un marasme avancé.

Le médecin qui donnait ses soins à la malade avait placé, comme on le pratique dans les hôpitaux, la jambe dans la demiflexion. Cette position fatiguait et fatigue en général beaucoup les malades. A cette indication dictée par plusieurs auteurs, il en avait adjoint une autre qui est également conseillée par les praticiens célèbres, d'établir les révulsifs sur la partie cutanée correspondante au siége de l'irritation. Des vésicatoires souvent renouvelés déposaient depuis plusieurs mois leur action sur l'articulation malade qu'on avait alors fait précéder des tempérans (fomentations d'eau de mauve). Cette pratique, que des faits imposans convient à abandonner, avait provoqué dans l'articulation un tel éréthisme que la malade poussa, au simple contact, un cri perçant qui retentit dans toute la chambre. Cette considération, jointe à la situation des articulations respectives des fonctions dont je vais esquisser à l'instant le tableau, me firent presque désespérer du salut de cette infortunée. Cependant les principaux traits de l'observation que je vais rapporter m'ayant ouvert l'horizon de l'espérance, je me hâtai d'arriver aux antécédens, persuadé que je puiserais dans leur narré de précieuses indications. En effet, il résulte des renseignemens produits par cette demoiselle qu'elle avait ressenti avant sa grossesse une violente douleur à l'articulation fémoro-tibiale, qui était alors le siége de l'inflammation ; que cette douleur, avant d'avoir acquis son summum d'intensité, se portait tantôt sur l'une des articulations, tantôt sur l'autre ; qu'à la première irrégularité menstruelle elle prit le caractère de fixité qu'elle a conservé à la période suivante, qui ne s'annonça que par quelques taches, circonstance qui frappa d'autant plus la malade que les règles étaient abondantes (chaque période durait cinq jours).

Je conservai encore un mois d'espoir, nous dit cette demoiselle, époque à laquelle la douleur disparut et les règles cessèrent complètement. Alors j'acquis la conviction de mon malheur, ma grossesse devint évidente ; tout le temps de la ges-

tation , je n'éprouvai aucun dérangement. Les diverses périodes de la grossesse s'étaient effectivement succédé sans tendance anormale. L'accouchement ayant été heureux , la sécrétion lactée n'éprouva aucun obstacle à s'opérer. Pendant les
huit premiers jours que l'enfant prit le sein , le bien-être carressait ses espérances , flattait son destin , lorsqu'une agitation morale , du dixième au douzième jour , reporta le foyer
irritatif sur les surfaces articulaires primitivement affectées. La
douleur étant d'abord peu violente , la malade n'y dirigea pas
son attention d'une manière toute spéciale. Cependant les jours
suivans , son enfant devint impatient ; il demandait sans cesse le
sein , circonstance qui l'engagea à calmer son irascibilité en
suppléant par l'allaitement artificiel à la diminution de la sécrétion des glandes lactées. Les douleurs ayant acquis une intensité
qui devint en rapport avec l'affaiblissement de la puissance sécrétoire , elle fut , malgré son activité , contrainte de conserver
le lit et de sevrer son enfant , qui , s'épuisant en de vains efforts ,
la fatiguait horriblement.

Le type intermittent qu'avait adopté l'irritation se changea en
continu. L'agitation devint extrême les jours suivans ; les douleurs arrachaient chaque nuit à la malade des cris perçans ,
qui se prolongeaient jusqu'au jour. Avec la lumière renais-
sait le calme pour disparaître la nuit suivante. Ce fut dans
de telles occurrences que j'observai l'irritation primitive dominant tout l'organisme par son influence. La tourmente qu'elle
y avait suscitée s'accusait :

1° Pour l'appareil utérin , par la suppression des règles.

2° Pour l'excréteur des urines , par les caractères qui indiquent le séjour des urines dans la vessie. Elles étaient ocra-
cées ; leur dépôt laissait sur les parois du vase une grande
quantité d'acide urique.

3° Pour l'appareil excréteur des fèces , par une constipation
opiniâtre ; la malade était dans la nécessité d'extraire , depuis
six semaines , les matières fécales , nonobstant les lavemens qu'elle
prenait tous les jours.

4° Les appendices, nous nous en sommes déjà occupés.

5° L'appareil stomacal, par le point pylorique, qui était tellement prononcé, que la malade ne pouvait supporter la plus légère pression ; par l'inappétence (l'appétit était éteint par des gaz stomacaux, dont l'irruption convulsive était suivie d'abattement) ; par une soif intense (la malade buvait plusieurs litres de tisanne par jour).

6° Appareil respiratoire. Cet appareil présentait, soit dans l'inspiration, soit dans l'expiration, une accélération anormale, à en juger par l'exploration du stéthoscope, de l'auscultation médiate et de la percussion. (Ces deux derniers moyens d'investigation sont beaucoup trop négligés dans les hôpitaux).

7° Appareil circulatoire. Les contractions du cœur présentaient, ainsi que celles des artères, de l'anormalité et dans leur fréquence et dans leur activité, pendant l'exacerbation nocturne.

8° Appareil rénal. En parlant de la fonction du réservoir, nous avons dit qu'elles étaient rares, briquetées.

9° Appareil biliaire. La bile était sécrétée en petite quantité ; les matières, quoique dures, n'avaient pas la teinte jaune-brunâtre qui est un de leurs traits physiologiques.

10° Appareil vocal. La malade ressentait lorsqu'elle parlait un sentiment de constriction qui se propageait au pharynx.

11° L'appareil masticateur. Les glandes buccales produisaient une liqueur rare, visqueuse, qui occasionait de l'ardeur au pharynx ; la langue était rouge au pourtour et à l'extrémité ; le palais était ardent.

12° Appareil auditif. Le tympan s'ébranlait avec douleur.

13° Appareil nasal. Depuis plusieurs mois, la malade avait perdu entièrement le désir de se moucher.

14° Département lacrymal. Ses sécrétions étaient diminuées ; les yeux roulaient avec douleur dans leur orbite ; les glandes de méïbomus étaient également inactives ; les sels étaient secs.

15° Les départemens encéphaliques antérieurs étaient le siége d'une douleur, peu violente, corono-temporale.

16° Les départemens postéro-cérébraux ne présentaient rien d'anormal.

17° L'action locomotrice générale était éteinte.

18° La peau présentait un sentiment d'âcreté qui était éliminé à chaque accès (réaction) par les sueurs : elles étaient peu abondantes.

De la considération de ces symptômes découlaient d'autres indications : la première, la plus urgente, de soustraire l'articulation à l'action révulsive dirigée d'après les méthodes universellement répandues ; en conséquence, enlever les vésicatoires dont l'action planait depuis si long-temps sur les surfaces éréthisées ; la seconde, de porter l'excitation sur les expansions des divisions correspondantes au foyer ; la troisième, de ramener successivement la jambe dans la direction horisontale ; la quatrième, de diriger quelque temps des substances émollientes sur la surface enflammée ; la cinquième, de comprimer ; enfin nous en signalerons une sixième, celle déduite de l'influence du foyer sur l'organisme en général.

Nous crûmes bien les intepréter en plaçant dix centres attractifs à la partie interne et supérieure de la cuisse correspondante au foyer, que nous proposâmes de renouveler par quart du quatrième au cinquième jour. Cette pratique devait être secondée par la compression graduée selon l'action absorbante. Ayant considéré la soif, la constipation, ainsi que les autres symptômes, comme étant des phénomènes nés de l'irritation sympathique, nous nous empressâmes de tempérer la surface digestive par les émolliens administrés, sous forme liquide, à la partie supérieure. Persuadé que l'évasion de l'irritation articulaire serait d'autant plus prompte que l'action tempérante adjuverait la compression, qui était elle-même appelée à seconder les efforts attractifs, nous mîmes sur l'articulation un cataplasme de mie de pain cuite dans le lait.

L'influence morale ayant été prise en considération, nous priâmes les parens de la malade de ne jamais l'entretenir de tout ce qui pourrait lui rappeler de tristes souvenirs.

Le surlendemain de l'action caustique, la jeune personne, qui depuis six mois passait les nuits dans une violente agitation, avait éprouvé, celle qui avait précédé le jour de notre arrivée, un commencement de calme, qui avait étendu son empire sur toutes ses fonctions. La soif était moins ardente, la bouche moins brûlante; la rougeur linguale, dont je n'avais remarqué jusqu'alors d'intensité égale que chez deux individus, M. le menuisier Girardot qui succomba à un abcès par congestion, et notre malheureux confrère Bornier qu'une déplorable fin arrêta au milieu de sa carrière (nous reviendrons plus tard sur ce sujet). Les selles qui étaient suscitées par de fréquens lavemens obéirent cette fois à leur action, les urines plus abondantes par leur repos déposaient beaucoup moins d'acide urique; de légères coliques, que je crus devoir attribuer au passage de la bile à travers les intestins, m'indiquaient également que l'appareil hépatique secouant le joug de l'oppression irritative avait recouvré la liberté de ses fonctions; les exhalans cutanés tendaient à reprendre leur type normal (la malade avait observé une légère moiteur à la peau). L'articulation supportait avec moins d'irritation le tact. L'engorgement diminuant, j'augmentai la compression; les escarres pouvant être soulevées, j'introduisis des moitiés de pois n° zéro afin d'activer l'action.

Je prescrivis la solution de gomme qu'on devait alterner avec la macération de réglisse, et si toutefois l'appétit continuait à s'aiguiser, la fécule de pommes de terre et un peu d'herbes dans lesquelles les épinards devaient prédominer, un lavement tous les soirs avant le souper.

A ma troisième visite, septième jour de traitement, j'observai que la malade était rassurée, que les organes des sens manifestaient l'intention de fonctionner normalement, que le facies était en général beaucoup plus satisfaisant. Les conjonctives ne présentaient plus cette teinte ocracee-bleuâtre que l'on rencontre chez tous les malades affectés d'irritation chronique, profonde et ancienne; la boule buccinatrice qui paraissait avoir été absorbée par les progrès de cette longue affection, commençait à s'expanser

de nouveau; les joues reprenaient leur coloris; les empreintes
frontales, cicatrices de ses douleurs, en fuyant appelaient cette
fraîcheur virginale qui est l'apanage de l'adolescence.

Interrogée sur sa position, cette demoiselle me répondit avec
beaucoup d'hilarité qu'elle éprouvait un bien-être inexprimable,
que l'agitation nocturne avait presque entièrement disparu les
deux dernières nuits; que la viscosité qu'elle ressentait présentait à peine des traces de son existence; que les douleurs encéphaliques étaient légères et ne se faisaient plus sentir à son
réveil lorsqu'elle se reposait sur son séant; que la veille de notre
arrivée fut la première fois depuis trois mois qu'elle goûtait les
douceurs d'un sommeil enivrant (elle avait sommeillé six heures);
qu'en mon absence, pressée par l'appétit, elle crut devoir accroître
la potion; que la douleur fixe et permanente qu'elle éprouvait à la
région pylorique ne se développait plus que par intermittence;
qu'une selle avait été produite sans lavement et tandis qu'elle
était sur son séant (depuis trois mois, quatre personnes la soulevaient avec des serviettes passées sous les régions dorsales et
crurales, lorsque le besoin se manifestait d'expulser le résidu
digestif, qu'elle extrayait fractionnellement et avec des douleurs
inouïes avec ses doigts ou avec une cuillère); que la fécule de
pommes de terre ainsi que les herbes ne lui avaient occasioné aucune pesanteur stomacale; que la douleur pylorique fixe
et permanente ne se développait plus que par intermittence; que
les douleurs lancinantes s'élevaient avec moins de fureur de sa
jambe; que par inadvertance elle opéra un mouvement, qui
ne détermina pas une secousse aussi convulsive que je la provo-
quai à ma première visite en explorant le genou. Le récit de
cette demoiselle m'ayant paru en harmonie avec l'expression
organique décelée pour l'appareil de la chilification, par la
diminution de la rougeur linguale, par le décollement de la
plaque ataxique, par la rosée normale qui humectait la circonférence du pivot buccal, par l'aspect des matières fécales qui
avaient la couleur, l'odeur et la consistance normales.

Pour l'appareil respiratoire, par des alternations régulières, des mouvemens inspirateurs et expirateurs qui n'offraient plus qu'une légère exaspération nocturne.

Pour l'appareil circulatoire, par l'ondulation franche des molécules nutritives qui recevait une impulsion régulière des parois de leurs vaisseaux.

Pour les appareils des sens, par l'aptitude plus favorable à recevoir l'action des agens provocateurs de leur fonction respective.

Pour les départemens encéphaliques, par la cessation de la douleur fronto-temporale.

Pour les appareils excréteurs digestifs, par la tendance à la normalité de leur contraction impulsive.

Pour l'appareil dont la fonction sert de balancier aux fonctions des appareils pulmo-rénaux, par la souplesse périphérique et sans exhalation.

Pour l'appareil locomoteur, par ses reliefs, qui de jour en jour prenaient de l'expansion par l'énergie de ses contractions.

Pour les extrémités abdominales, par la diminution successive et rapide de la cuisse et du genou affecté, ainsi que de la jambe, qui était d'ailleurs en rapport avec l'accroissement des organes locomoteurs de l'extrémité opposée.

Ces étonnantes modifications organiques produites sous l'influence mécanico-organique, dirigée d'après les lois de l'équilibre, m'engagèrent à continuer sans relâche le plan de traitement que j'avais adopté; les circulaires furent plus rapprochés, le diamètre des circonférences diminué.

Les pois ayant fixé fortement l'irritation appelée par l'action caustique, j'invitai les parens de la malade, afin de soutenir cette tendance, à les renouveler deux fois par jour, à pratiquer sur les confins des centres attractifs des frictions successivement plus énergiques, afin de maintenir l'activité du foyer; nous établîmes, toujours avec de la potasse, deux nouveaux centres avec injonction aux parens de la malade d'en supprimer deux anciens que nous avions désignés à la mère, bien entendu d'après l'établissement de la fonction des deux derniers. A la prescription précé-

dente nous crûmes, prenant en considération les matériaux absor-
bés par l'irritation artificielle, devoir adjoindre du blanc de poulet, un œuf à la coque, des pruneaux le soir ou une pomme cuite.

A ma quatrième visite, qui eut lieu le douzième jour de traitement, je trouvai les fonctions s'acheminant de plus en plus rapidement à la normalité. Les départemens encéphaliques n'étaient
plus le siége de ces douleurs nocturnes qui accompagnaient l'exaspération (déjà elle fléchissait de jour en jour devant la révulsion).
La sclérotique avait recouvré sa teinte normale; les voiles mobiles n'éprouvaient plus de tendance à se contracter sous l'influence des rayons lumineux. Pour la première fois, la veille
de notre arrivée, elle éprouva le besoin de se moucher, qui fut
précédé d'un picotement qui prenait naissance à la jonction des
fosses nasales antérieures avec les postérieures et qui alla s'épanouir
sur les surfaces antérieures. Le tympan commençait à s'ébranler
sans douleur, la figure continuait à s'arrondir, les forces musculaires à se prononcer. La colonne sanguine ayant acquis de l'accélération solite de l'expansion , nous crûmes l'attribuer à
une chilification trop active, circonstance qui nous engagea à
surveiller avec la plus grande sollicitude le régime; malgré le
désir de la malade, nous refusâmes obstinément des consommés
que la malade réclamait avec instance; même prescription, à
part la décoction de jujubes ou de dattes; trois nouveaux centres
furent établis, deux supprimés.

Cinquième visite. — Vingtième jour de traitement. Les nuits
entières sont employées à dormir, il n'existe plus de douleurs
de tête, les fonctions des sens s'exercent librement, la cavité
buccale ne présente aucun phénomène anormal, la soif est naturelle, l'appétence continue. Le point pylorique n'offre qu'une
intermittence à peine perçue, les matières sont évacuées sans le
secours de lavemens, l'exhalaison périphérique se continue, le
pouls a perdu de sa vibrance et de sa plénitude, le gonflement
de l'extrémité continue à diminuer dans ses surfaces antérieures
et postérieures. Les latérales présentent des cordes cellulaires.
L'interne exploré avec soin présentait une fluctuation extrême-

ment prononcée qui paraissait avoir son siége dans le tissu cellulaire sous-cutané, à la réunion du tiers inférieur avec les deux
tiers supérieurs de la cuisse, ce qui nous engagea à l'attaquer
avec la potasse caustique, qui ne put l'atteindre; il fut ouvert
le lendemain avec le bistouri, par notre confrère Normand. L'in-
cision favorisa l'issue d'une quantité prodigieuse de pus; afin
d'en favoriser l'issue ultérieure, nous priâmes notre honorable
confrère de faire parvenir l'extrémité d'une tente au centre du
foyer pendant quelques jours seulement, de diriger quelques
compresses sur les parties latérales du foyer, afin de favoriser
l'évacuation des matières.

L'articulation, ayant été interrogée par le tact, n'accusa aucune de ces douleurs qui à l'origine étaient si atroces.

Sixième visite, vingt-huitième jour de traitement. — La
corde interne a beaucoup diminué. L'ouverture continue de
donner un pus épais; l'externe, quoique moins dure, n'offre
aucun point fluctuant. La compression exercée sur les deux
tiers inférieurs de la cuisse a réduit les surfaces antéro-pos-
térieures à moitié de leur diamètre; la compression de la
jambe et du pied ayant été pratiquée avec plus d'énergie,
opéra un dégorgement complet de ces parties. Les mouvemens
que nous avions conseillé d'imprimer à la jambe n'occasionent
plus de douleur, mais la jambe est raide; l'articulation se meut
difficilement, quoique l'extrémité ait d'ailleurs repris sa rectitude normale; quatre révulsifs sont établis, cinq sont supprimés. Nous permettons un peu de vin étendu dans moitié
d'eau; un peu de bouillon de bœuf coupé; les mêmes boissons
sont continuées.

Septième visite, trentième jour de traitement. — Toutes les
fonctions s'exercent avec la plus grande liberté, à part la matrice, qui est encore dominée par l'éréthisme; toujours point
de règles. L'extrémité endolorie est en somme beaucoup diminuée de volume; la corde cellulaire externe affecte cependant de
la persistance; l'interne continue à disparaître. La douleur ayant
entièrement abandonné l'articulation, nous crûmes devoir ex-

plorer les dispositions des surfaces articulaires, afin de prévenir, autant que possible, leur enraiement (fausse ankilose). Après avoir fait part de nos intentions, nous engageâmes la demoiselle à prendre courage, tandis qu'étant soutenue par les épaules, elle se glissa doucement. Arrivée sur le sol, elle s'y tint cinq minutes sans éprouver beaucoup de fatigue ; mais craignant d'abuser de ses forces, nous la fîmes remettre dans le lit. La compression étant augmentée, nous supprimâmes trois centres, après en avoir établi deux nouveaux. La malade ne pouvant plus commander à son appétit, nous lui permîmes d'y obéir, en l'engageant à ne faire usage que de viandes blanches rôties, que de consommés coupés, que d'herbes dans lesquelles les épinards prédomineraient.

Huitième visite, quarantième jour de traitement. —Nous apprîmes de notre confrère qu'elle s'était trouvée fatiguée le lendemain de sa tentative; que la jambe ainsi que la cuisse avaient manifesté une légère tendance à s'engorger de nouveau ; que, nonobstant cette circonstance, elle s'était levée les jours suivans, et que, se enhardissant de plus en plus, elle avançait quelques pas dans sa chambre, étant soutenue seulement par le bras de son père; deux nouveaux centres furent établis, trois supprimés. Afin de favoriser l'exercice de l'appareil locomoteur général, nous conseillâmes à la malade des béquilles. Le tiers inférieur de la cuisse et le genou sont comprimés.

Neuvième visite, deux mois de traitement. Nous éveillâmes l'attention de la malade sur les conséquences de l'obstination qu'elle avait manifestée depuis notre départ à se soustraire à l'action compressive. Un engorgement crural, à la vérité peu prononcé, en avait été le résultat. Docile à nos conseils, la malade se soumit de nouveau à son action.

Dixième visite, soixante-dix jours de traitement. — La malade reste quatre heures le matin, autant l'après-midi, sans éprouver de fatigue, quoiqu'elle passe une partie de ce temps à se promener. Deux nouveaux centres sont rétablis, quatre sont supprimés.

Onzième visite. — La malade reste toute la journée levée ; elle ne veut plus supporter de bandage ; la bande cellulaire externe n'a cependant diminué que de moitié ; plus de douleurs dans l'articulation ; la jambe se fléchit difficilement sur la cuisse.

Douzième visite, trois mois de traitement. — Nous trouvons la malade sur sa porte, enchantée de revoir, pour la première fois depuis neuf mois, le ravissant spectacle de la nature. Heureuse de sa nouvelle position, elle adressa son encens à l'équilibre organique.

Depuis quatre années que date le traitement, nous avons eu occasion de la voir plusieurs fois toujours bien portante, et cependant elle avait supprimé simultanément ses trois cautères.

L'un des jeunes Cudet, d'Arceau, en revenant de herser au mois de mars 1827, secoue vigoureusement la jambe pour en détacher la boue qui l'enveloppait jusqu'aux malléoles. Cette imprudence détermina dans l'articulation tarsienne droite un engorgement considérable, qui fut accompagné de douleurs fort aiguës lorsque le malade s'appuyait sur son pied affecté. Sa mère, ayant connaissance des résultats d'une entorse négligée, envoya de suite au domicile de M. Faitaux pour le prier de se rendre chez elle. Cet illustre praticien, qui, éclairé par sa brillante pratique, au flambeau de l'éclecto-brousséisme, crut saisir l'indication en couvrant l'articulation malade avec de la mie de pain bouillie dans une décoction de sureau. Malheureusement pour cette famille infortunée, qui avait déjà perdu son chef par une opération barbarement pratiquée, l'événement déjoua l'attente du praticien ; l'articulation continua à se gonfler sous l'influence de cette contre-indication ; le pied se dejeta en dehors. A l'aspect de ces conséquences, notre très-honoré collègue substitua la farine de lin. Ce traitement irrationnel, continué avec de légères variantes, ne fit qu'accélérer la tendance à l'épanchement séreux.

La mère envoya son enfant, quelques jours après que M. Faitaux eut discontinué ses visites, se consulter auprès du *remetteur* de Bellefond, empirique dont les talens étaient fort en honneur dans ces contrées. Celui-ci, au rapport du malade, n'hésita pas un instant de considérer le traitement comme irrationnel, attendu que l'affection était une entorse, et qu'il n'y fallait, disait-il, que comprimer. Mais la maladie étant avancée, il crut devoir dire à la mère que *ça sortait de sa compétence*. La réponse de cet oracle éveilla l'attention de Mme Cudet, qui me fit appeler quatre mois après le premier traitement. Nous quittions alors les bancs où avait commencé à germer notre méthode.

Ce jeune homme ayant été soumis à notre méthode d'observation, nous remarquâmes, après l'avoir fait marcher, que la progression était impossible. Désirant de remonter aux causes, nous le priâmes de développer son pied ; ce qui nous permit de voir un engorgement qui non-seulement avait envahi le pied, mais s'étendait jusqu'à l'articulation fémoro-tibiale, avec une forte déviation du pied, dont la pointe se portait en dehors. Cette déviation étant examinée attentivement, nous observâmes qu'elle provenait de la distension des ligamens du pied, sous l'influence des fluides épanchés. Ayant examiné ensuite la constitution générale, nous aperçûmes sur les bras des boutons qui parurent mériter notre attention ; à l'instant, nous remontâmes aux antécédens, qui nous apprirent que cette affection datait de fort long-temps ; qu'elle avait pris une situation ambulante. Il y avait également une légère teinte d'irritation dans le tube, que nous crûmes suffisamment combattue par les tempérans administrés tant à la partie supérieure qu'à l'inférieure du tube.

De cette investigation naissaient trois indications : 1º rendre au pied sa rectitude naturelle ; 2º refouler par la compression graduée ; 3º reporter, reverser sur les expansions (pôle opposé de l'atmosphère ganglionique sous l'influence de laquelle végétait l'inflammation) les propriétés vitales concentrées.

Pour remplir la première de ces indications, nous fixâmes, après avoir fait plusieurs circulaires sur le pied et la jambe avec une bande imbibée de blanc d'œuf, à la partie moyenne et interne du pied une petite pelote destinée à présenter un point d'appui fixe, tandis que le talon et les orteils devaient l'être du matelas; ainsi maintenu, le pied pouvait conserver facilement sa direction, et se dégager sous l'influence compressible, dont l'action devait être appuyée de la révulsion crurale.

La troisième, sur laquelle nous basions nos espérances, fut remplie par l'établissement de trois centres attractifs, qui furent établis avec la potasse caustique.

Après huit jours de repos absolu, l'engorgement avait diminué de moitié, mais le pied avait conservé l'anormalité de sa direction. Les cautères fournissaient abondamment; cependant, dans la crainte que l'action révulsive ne baissât, nous avions à notre seconde visite (huit jours d'intervalle) proposé de renouveler deux centres; cette proposition n'ayant pas été accueillie, nous recommandâmes, afin d'y suppléer, de renouveler les pois trois fois par jour, de faire des applications de sangsues tous les deux jours avant notre retour.

Dans la crainte que le bandage ne se relâchât, et que le résultat heureux ne s'anéantît sous l'influence musculaire, nous recommandâmes qu'il fût visité tous les jours.

A notre troisième visite (dix jours d'intervalle), nous nous aperçumes que le pied conservait la direction que nous lui avions imprimée; l'engorgement était plus considérable, quoique le pied ne se fût pas déversé. Cette circonstance nous intrigua un moment, depuis long-temps nous avions observé l'influence des phases lunaires sur les affections de ces tumeurs blanches. Le souvenir de cette remarque, que nous vérifiâmes sur d'autres malades, ne tarda pas à s'offrir à notre méditation. L'analogie d'affection nous porta à penser que cet incident procédait de cette cause, et conséquemment à en prévenir les effets, soit par l'activité révulsive, soit par l'intensité compressive. C'est, en effet, ce que nous fîmes; la compression fut augmentée, la puissance révulsive fortifiée par des frictions pratiquées à courtes distances.

Notre quatrième visite eut lieu le vingt-quatrième jour de traitement; l'amélioration cette fois se signala : 1° par le dégorgement complet, 2° par l'extinction des douleurs, 3° par la progression assurée; mais la physiologie expérimentale, la clinique, le raisonnement, flambeau de la pratique, nous avaient indiqué la précaution à suivre dans cette occurrence : conséquent à cet acquis nous recommandâmes le repos, qui devait favoriser les voies du retour normal.

Cinquième visite. — Vingt-huitième jour de traitement; nous trouvâmes le pied un peu gonflé, la liberté des mouvemens était d'ailleurs conservée, circonstance qui éveilla notre attention sur la conduite du malade en notre absence; sa mère l'ayant prévenu nous fit connaître la cause de cette légère rechute, à laquelle elle s'était opposée de toutes ses forces, persuadée, nous dit-elle, que les rechutes sont plus fâcheuses que le mal lui-même. L'enfant ayant été mis en rapport avec les conséquences, nous resserrâmes un peu le bandage.

Sixième visite. — L'acte compressif, favorisé par une application de sangsues, ayant fait rentrer les parties dans l'état normal, nous ne le vîmes plus que de loin en loin, et actuellement (trois ans de traitement) il se porte parfaitement; son affection cutanée ne présente plus qu'une légère efflorescence, qui cependant acquiert un peu de rougeur à la dernière phase lunaire. Les pois ayant été supprimés successivement lorsqu'il prenait un violent exercice, la disparition de l'irritation artificielle n'a pas du tout altéré sa constitution.

M. Logerot, de Couternon, éprouva, tandis qu'il montait la garde aux Tuileries, un point de côté tellement violent qu'il fut contraint de suspendre son service. Le médecin de son régiment, auquel il fit part de son affection, l'ayant considérée comme très-grave, le fit entrer à l'hospice du Gros-Caillou (salle de Médecine), où l'on constata un point pleurétique fort étendu et une hypertrophie du cœur. Le médecin le soumit à un régime sévère, fit un grand nombre d'applications de ventouses scarifiées sur la région cutanée correspondante aux foyers pleurétique (il existait du côté gauche) et cordial, pratiqua plusieurs fois la phlébotomie. Ce traitement tant prôné par le premier professeur du Val-de-Grâce, bien loin de soulager le malade, aggrava tellement l'affection, que le médecin, après s'être aperçu que l'organisme ne présentait plus de matériaux à sa méthode. il lui délivra un congé.

De retour dans ses foyers, l'infortuné Logerot traîna un an sa malheureuse existence, invoquant les ressources de l'art auprès des praticiens qui sont en réputation.

Étant allé dans une auberge voisine de son habitation pour y brider mon cheval, je fus à même d'y étudier la situation organique de cet intéressant patient.

Ses yeux caverneux qu'ombrageaient de longs cils dominés par un large front, où la douleur avait inscrit les traits de la mortelle pâleur ; ses joues excavées par la flétrissure des boules buccinatrices, étaient sillonnées par les rides d'une vieillesse prématurée, son tronc doublement incurve (antérieurement et latéralement), ses mouvemens offraient à l'observateur un tableau hideux des infirmités humaines.

Conformément au principe qui a toujours régi mon attention médicale, je me livrai à la recherche du foyer primitif, afin de poursuivre l'irritation dans ses diverses excursions départementales. Cette manière de procéder est vraiment la méthode naturelle, méthode ignorée des partisans de la médecine des symptômes et de l'école brousséienne, qui frappent toujours l'irritation les yeux bandés. Mais abandonnons cette digression, qui retrouvera son développement dans l'exposition des lois de l'équilibre organique, pour revenir à notre observation.

Les contractions du cœur étaient convulsives ; la progression, quelque lente qu'elle fût d'ailleurs, lui imprimait une telle sur-activité, que des suffocations éminentes en étaient le résultat. La voix rauque annonçait une tendance uphonique ; l'irritation laryngée dénonçait l'inflammation éclatant sur l'origine pulmocordiale. Les régions frontales étaient le siége de battemens insupportables. D'affrayans rêves jetaient l'effroi dans son imagina-

tion épouvantée. Les pupilles contractées décelaient une compression cérébrale. La fonction auditive altérée annonçait que
son appareil était sous l'influence de l'irritation pulmo-cordiale :
le fluide nasal avait cessé d'arroser le pituitaire.

La voûte buccale était aride ; la langue sèche, un peu muqueuse
au centre, surtout au réveil, et rouge au pourtour et à l'extrémité. Toutes les fois que l'estomac devenait le théâtre de sa fonction, il se développait un sentiment de pesanteur qui était suivi
d'un picotement qui émanait de la région pylorique. Les fèces,
qui sont dans la jeunesse, à juste titre, le miroir de la fonction
digestive, étaient rares, bouletées (il n'allait que du quatrième au
cinquième jour à la selle). Les autres fonctions, y compris la périphérique, étaient anormales : celle-ci était anéantie depuis long-
temps, le malade s'était aperçu qu'il avait la peau sèche, rapilleuse.

L'un des grands obstacles qui s'opposent au retour normal des
contractions du cœur est assurément l'impossibilité de soustraire
l'organe endolori à son stimulus. Cette considération nous paraît
importante, soit sous le rapport de la première, soit sous le
rapport de la seconde indication, attendu que l'irritation fixée
sur une trame y est d'autant plus adhérente qu'elle puise son
intensité dans la puissance de l'agent provocateur. L'action tempérante que nous avons considérée comme la base de la seconde indication, n'ayant pu opérer ses résultats par les considérations que
nous avons émises en parlant des agens percevans, nous dûmes concentrer notre attention sur les agens qui constituent le domaine
de la troisième indication, afin de déployer encore les ressorts
nécessaires au balancement de ces deux grands inconvéniens, qui
n'ont pas été pris en considération tant des praticiens que des
auteurs.

Six centres furent établis avec la potasse, aux ressorts pec-
toro-appendixaux ; des frictions pratiquées à proximité devaient
en appuyer l'action. Des bains de pieds, dont on ne devait
employer que la première action, furent également prescrits. Les
alimens, qui se composaient de fécules lactées, devaient être
pris fréquemment et en quantité minime. Je conseillai de protéger

le cœur contre l'action des couvertures, qui déterminaient sur la région précordiale un sentiment de pesanteur fort incommode. L'action révulsive ayant été bien soutenue, le malade ne tarda pas à en goûter les doux prémices. Logerot, qui ne pouvait se coucher sur le côté gauche, commença à reposer indistinctement et sur l'un et sur l'autre : il est vrai qu'à l'instant où il fermait la paupière il s'éveillait en sursaut. Cette circonstance m'ayant paru être l'effet de l'habitude, je l'engageai à persister. Les contractions étaient et beaucoup moins violentes et beaucoup moins fréquentes. L'exercice qu'il prit plusieurs jours dans sa chambre ne détermina pas ces suffocations instantes qu'on remarquait avant le traitement. L'appareil digestif commençait à ressentir l'influence bienfaisante de la révulsion ; l'extrémité linguale ne conservait plus qu'une légère teinte d'irritation ; la soif était presque anormale, les matières deviennent presque naturelles, la sécrétion des reins a le caractère physiologique.

Au vingtième jour de traitement, trois centres furent supprimés ; trois nouveaux furent rétablis ; les frictions furent continuées. Les bains furent suspendus, les parens du malade ne les préparant pas comme je les avais prescrits. Des alimens un peu plus substantiels furent prescrits ; la macération du bois de réglisse, pour désaltérer, alternée avec l'eau de gomme. L'amélioration prenant de jour en jour de la consistance, je crus, d'après le vœu du malade, devoir augmenter encore les alimens ; des œufs, des herbes, du potage léger, et, s'il le désirait, une petite côtelette furent accordés. L'inaction commandée par l'inflammation lui avait fait contracter l'habitude de voisiner. Celle-ci reprenant son empire, le malade se levait une partie de la matinée, sans que les contractions reprissent de la vigueur. Cependant je crus, comme c'était chez un cabaretier qu'il passait ses instans, devoir le prévenir des conséquences funestes qui pourraient en résulter, s'il obéissait aux provocations.

Au trentième jour de traitement, Logerot commençait à prolonger ses excursions. Ses centres attractifs ayant baissé d'intensité, je proposai d'en établir de nouveaux. Sur le refus du malade, je lui traçai le plan de vie qu'il devait suivre pour favoriser sa convalescence. Mes soins ne lui étant plus d'aucune utilité, je ne le vis plus que de loin en loin.

Après deux mois d'une santé supportable, Logerot m'apprit qu'il avait supprimé simultanément ses cautères; que, depuis ce moment, il avait ressenti une légère douleur au muscle rotateur du bras; que cette douleur avait acquis beaucoup d'intensité, depuis qu'une inondation qui avait envahi toute sa chambre y avait laissé, en se retirant, six pouces d'eau dans les parties les plus basses; l'évaporation d'une partie avait été imbibée, absorbée par les murs, contre l'un desquels le lit de Logerot était adossé. Cette circonstance désastreuse m'engagea à supplier les parens du malade, ainsi que Logerot, de changer provisoirement d'habitation, avant que de diriger les agens révulsifs contre la seconde affection dont je prévoyais les funestes conséquences. M'ayant fait entrevoir l'impossibilité de souscrire à ma demande, je procédai de suite à deux applications de sangsues, me réservant d'en appliquer plus tard si l'action des premières n'entravait pas la marche de la maladie. A ma grande satisfaction, la tuméfaction, la rougeur, la douleur, avaient de beaucoup diminué. Désirant soutenir cette tendance, je conseillai une troisième application qui fut rejetée. Alors je me vis à regret borné à solliciter l'action émolliente, sur laquelle je ne fondais qu'un espoir incertain.

Le malade, ennuyé d'un traitement à la vérité fort long, si l'on remonte à l'origine de sa maladie, manifesta hautement l'intention de lâcher les rênes à son affection. Prévoyant l'écueil où cette imprudence allait heurter sa santé, je crus de mon devoir de lui dessiller les yeux; mais sa résolution étant trop ancrée pour obtenir des concessions, je me retirai.

Quinze jours après la manifestation de cette résolution opiniâtre, une averse épouvantable inonda de nouveau une partie du village de Couternon. Logerot ne tarda pas à en ressentir immédiatement l'influence, qui se dessina par une douleur atroce, un gonflement considérable des surfaces articulaires du coude. Du siége de cette inflammation s'élevaient des élancemens qui nuit et jour arrachaient le repos au malade. Six semaines de douleurs atroces s'étaient écoulées, comme le malheureux Logerot, retraçant à sa mémoire les grands bienfaits de l'action caustique dirigée d'après les lois de l'équilibre, vint en réclamer l'action.

En arrivant, je trouvai le malade sur son séant, le bras dans la flexion, l'avant-bras œdématié : les douleurs s'exaspérant par le tact, les surfaces articulaires soudées par l'inflammation. L'articulation étant explorée, j'observai plusieurs points fluctuans, que je désirai ouvrir par le bistouri, par la considération que l'action caustique paraissait être contre-indiquée par l'embrâsement de ces parties éréthisées ; mais le malade insista fortement sur l'action caustique.

Les foyers étant superficiels, je ne déposai sur la surface cutanée qu'un très-petit grain de potasse.

Le surlendemain je trouvai la surface périphéri-articulaire enflammée. Ces phénomènes inflammatoires étaient le résultat de l'acte irritatif de la pierre à cautère. Le soir, au rapport du malade, l'un d'eux s'étant détaché, une grande quantité de pus s'écoula à travers l'ouverture, qui me parut devenir fistuleuse. Ayant constaté l'existence d'autres foyers, je proposai de nouveau de les ouvrir par le bistouri. Sur le refus du malade, je lui déclarai formellement que je n'emploierais jamais d'autres procédés pour ouvrir les foyers ; que ce n'était que parer aux effets de cette terrible inflammation ; que j'avais trop médité cette grande vérité pour ne pas en apprécier les données.

L'affection articulaire exerçant, comme les affections pulmo-cordiales, leur action sur la trame des appareils qui vivent sous l'influence ganglionique pectoro-appendixale, je proposai de r'ouvrir les centres scapulaires. Ma proposition n'ayant pas été accueillie, je discontinuai de voir le malade.

Six mois s'étaient écoulés depuis nos dernières visites, comme nous fûmes appelé à voir le cousin de Logerot, qui portait une affection du cœur. En nous informant de son adresse, nous trouvâmes Logerot qui allait faire ses tournées de garde champêtre.

En nous abordant, il nous exprima les regrets qu'il éprouvait de n'avoir pas suivi nos conseils. Je n'aurais pas le bras en écharpe, nous dit-il. Son bras étant à découvert, offrait une ankylose peu prononcée; les foyers étaient entièrement vides : d'énormes cicatrices décelaient leurs traces. Le mouvement des surfaces articulatoires était un peu plus libre six mois après; actuellement le bras prend assez d'extension pour qu'il puisse faucher.

Madame Charlet, accoucheuse, née avec une constitution favorable à l'équilibre organique, était parvenue à l'âge de trente-sept ans, sans éprouver aucun des symptômes qui sont l'expression de sa rupture, lorsqu'elle devint enceinte de son troisième enfant. La gestation, l'expulsion, n'avaient offert aucun caractère anormal. Nulle douleur, nul dérangement fonctionnel n'escortèrent ces deux périodes. La troisième (l'allaitement), en se développant, souleva une expansion vitale aux deux tiers inférieurs de la région dorsale du bras droit, qui céda aux bains émolliens. La fin de la quatrième (la menstruation) fut signalée par un malaise dont elle ne put préciser le siège. Cette indisposition se continua pendant six semaines avec les traits de l'irritation. Ce fut à cette époque que madame Charlet commença à éprouver, sans s'en apercevoir, un gonflement qui des malléoles s'expansa jusqu'à l'aisselle, en envahissant successivement la jambe, la cuisse, et le côté abdomino-pectoral correspondant. Effrayée de ce débordement vital, madame Charlet envoya chercher M. Sédillot, qui combattit ces accidens par les fomentations émollientes. Ce traitement ayant légèrement amendé la position de la partie souffrante, l'honorable praticien cessa ses visites jusqu'au moment où l'incandescence du foyer attira la douleur dans ses parages. Partisan de la médecine des symptômes groupés, l'illustre successeur de M. Brenet crut que pendant les quatre années qui s'étaient écoulées, à partir de l'origine de l'affection pour arriver à son exaspération, l'expansion anormale s'était caméléonisée. Ce qui fortifie cette hypothèse, c'est le traitement employé à cette seconde période de l'affection, que notre confrère attaquait par les vésicatoires, placés tantôt au-dessus de la

24

malléole externe, tantôt au-dessus de l'interne. Cette médication, qui fut continuée pendant cinq ans, concentra l'affection et sur la cuisse et sur la jambe; le gonflement pectoro-abdominal avait beaucoup diminué. Ces douleurs de la jambe étant l'accroissement proportionnel à la diminution de l'engorgement pectoro-abdominal, madame Charlet consulta de nouveau son oracle, qui, au développement de cette troisième période, substitua à la poudre vésicante les douches administrées à quinze pieds de hauteur, à la réunion du tiers inférieur aux deux tiers supérieurs de la jambe, pendant trois ans. D'autres douleurs s'étant manifestées pendant la quatrième période du traitement, hideux et barbare, la patiente, en priant son docteur-médecin d'abandonner ce dernier plan de traitement, l'engagea à avoir recours à d'autres médicamens. Hélas! madame, lui répondit le modeste praticien, j'ai épuisé toutes les ressources de l'art.

Dix années de tourmens s'étaient écoulées, lorsque madame Charlet apprit de son neveu, M. Moureau, qu'un médecin ignoré faisait usage d'une méthode nouvelle, dont il éprouvait depuis quelques mois les bienfaits. Impatiente de le connaître, de l'entendre, madame Charlet, sachant que je passais deux fois par semaine à la rue du Vieux-Marché, me fit épier pour obtenir mon adresse. Le lendemain de notre retour de la campagne, madame Charlet vint réclamer nos soins.

Après avoir passé successivement en revue les fonctions qui vivent sous l'influence des sphères ganglioniques cràno-faciale, pectoro-appendixale, médiane, nous portâmes notre attention sur le foyer qui s'était développé dans l'un des satellites de la sphère pelvi-appendixale. Le pied était le siège d'un gonflement qui diminuait ses surfaces dorso-latérales au tiers inférieur de la jambe. Nous remarquâmes que le tissu cutané avait acquis, ainsi que le tissu cellulaire sous-jacent, la densité de la peau du chien marin. Sa couleur s'était également modifiée; elle avait pris la teinte brune-foncée. Le tact n'y développait qu'une légère douleur, qui s'exaspérait tellement pendant sa locomotion, que la malade état obligée, après avoir fait quelques pas, de

suspendre sa marche. Lorsqu'elle entrait dens le lit, ce symptôme s'accompagnait d'une chaleur si ardente, que madame
Charlet ne pouvait conserver de couvertures sur la jambe souffrante. La densité et la couleur de la peau des deux tiers supérieurs de la jambe et de la cuisse, qui étaient également le siége
de l'engorgement, n'offraient aucune analogie avec cette anormalité si frappante.

La jambe et la cuisse opposées n'offraient aucun caractère
anormal; les urines, des fèces, présentaient le relief de fonction contractant l'inertie sous l'influence d'une concentration
établie sur l'un des rayonnemens ganglioniques. Les autres fonctions ne présentaient, d'ailleurs, aucun trait pathologique, la
peau exceptée, qui était sèche, aride.

Toute irritation, quelle que soit son essence, quelle que soit
son siége, végétant aux dépens des appareils qui vivent sous la
même influence ganglionique que l'organe sur la trame duquel
elle s'est entée, présente l'indication de verser sur les ressorts du
pôle correspondant la somme de vitalité qui opprimait son congénère : nous crûmes bien intrerpréter cette indication générale,
1° en établissant avec la potasse caustique six centres excitateurs; 2° en tempérant la surface irritée ; 3° en opérant une
compression graduée ; 4° en conseillant le repos.

L'action simultanée de ces quatre divisions d'une indication
principale nous permit tellement d'atteindre notre but (tout
homme qui sait ce qu'il se doit à lui-même et à son pays ne doit
jamais perdre de vue les obligations sacrées qu'il contracte envers
l'humanité, dès l'instant qu'il ouvre le sanctuaire de la responsabilité), qu'étant repassé à neuf heures pour nous assurer du
degré de compression, nous trouvâmes madame Charlet au lit,
qui nous assura qu'elle y était entrée à huit heures, et que depuis
ce moment elle n'avait pas éprouvé la plus légère douleur. Ainsi,
trois heures de traitement (nous avions établi les exutoires à
cinq heures) avaient suffi pour paralyser entièrement les cruels
résultats d'un traitement empirique.

Enchantée du bien-être que lui avait offert notre méthode, madame Charlet crut devoir favoriser son développement, en établissant quatre nouveaux centres. N'ayant pas suffisamment fractionné la potasse, elle produisit de larges escarres qui déterminèrent de l'accélération dans le pouls, de la moiteur, de la douleur à la tête. Ce léger trouble s'étant calmé, la malade éprouvait, le matin, une grande satisfaction. Depuis long-temps ayant réformé cette pratique aussi générale que peu rationnelle, d'attendre la chute de l'escarre pour placer les sphères attractives, je fis choix de pois, numéro zéro, que je divisai en huit parties pour maintenir, accélérer l'irritation crurale artificielle. Le gonflement ayant diminué, je comprimai davantage ; les selles et les urines ayant flué dans la matinée, je me contentai de prescrire la décoction d'orge grué coupée avec un quart de lait, le sirop de gomme, des viandes blanches grillées, et des potages de vermicelle et de semoule.

Après huit jours d'une amélioration progressive, Mme. Charlet éprouva, dans le trajet du jumeau de la jambe affectée, une douleur fort aiguë qui céda du premier au second jour de l'action répulsive (cataplasmes de mie de pain).

La clinique, de nombreuses expériences faites sur les animaux, ma pratique dès long-temps m'avaient appris que lorsque l'excitation déposée sur les ressorts n'est pas alimentée, l'irritation primitive continue d'absorber à son bénéfice les matériaux dévolus à l'atmosphère ganglionique dont elle fait partie. Madame Charlet n'ayant pas voulu souscrire au principe qui découle de ces observations, je l'engageai, un mois après le traitement, à supprimer successivement ces centres excitateurs. A ma grande surprise, j'appris qu'elle en avait supprimé, le même jour, quatre; la semaine suivante, que les trois autres avaient été supprimés le même jour.

Madame Charlet s'aperçut du changement inespéré qu'offrait alors sa constitution ; et, en effet, elle devait en être ravie. La chaleur ardente qui la tourmentait toute la nuit n'avait pas réapparu ; la douleur qui puisait son activité dans la station, la progression , était entièrement éteinte. Le gonflement, presque entièrement dissipé dans le pied et la jambe , était réduit aux trois quarts à la cuisse.

Mademoiselle Oudot, d'Orgeux, se plaignait depuis trois ans de douleurs à la région précordiale, que la progression développait. Ses parens , jusqu'alors, n'avaient consulté qu'un seul médecin qui, après avoir long-temps interrogé la malade, dit que cet état n'était que le résultat d'une fièvre lente (pitoyable langage) qui, d'ailleurs, ne présentait rien d'inquiétant : ce qui parut donner de la consistance à cette opinion , ce fut une épi-démie qui régnait depuis plusieurs mois dans le village. Les parens de la malade , tranquillisés sur l'état de leur enfant, n'a-vaient employé d'autres moyens pour arrêter les progrès de cette terrible affection, qu'une tisane de chicorée amère qui avait été conseillée par le praticien de l'arrondissement.

Les parens de cette malade nous ayant honoré de leur confiance, nous fûmes à même d'étudier cet enfant, dont le facies frappa notre attention. Interrogée sur ses souffrances , Mlle. Oudot nous apprit qu'elle avait la tête fréquemment malade ; qu'elle y éprou-vait, surtout quand elle prenait un peu d'exercice , des battemens très-fatigans dans les régions temporales ; que par fois l'un de ses yeux, tantôt le droit, tantôt le gauche , était le siège d'une inflammation qui ne durait que quelques jours ; que les contrac-tions du cœur avaient commencé à acquérir leur vibrance actuelle depuis trois ans; que l'appétit s'éteignait de jour en jour.

Ayant vérifié cet exposé par l'exploration successive des fonc-tions qui appartiennent aux différentes sphères ganglioniques , nous nous empressâmes de remplir les indications qui découlaient de cette affection.

Quatre centres furent établis sur les ressorts pectoraux, avec l'injonction expresse de renouveler les pois trois fois par jour. La santé étant profondément altérée, nous crûmes devoir négliger provisoirement la première indication (la diminution des alimens). Ses alimens furent choisis dans les fécules lactées : je crus devoir insister sur le repos, si difficile , d'ailleurs , à obtenir à cet âge.

Après huit jours de traitement, le sommeil qui était interrompu par d'effrayans rêves, qui tenaient la malade toutes les
nuits dans une agitation cruelle, devint de plus en plus calme
et plus prolongé; les pupilles très-dilatées reprirent leurs mouvemens, les temps cessèrent d'être le siége de pulsations incom-
modes, l'ophthalmie disparut, les contractions reprirent leur
type normal, l'appétit s'aiguisa, la constipation habituelle cessa,
l'action musculaire reprit de l'énergie; la peau terne, âpre,
reprit sa fraîcheur et sa souplesse, une légère rosée l'humecta.

A ma troisième visite, douzième jour de traitement, le pouls
acquiert de la vibrance, les contractions de l'intensité, la tête
de la pesanteur, la figure de la chaleur. Persuadé que cet orage
avait été préparé par une indiscrétion de régime, nous nous
armâmes de sévérité, de légers potages furent prescrits.

Quatrième visite. — Seizième jour de traitement, l'abstinence, l'application de quelques sangsues, ramenèrent le calme
qui se décela par l'absence des symptômes de la compression cérébrale, par la cessation de l'ardeur buccale, par l'absence de
la chaleur stomacale, par la diminution des contractions cordiales.

Cinquième visite. — Vingt-quatrième jour de traitement, les
appareils se dégagent de plus en plus de l'oppression irritative,
les alimens sont augmentés : ils se composent d'un œuf, d'herbes,
de potage au lait, de viande rôtie rapidement.

Sixième visite.—Les organes encéphaliques ne sont plus opprimés par l'accélération de la colonne ascendante. Le sommeil est
calme, les pulsations temporales ont disparu, les contractions
du cœur sont normales.

La malade a désiré ardemment de se soustraire au joug du
régime; sa santé s'améliorant, nous lui permettons de supprimer
successivement ses cautères, et de reprendre graduellement son
ancien régime de vie.

M. Moniot, d'Arc-sur-Tille, reçut un coup de timon à la région
pylorique en l'année 1817, qui fut suivi d'accidens graves, tel
qu'un point fixe et permanent dans cette région, d'une consti-

pation opiniâtre qui fut promptement suivie de vomissemens qui, en provoquant des efforts terribles, mettait tout l'organisme en convulsion. Le médecin appelé, n'ayant pas compris l'affection, ne put abattre la tempête suscitée par la cause externe ; à une époque plus avancée des gaz dont l'irruption jetait le malade dans un abattement affreux se dilatèrent, leur fréquence produisit une insomnie continuelle ; ce fut à cette même période que les matières fécales, en s'échappant, produisaient un sentiment de titillation tellement ardent, que le malade redoutait leur expulsion. La cavité buccale était le siége d'un foyer embrasé qui le torturait et la nuit et le jour ; les surfaces palatines desséchées, l'action pervertie des glandes salivaires annonçaient l'irritation sévissant sur les excréteurs digestifs, état anormal qui était d'ailleurs confirmé par le sécréteur biliaire; les départemens encéphaliques en avaient également ressenti l'action (une douleur coronale subsistait depuis fort longtemps). Les urines rares déterminaient vers le canal un sentiment d'ardeur très-pénible, la peau était sèche, aride.

Le tableau que je viens de dessiner nous retrace l'irritation se cramponnant sur l'estomac par l'action d'un agent extérieur, déterminant d'abord l'altération, puis la cessation des fonctions. L'indication qui découlait de cette inflammation consistait :

1º A éloigner l'agent provocateur de cette fonction ;

2º A tempérer les muqueuses gastriques;

3º A établir l'excitation sur les expansions du pôle extérieur.

En remplissant la première de ces indications dès l'invasion de l'irritation, le médecin appelé eût produit les résultats les plus heureux ; mais malheureusement, loin d'adopter cette conduite, il avait levé l'étendard de la révolte contre l'action médiatrice de la nature, en conseillant des consommés. Ces deux indications sur lesquelles nous comptions beaucoup moins que sur la troisième, attendu l'état avancé, furent acceptées après une violente résistance.

Six centres furent établis à la réunion des deux tiers postérieurs, au tiers antérieur du côté droit, dans la direction de la ligne centrale de la région hépatique. Les bains de pieds à haute température pour favoriser l'action excitatrice par voie d'anastomose sur les ressorts des divers plateaux éliminateurs. La décoction de figue alternée d'eau de gomme.

Seconde visite. — Troisième jour de traitement, nous soulevons la partie excentrique des escarres, pour y introduire des quarts de sphère. Les gaz beaucoup moins abondans se dégagent avec beaucoup moins d'efforts. Le malade a commencé depuis trois mois à prendre la situation horizontale plus de deux heures; l'ardeur buccale est de beaucoup diminuée, ses surfaces commencent à s'humecter, l'estomac est moins distendu, l'érosion pylorique moins prononcée. Les matières obéissent plus facilement à l'action des lavemens; les urines ont été plus abondantes et moins briquetées; la tête est moins pesante; la transpiration reparaît par instans, elle ne se manifeste que sur quelques régions du corps.

Troisième visite. — Neuf jours de traitement, le malade goûte les douceurs d'un sommeil un peu profond, qui avait abandonné ses paupières depuis trois mois. Le dégagement des gaz étant beaucoup moins considérable, il peut conserver le décubitus plusieurs heures; la bouche s'humecte de plus en plus; la chaleur diminue progressivement; la soif suit le même rapport, les boissons recouvrent leur saveur; le point pylorique a toujours conservé son intensité, mais il est beaucoup moins permanent; les lavemens nourrissans sont accueillis plus favorablement du tube, les lavemens préparatoires donnent des selles toujours bouletées; la tête continue à s'alléger; la rosée cutanée plus durable prend de l'expansion; les centres sont en pleine activité, mais afin d'en activer l'intensité, nous en renouvelons; deux ou trois des anciens sont supprimés.

Après avoir sondé les forces digestives, nous crûmes pouvoir administrer par la partie supérieure les substances nutritives, qui devaient être composées de fécule de pommes de terre alternée avec un peu d'herbes. Les boissons étant toujours agréables au malade, elles furent continuées.

Quatrième visite. — Quinze jours de traitement, les appareils sont plus calmes ; la douleur coronale ne se manifeste plus que périodiquement ; les fosses nasales s'humectent ; les yeux, qui avaient conservé par l'insomnie une irritabilité extrême, ont cessé d'être le siége d'un picotement que le malade comparait à des grains de sable flottans entre l'œil et la paupière ; les glandes salivaires commencent à produire un fluide normal ; les gaz continuent à diminuer, ils s'échappent sans douleur ; la position horizontale est conservée toutes les nuits ; le malade commence à prendre régulièrement deux à trois heures de sommeil ; l'appétit prend de l'activité, mais comme il s'était développé un mouvement fébrile fort actif, nous consultâmes les contractions du cœur, qui nous apprirent qu'il tenait à l'accroissement de la colonne sanguine, qu'elle poussait aux trames une nourriture qu'elle ne pouvait élaborer.

Cinquième visite. — Vingt-deux jours de traitement, l'activité cordiale est baissée ainsi que la vibrance du pouls ; nul autre changement frappant ne se manifeste dans les appareils, la fonction digestive ayant acquis de l'énergie, les alimens sont augmentés. Nonobstant cette amélioration inespérée, je crus devoir établir encore quelques centres qui furent obstinément refusés.

Sixième visite. — Six semaines de traitement, sa résistance m'ayant engagé à suspendre mes visites, sa femme me fit prier de passer, s'engageant à le résoudre à accueillir ma proposition ; je me décidai à me présenter de rechef.

A mon grand étonnement, j'appris que tous les pois avaient été enlevés par suite de conseils donnés par des cancanières ; cette circonstance m'ayant donné l'éveil, je parcourus les diverses fonctions qui ne me présentèrent cependant encore aucune trace de la surexcitation intérieure que devait développer cette imprudence.

Dominé par cette conviction qui dirigea toujours mes opérations médicales, je proposai de nouveau de rouvrir les centres : le malade, s'appuyant de l'amélioration, négligea mes conseils ; à son refus, je me retirai.

PROPOSITION 128.

Partant de cette idée fondamentale que les divers agens n'influencent, soit un appareil, soit l'organisme en général, qu'en déposant leur action, soit sur les ramifications extrêmes, soit sur l'atmosphère d'un tronc, nous conseillons d'effleurer subitement la trame par l'action moxale.

En adoptant cette marche, nous nous mettons à couvert des graves inconvéniens qui ont engagé des praticiens distingués à éliminer de leur plan de traitement l'un des agens dont l'action, toujours sincère, présente l'un des plus beaux résultats pratiques.

En signalant la terreur des malades, les énormes cicatrices résultant de la destruction des parties qui sont devenues le siége de l'action moxale, nous n'avons pas la prétention de mettre en évidence les plus graves, et cependant combien d'hommes courageux frémissent à l'aspect du cylindre incandescent! cet effroi acquiert d'autant plus d'intensité qu'on active davantage l'action moxale par le chalumeau.

La destruction de la trame à la suite de ces escarres qui envahissent souvent les fibres musculaires, ne sera-t-elle pas toujours une fin de non-recevoir pour ce sexe aimable qui considère à juste titre la régularité comme l'apanage des charmes. Les secousses profondes émanées du travail éliminatoire, secousses qui, en retentissant dans tout l'organisme, vont réchauffer les foyers nés de l'irritation, ne sont-elles pas des argumens invincibles? Ah! Messieurs, il est important, il est indispensable de renverser l'édifice de la thérapeutique; la corrélation des tissus impose cette obligation.

Dans la pratique, soit civile, soit militaire, on a l'habitude de placer les moxas sur la partie cutanée correspondante à l'affection ; en agissant ainsi, on produit une inflammation qui se réfléchit sur le tissu endolori , et active d'autant plus la marche qu'elle a plus d'intensité.

Depuis que nous avons découvert les ressorts éliminateurs, nous évitons ces fâcheux résultats.

Ce qui ajoute à la barbarie de la méthode brousséienne , c'est l'application des moxas sur la partie cutanée correspondante au foyer intérieur, la région pylorique pour les irritations stomacales par exemple.

M. Bourgeot, d'Orgeux, commença à éprouver de violentes douleurs oculo-cérébrales , il y a neuf ans , époque à laquelle il apprit l'état de tissier. Ces douleurs étaient alors intermittentes, rarement elles se faisaient ressentir plus d'un jour. La nature de ses occupations nécessitant une position incurvée , les deux foyers d'intermittens devinrent continus ; étant appelé par son frère, j'observai les fonctions dans l'ordre suivant : douleurs sus-orbitaires acquérant sur le soir une intensité telle que le malade voyait (pour me servir de ses expressions) les objets tourner autour de lui ; l'inflammation oculaire était baissée sous l'influence d'une otite qui s'était manifestée depuis huit jours , cependant les vaisseaux de la conjonctive étaient encore injectés ; la fonction visuelle avait contracté une telle irritabilité que la lumière ambiante déterminait une contraction fréquente des voiles mobiles ; les sécrétions nasales et buccales étaient de beaucoup diminuées ; la langue , rouge à son extrémité, n'était point chargée à son centre de viscosités anormales ; la sécrétion diminuée du pharynx faisait éprouver au malade un sentiment d'âcreté insupportable ; la fonction stomacale était également troublée ; le malade n'avait point d'appétit ; les alimens avaient perdu leur saveur ; un point pylorique , qui se faisait sentir par intervalle , avait acquis dans ces derniers temps de l'intensité ; les matières fécales étaient rares et bouletées ; les produits rénaux déposaient l'acide en grande quantité sur les parois du vase ; la périphérie était sèche.

Le tableau analytique que nous venons d'esquisser nous présente des appareils éréthisés , végétant anormalement aux dépens des appareils normaux ; ces données seraient insuffisantes si nous n'acquérions la notion des sphères qui ont eu l'initiative dans le trouble organique.

Quoique le malade n'ait pas conservé le souvenir exact de l'expansion irritative (développement), il nous paraît certain que la fonction visuelle a été frappée par l'irritation, immédiatement après les fibres encéphaliques ; et c'est en effet ce qui résulte de l'aveu du malade, qui nous a assuré que peu de temps après qu'il eût commencé à éprouver des étourdissemens (résultat irritatif) la vue était devenue extrêmement irritable.

Cette considération parut nous offrir l'indication expresse d'agir sur les foyers encéphaliques et oculaires, de les combattre par les attractions simultanées, de tempérer provisoirement les appareils, dont la disposition de leur trame constituante était favorable à la réception de l'action tempérante, et dont l'irritation était le contre-coup de l'encéphalo-oculaire.

Les douleurs intolérables qu'éprouvait le malade, l'impossibilité de continuer plus long-temps une profession qu'il aimait, paraissait devoir le résigner à un plan de traitement qu'indiquait la longévité de son affection. Cependant, au mot de brûlure (action moxale), il hésita long-temps à s'y soumettre, ce ne fut qu'aux instances réitérées de ses parens qu'il céda.

Le raisonnement, la clinique, les expériences sur les animaux depuis long-temps nous avaient mis sur la voie de ces grandes vérités, que toutes les affections s'élèvent du défaut d'embranchement des propriétés vitales; que toutes les fois qu'elles s'accumulent sur les appareils intérieurs, elles abandonnent les appareils extérieurs congénères et réciproquement, que les dispositions à la fonction normale ne peuvent être reconquises qu'à la faveur des attractions correspondantes dirigées d'après les lois de l'équilibre organique, appuyées de l'acte tempérant dirigé sur l'organe en combustion.

Pour remplir la première de ces indications, nous effleurâmes l'espace cellulo-sus-claviculaire, avec un cylindre de toile ayant le diamètre d'une aiguille de bas, de six applications que nous écartâmes chacune de deux lignes. Le lendemain, afin de soutenir cette action, nous conseillâmes une application de quatre sangsues sur chaque espace, dont chacune devait déposer son action entre chaque circonférence moxale. Je prescrivis des bains de pieds dont l'action primitive seule devait être employée ; je manifestai à M.*** le désir qu'il conservât le repos, comme il m'apprit qu'il sacrifierait plutôt les bénéfices du traitement, je n'insistai pas ; cependant j'obtins qu'il changerait la nature de ses occupations. — Après quinze jours de traitement, huit applications moxales alternées avec huit applications de sangsues, d'après notre méthode, les douleurs de continues devinrent intermittentes et beaucoup plus supportables ; les yeux reçurent plus favorablement la lumière, l'otite disparut ; la sécrétion nasale reparut ainsi que les palatines, l'anormalité linguale disparut ; la zone carbone offre moins de sécheresse ; l'âcreté pharyngienne diminue ; la soif s'achemine à la normalité ; le point pylorique n'est plus apparent ; les matières fluent, quoique encore bouletées, ce qui annonce que l'irritation tient encore enchaînés les sécréteurs biliaires ; les urines sont plus abondantes, moins rouges ; la peau fournit une moiteur abondante.

Ce succès ayant encouragé le malade, nous continuâmes le traitement d'après les erremens de l'équilibre ; encore six semaines de traitement, époque à laquelle il n'existait plus de douleurs encéphaliques, plus d'irritation oculaire, plus de sécheresse nasale, plus d'inflammation stomacale, et nous quittâmes le malade bien portant.

Mlle ***, d'une constitution régulièrement développée, conserva à la suite d'une éruption cutanée (rougeole), une inflammation encéphalique, qui apparaissait régulièrement les premiers jours de chaque mois ; rarement elle durait plus de huit jours ; à son début très-violente, elle s'affaiblissait successivement. Cette affection périodique se maintint avec une intensité égale pendant six mois, sans exercer d'influence bien appréciable que sur l'appareil circulatoire (le cœur battait avec force). L'appareil de la reproduction n'en ressentit pas sensiblement l'influence ;

les trois premières années, à ce qu'il paraît, elle n'eut que quelques irrégularités, qui frappèrent plus spécialement sur la durée. Ce fut dans de telles occurrences vitales que Mlle *** fut invitée à aller à la noce; cette circonstance avait développé dans son âme des désirs que l'événement déjoua; elle en ressentit une violente douleur qui alla retentir dans l'appareil vocal; l'agitation de la fonction se décela par une douleur continue, qui se manifestait toutes les fois que cette jeune personne provoquait l'action des ressorts laryngés (contraction musculaire). Cette demoiselle consulta plusieurs médecins, entre autres l'honorable M. Balland l'aîné, praticien recommandable par la noblesse de ses sentimens, par l'élévation de son âme, par l'étendue de ses connaissances aussi profondes que variées, qui n'entrevit aucun soulagement à ses cruelles inquiétudes. Voyant que son affection prenait de jour en jour de la gravité, elle se décida de nouveau à tenter les ressources de l'art: peu après qu'elle eut pris cette décision, ses parens me prièrent de venir la voir; je trouvai la famille désolée: après m'être mis en rapport avec les antécédens que nous venons de signaler, je crus devoir instruire les parens des terribles conséquences qui résulteraient inévitablement de la marche de l'affection; mes pronostics étant pris en considération, je fus prié de lui donner mes soins.

Trois indications se présentaient:

1°. La première, soustraire l'organe souffrant à son stimulant.

2°. La seconde, tempérer la trame enflammée, tant directement qu'indirectement.

3°. La troisième, déposer l'excitation sur les ressorts du pôle opposé au pôle envahi.

La première indication, relativement à cet appareil, est plus difficile qu'on ne le pense communément à remplir chez ce sexe aimable. La seconde en l'est pas moins; comment en effet faire arriver l'action tempérante sur cet appareil? Nous parâmes à cet inconvénient en sollicitant par voie de sympathie l'action ré-

pulsive sur la muqueuse gastrique, qui avait déjà ressenti l'aiguillon anormal ; les matières étaient rares, bouletées ; elle ressentait de l'ardeur au pylore ; le matin la bouche était sèche,
chaude, gluante. Nous prescrivîmes un régime sévère, la macération de bois de réglisse avec l'eau gommée. J'insistai sur ce
que la malade ne mît ni les pieds, ni les mains dans l'eau fraîche,
immersion qui avait produit plusieurs fois des suppressions.
Nous apposâmes des moxas sur les espaces sus-claviculaires,
dont l'action devait être alternée avec des applications de deux à
trois sangsues à chaque espace. L'on devait également recouvrir
le cou d'une peau de mouton préparée ; les bains de pieds, dont
on ne devait utiliser que l'action primitive, devaient également
concourir au rétablissement de l'équilibre ; le résultat de ce traitement méthodique ne se prononça pas avec une égale efficacité sur
les surfaces éréthisées, les départemens encéphaliques en ressentirent les premiers l'action ; les douleurs encéphaliques baissèrent
et d'intensité et de durée ; l'aphonie, les douleurs laryngées annonçaient plus de résistance, ainsi que l'irritation digestive ; cependant il y avait dans l'expression des fonctions vocales et digestives une légère amélioration, qui donna de l'énergie à la
malade ; brûlez, brûlez, nous disait-elle ; le plaisir que j'é-
prouve en pensant que je parlerai un jour me soustrait aux
douleurs ; le traitement ne date que de quinze jours, et voyez
déjà quel changement s'est opéré : le deuxième mois commençait et nous n'avions encore obtenu que la cessation des douleurs
encéphaliques ; l'aphonie existait encore, à la vérité la voix était
moins rauque, l'articulation des sons moins douloureuse. Le
courage héroïque de cette demoiselle m'engagea à persister ;
du deuxième au troisième mois, l'amélioration se déployant de
jour en jour, j'eus la satisfaction au quatrième de reconnaître le
timbre naturel, d'apprendre l'arrivée des règles, la cessation
complète des douleurs encéphaliques et de l'irritation stomacale.

Cette demoiselle, deux mois après son rétablissement, ayant été
laver pendant l'époque, éprouva une suppression qui détermina

de nouveau les accidens laryngés, qui cédèrent cette fois à quinze jours de traitement.

PROPOSITION 129.

Les irritations viscérales, accompagnées de phlogose périphérique générale, telles que la variole, la rougeole, présentent-elles des exceptions aux principes généraux de la révulsion? C'est encore par les faits que nous allons répondre à cette grande question.

M. Syrdey, de Saint-Julien, éprouvait depuis long-temps des douleurs encéphalo-gastriques, lorsqu'il ressentit, au mois de mai 1827, une chaleur ardente sur toute la surface cutanée, qui ne tarda pas à être accompagnée d'un frisson, qui, lui-même, fut suivi d'une réaction. Ce fut le quatrième jour de ce malaise que l'irritation encéphalique s'accrut. L'intensité de sa marche (d'après les renseignemens fournis par les parens du malade), se gradua sur l'irruption cutanée, qui présentait les traits de la variole confluente. Ce fut le lendemain de ce déploiement phlogistique que je fus appelé par la femme du malade pour donner des soins à son mari, que je trouvai dans la situation organique suivante :

Appareils encéphaliques, monomanie tellement dominante, que, et la nuit et le jour, il se croyait poursuivi par des personnes qui attentaient à sa tranquillité. Cette excitation cérébrale s'exerçait avec une telle violence, que déjà elle avait lancé ses relations morbides sur les appareils des sens. Toutes les personnes qui l'entretenaient, toutes les personnes qu'il apercevait se peignaient à son imagination effrayée sous les traits de celles dont il redoutait la présence. A peine eus-je mis le pied sur le seuil de la porte, qu'il me menaça de me brûler la cervelle. Rassuré par ses parens, il me permit de l'approcher, de lui parler. Saisissant ce moment de calme, j'examinai d'abord les appareils des sens ; l'œil était fixe, scintillant ; la pupille dilatée; la fonction auditive était altérée ; la pituitaire desséchée ; la bouche était ardente, écumante; les glandes salivaires sécrétaient un fluide rare, visqueux; l'appétit était nul. M. Syrdey se plaignait fréquemment d'un poids qu'il éprouvait à la région pylorique; souvent il y portait la main, manifestant le désir d'en tirer ce qui l'embarrassait. Au rapport des parens, les selles, depuis long-temps, étaient rares et douloureuses. La respiration s'exerçait librement, quoique étant fort accélérée pendant les accès; les contractions cordiales étaient énergiques, fréquentes, cependant régulières ; les appendices pectorales, contractées lors des accès, faisaient éprouver au malade, aux rémissions, un sentiment de contusion; les urines présentaient des nuances qui étaient constamment en harmonie avec les phases inflammatoires; les extrémités inférieures, lors du calme, étaient, comme les supérieures, le siège d'un sentiment de brisement qui fatiguait beaucoup le malade; la peau était couverte de boutons, qui, dans certaines de ses surfaces, présentaient des agglomérations fréquente. Persuadé que dans de telles occurrences ce ne sont point les désorganisations cutanées qui tuent, qui détruisent la vie, mais bien les viscérales, je crus que l'indication la plus pressante était de diriger une forte puissance excitatrice sur les ressorts des balanciers cervicaux. Au mot de sangsues, au mot de traitement, M. Syrdey m'ayant menacé de nouveau, les parens n'insistant pas d'ailleurs sur le traitement, je me retirai. Cependant la monomanie sévissait de plus en plus. En proie à l'impulsion qui le tourmentait, Syrdey, pour échapper aux poursuites qui l'excédaient, franchit les blés humides à franc étrier, arrive au bord d'un creux de la Norge; sans en calculer la profondeur, il le traverse, gagne la plaine, la parcourt dans toute son étendue pendant cinq heures, rentre les vêtemens tout percés, l'eau en découlant de toute part. C'est en vain que ses parens l'engagèrent d'entrer dans le lit. Dès qu'on lui en parlait, il s'échappait au dehors, où il recevait

25

l'averse qui l'avait arrosé une partie de la matinée. Les parens, alarmés de sa position, me prièrent d'indiquer les moyens
qu'il fallait employer pour le décider. Je leur fis entrevoir qu'au
premier calme il faudrait lui renouveler la proposition qui lui
avait été faite; et effectivement Syrdey consentit à ce que l'on
m'envoyât chercher. Je savais, par expérience, que ce moment
de calme n'est qu'un repos qui présage un nouvel orage plus
redoutable, attendu qu'à chaque éveil l'irritation, dans son
déploiement, a une puissance plus énergique, des effets plus
funestes. Syrdey étant déshabillé, je procédai de suite à une
application de sangsues au nombre de vingt aux régions claviculaires, et de quinze aux ressorts médians. Des linges chauds,
des peaux d'agneaux devaient escorter les applications hépatiques. Une abstinence absolue fut conseillée dans l'intention
de favoriser l'acte révulsif.

A peine avions-nous procédé à celle de la surface hépatique, que l'irritation détonna de nouveau. M. Syrdey, s'é-
lançant hors de son lit, menaça de frapper. Conséquent au
principe que nous avons signalé, nous fîmes tenir le malade,
tandis que nous nous occupâmes de la seconde application,
sur laquelle nous fondions nos principales espérances. Les sangsues ayant opéré un mouvement de succion énergique, nous
nous opposâmes au développement de ce formidable accès, qui
débutait, au rapport des parens, avec plus d'impétuosité que
les précédens. Etant informé que l'accès était régulier dans sa
naissance, je fis, le lendemain, une seconde application, à
peu près à la même heure, qui fut couronnée du même succès.
Au troisième jour de traitement, je fis une troisième application claviculaire qui fut la dernière.

La tête étant libre, les fonctions digestives recouvrant leur
normalité, je ne m'occupai plus que de graduer les alimens
d'après les forces digestives.

Les paupières tendant à se réunir, je mis entre les contours
palpébraux de petites compresses, qui, en favorisant les ci-

catricules des boutons éloignés de tout contact, s'opposèrent
à leur agglutination.

Les mains du malade n'ayant pas été, comme je l'avais conseillé, attachées, il les porta sur l'irruption cutanée, qui fut
très-longue à disparaître par l'excitation qu'elles y réveillaient
incessamment.

Nous venons de voir dans l'instant l'équilibre conserver ses
droits lors même de l'irritation cutanée générale. Actuellement nous allons nous occuper d'une question non moins importante, je veux parler de la circonstance si fréquemment
observée, de l'irritation locale.

Les gangrènes, les engelures, les touffes phlogistiques des
extrémités supérieures et inférieures procèdent également d'une
cause commune, l'irritation. Peu importe en effet l'action d'une
cause ; qu'elle soit attractive ou répulsive, elle produit toujours, en dernier résultat, l'irritation sous des aspects, à la
vérité, différens. C'est ainsi que les cancers ont un mode d'existence différent de celui des affections scrophuleuses; mais soit
que la phlogose soit d'origine siphylitique, soit qu'elle émane
de l'inertie lymphatique, elle tend toujours aux mêmes conséquences : l'attération, la désorganisation des tissus qui leur ont
servi de berceau.

Oui, l'irritation, toujours l'irritation ; voilà les effets organiques. Les révulsifs, toujours les révulsifs ; voilà le traitement
dont on ne trouve pas l'ombre de la pensée dans les productions de l'innovateur Broussais. Comment d'anciens praticiens, abandonnant le champ de l'observation, ont-ils pu s'engager si aveuglément dans le dédale élevé à la folie par le
docteur Broussais ? Avez-vous bien analysé ses productions, médecins irréfléchis ? D'où est parti le germe de ses pensées ? de
l'irritation. Voilà mon patrimoine, a dit le réformateur, et,
fier de ma conquête, c'est sur mon terrain que je disputerai
l'honneur de ma découverte. Oui, si Margagni, en Italie,
n'avait allumé le flambeau de l'anatomie pathologique; si l'illustre
Haller n'eût éclairé celui de la physiologie de l'irritation ; si

Thomassi n'eût élancé du pays classique le rayon qui devait éclairer l'horison pathologique, vous eussiez dit innovateur : les cinq parties du monde vous y autorisaient. J'ai découvert le mécanisme des causes perturbatrices : Mais vous avez, vous objectera-t-on incessamment, exploité les mines des Hippocrate, des Margagni, des Haller, des Chaussier, etc., etc. Rendez à chacun d'eux ce qui lui appartient, et votre propriété s'évanouira aux regards étonnés de vos sectateurs, comme le rêve de l'ombre ; mais ayons plus de générosité, accordons à l'auteur de l'examen les prétentions à l'irritation, contestée à si juste titre. Et voyons, s'il en est ainsi, quel service il a rendu à la science.

La thérapeutique ne deviendra un art utile qu'autant qu'elle embrassera toutes les affections (quelle que soit d'ailleurs leur essence, quelle que soit leur longevité), qu'elle en étouffera jusqu'au germe.

La médecine physiologique satisfait-elle à ces exigences ? Consultons, pour répondre à cette question, le cadre dans lequel l'innovateur a renfermé les indications qui découlent des irritations. La phlébotomie et les sangsues, dirigées sur les parties cutanées les plus rapprochées du foyer, dont on favorise l'écoulement jusqu'à syncope, pour les phlegmasies continues ; le quinquina, le tartre stibié, les sangsues, pour les inflammations intermittentes ; c'est-à-dire l'épuisement pour les unes, l'excitation pour les autres : c'est-à-dire l'erreur pour toutes. En effet, voyez, messieurs, quelle divergence, quel embranchement thérapeutique dans le traitement de deux affections qui n'ont de dissemblance que le type :

1° La suppression du stimulus provocateur ;

2° Le déploiement de l'acte répulsif sur la trame de l'appareil éréthisé ;

3° L'excitation déposée sur les ressorts du pôle correspondant au pôle envahi ; telles sont les indications de l'équilibre organique. Mais revenons à notre sujet.

PROPOSITION 130.

Les touffes phlogistiques-périphériques sont soumises avec succès aux attractions correspondantes.

M.*** portait depuis cinq ans des touffes qui avaient une origine constitutionnelle. Après s'être manifestées tantôt sur la poitrine, tantôt sur le ventre, plus ou moins long-temps, elles se
cramponnèrent au bras, où elles sévirent pendant cinq ans,
sans apporter cependant de trouble bien palpable aux fonctions
des grandes cavités; à part la stomacale, qui présentait une anormalité périodique, l'activité absorbante, le point pylorique, la
constipation se manifestaient tous les premiers du mois, pour
durer cinq ou six jours.

A la suite d'une chute qu'il fit au printemps de l'année 1830
sur le côté droit, il me fit appeler pour lui donner des soins. L'irritation de l'estomac étant absorbée par les attractifs, je m'occupai de la destruction de l'irritation périphéri-brachiale, qui céda
aux applications émollientes directes, combinées aux attracto-
déplétifs, dirigés sur les attractions scapulaires. Quinze jours
de traitement suffirent pour rétablir l'équilibre organique.

M.***, père du président, portait également à la partie antérieure du ventre des boutons qui, en se développant, déterminaient
dans la fonction digestive une influence caractérisée par l'extinction de l'appétit. La dépravation de la saveur, le ballonnement
abdominal, la constipation, la lassitude des extrémités inférieures. Redoutant le développement de cette affection, M.***
réclama nos soins pendant l'hiver de 1831.

Comme dans l'observation précédente, je crus reconnaître dans
le trouble de la fonction digestive l'effet de l'excitation périphéri-
abdominale, et crus en conséquence devoir m'occuper d'abattre les
touffes dont l'extinction devait amener la chute de l'inflammation
tabulaire. Ces circonstances thérapeutiques ayant été prises en

considération par le malade, je conseillai des applications émollientes directes, tandis que je plaçais des sangsues aux aines; six applications de trois sangsues à chaque aine suffirent pour détruire dans leur totalité ces végétations.

L'excitation, développée sur la totalité des divisions de l'un des pôles périphériques, s'oppose-t-elle à l'application du principe des attractions?

Faisons-nous d'abord une idée générale de l'action irritative, déployée sur la totalité d'un plateau. Toutes les fois que pour une cause quelconque, d'ailleurs, les propriétés vitales affluent davantage sur une surface, qu'elle soit cutanée, muqueuse, parenchymateuse, peu importe, elles s'y précipitent toujours aux dépens des appareils qui constituent le plateau opposé de la même sphère ganglionique; c'est ainsi que les affections du cœur paralysent, amaigrissent les organes constituant le pôle périphérique correspondant, et réciproquement les affections, tant de la charpente pectorale que des appendices, végètent aux dépens des organes du pôle intérieur; circonstance organique d'où s'élève l'indication de déposer les attractifs sur les ressorts du plateau opposé, afin de déterminer les propriétés vitales à reprendre leur embranchement anormal. Ce précepte est de rigueur lorsque l'excitation vitale a éclaté sur une ou sur la totalité des divisions d'un plateau intérieur. Dans le cas où elle se manifesterait sur l'un des plateaux extérieurs, il ne serait point prudent de la mettre en action, attendu que l'excitation intérieure élancerait d'une part l'irritation intérieure, et que d'autre part elle ne saurait être éliminée comme à la peau; nous en excepterons cependant les organes intérieurs destinés par la nature à éliminer, par leur sur-excitation, les causes morbides, tel que le foie; mais alors, comme nous l'avons déjà fait pressentir, il faut déterminer la sur-action par la réverbération cutanée.

PROPOSITION 132.

L'excitation, déployée sur les expansions destinées à l'élection attractive, présente une contre-indication à l'attraction du pôle périphérique.

PROPOSITION 133.

Lorsque par la voie anastomostique la végétation
morbide cutanée s'est élancée du plateau envahi primitivement aux plateaux limitrophes, on doit frapper, non-seulement sur les ressorts du plateau mus-
culo-périphéri-osseux correspondant au foyer primitif, mais aussi sur les plateaux correspondant aux
plateaux contigus à l'envahi.

Les applications émollientes directes, les bains de pieds à température élevée, favorisés des attracto-déplétifs, si l'irritation est
récente; des attractifs permanens, si elle est ancienne; dirigés
dans l'un et l'autre cas : telles sont les indications à remplir sur
les pôles opposés aux pôles dominans.

PROPOSITION 134.

Lorsque l'irritation existe aux confins des divisions des plateaux opposés des balanciers existans
sur le même plan organique, on doit frapper simultanément sur les élections de chacun des plateaux.

François Huot, de Saint-Julien, âgé de huit ans, portait depuis sa naissance à la tête de larges plaques, qui apparaissaient
tantôt à la partie antérieure, tantôt à la partie postérieure,

lorsqu'il contracta, l'hiver de 1830, étant à l'école, une irritation
pectoro-abdominale, qui s'annonça simultanément à la disparition des croûtes crâniennes.

Les parens ayant employé infructueusement pendant huit jours
différens sirops, ils se décidèrent à me le présenter. Le cuir chevelu, à cette époque, était entièrement dépourvu de boutons
choreux, dont il avait été le siége. La tête était par fois pesante; des appareils des sens l'œil accusait dans sa fonction des
traces de l'irritation délocalisée. Les systêmes pectoraux et abdominaux étaient le siége d'une action convulsive, qui était surtout
évidente dans les fonctions pulmo-cordiales; des appareils fixés au
pôle intérieur pelvi-appendixal, aucun n'offrait de caractère
anormal. En explorant la périphérie dans ses divers départemens, nous remarquâmes à la peau correspondante à l'épine un
bouton de même nature que celui du cuir chevelu, ayant le diamètre d'une noix. Ce bouton datait de plusieurs mois; depuis
le moment de son apparition, le petit malade n'avait pu se soutenir, marcher sans bâton. La jambe droite fléchissait légèrement
sur la cuisse dans le repos : toute la périphérie d'ailleurs était
sèche par fois.

Après avoir délimité les plateaux envahis, nous nous occupâmes des indications. Deux sangsues étant placées au centre de
chaque omoplate, ainsi qu'à la région hépatique, je prescrivis des
applications émollientes directes (cataplasmes de mie de pain cuite
dans le lait), et des bains de pieds, dont on ne devait utiliser
que l'action primitive. Quatre applications ayant été faites à deux
jours d'intervalle, je remplaçai les attracto-déplétifs par les attractifs permanens, dont l'indication se déduisait des résultats
attractifs. Les appareils commençaient, à la vérité, à beaucoup
mieux fonctionner; mais il existait encore de la vibrance, de
l'engorgement pulmonaire périodique; l'estomac commençait à
recouvrer sa fonction, quoique la douleur apparût sous forme
d'intermittence.

Désirant de maintenir l'excitation, tout en respectant la
colonne sanguine, je pratiquai au centre de chaque omoplate

deux cautères auxquels j'accordai de l'ambulance; après deux mois de traitement le bouton était entièrement éteint, les poumons fonctionnaient parfaitement, la digestion était complète. La jambe qui avait contracté une tendance à l'inflexion avait repris toute son énergie locomotrice.

PROPOSITON 135.

L'irritation délocalisée doit être attaquée au moment de son apparition par l'excitation déposée sur les attractions correspondantes aux divers départemens insurgés.

Mlle.***, d'Orgeux, était arrivée à l'âge de vingt ans sans être réglée. De quinze à dix-huit elle éprouva à tous les renouvellemens des douleurs qui, partant des épines iliaques antérieures, allaient s'éteindre à l'axe du bassin; toutes les fois que les douleurs s'éveillaient, elles allaient retentir au cœur, dont les contractions avaient commencé à manifester de l'anormalité, tant dans leur énergie que dans leur fréquence.

La malade ayant été refroidie en revenant de Dijon, éprouva un frisson qui disparut le lendemain. Ce fut à cette époque qu'elle s'aperçut de la simultanéité de la cessation des douleurs utérines et de la sur-activité des contractions cordiales.

De ce moment Mlle.*** sentit sa santé s'altérer de jour en jour jusqu'au moment où elle nous fit appeler. Les fonctions étant explorées d'après l'ordre des sympathies anormales, nous remarquâmes au plateau intérieur du balancier postéro-crâno-pectoro-appendixal (centre des irradiations), une sur-activité d'action évidente pour le cœur par les contractions qui, en se déployant, faisaient sauter les couvertures, repoussaient avec violence la main qui l'explorait. En traversant les cellules pulmonaires, le sang faisait éprouver à la malade la sensation du bouillonnement. Projetée avec violence dans les divers appareils, la colonne sanguine, en abordant la trame cérébrale, y déterminait des secousses convulsives. Toutes les nuits la malade éprouvait des rêves affreux qui faisaient redouter le sommeil. Le sang présentait périodiquement aux angles oculo-externes des stries sanguines, qui coïncidaient avec les phases lunaires. Des reports fréquens annonçaient que la fonction stomacale était enrayée par la sur-activité pulmonaire. En élevant les couvertures, la malade éprouvait un sentiment de contusion très-pénible; la transpiration était rare, difficile.

Les indications qui découlaient de cette analyse étaient, à la vérité, évidentes, mais difficiles à exécuter. Comment, en effet, tempérer directement un organe qui n'a aucune communication avec l'extérieur? comment s'opposer à l'éveil de la fonction, le stimulus provocateur étant constamment en contact avec la trame? La troisième, les attractifs, déployés sur les attractions, était donc la seule qui n'offrît point d'obstacles, la seule qui devait être prise en considération? Quinze sangues étant placées aux omoplates, je recommandai le repos. La malade m'ayant fait entrevoir l'impossibilité où la plaçaient ses occupations de le conserver, je n'insistai pas davantage.

Le surlendemain je trouvai la malade abattue, se plaignant beaucoup d'une douleur de tête qui absorbait toute son attention. Le cœur étant exploré, je trouvai les contractions normales, tant sous le rapport de l'intensité que sous celui de la fréquence ; les mouvemens d'inspiration et d'expiration s'exécutaient librement dans toute l'étendue de la poitrine ; les appareils n'offraient aucun caractère d'irritation.

Convaincu qu'en frappant sur les attractions correspondantes au foyer, j'éteindrais l'irritation encéphalique, je plaçai douze sangsues aux espaces sus-claviculaires qui firent tomber l'excitation ; le surlendemain il n'existait plus de douleurs de tête, plus de douleurs pectorales ; toutes les fonctions s'exerçaient normalement. Quinze jours après, les règles fluaient avec abondance. Depuis cinq ans que date le traitement, toutes les époques ont été régulières, et à aucune il ne s'est manifesté ni douleurs encéphaliques, ni douleurs pectorales.

PROPOSITION 136.

L'excitation déployée sur les appendices ne présente
point une contre-indication aux attractions périphériques; c'est ainsi que l'excitation étant brachiale,
l'attraction peut et doit être scapulaire, l'excitation
étant pédieuse, l'action doit être inguinale.

La nature fréquemment commet des anomalies dans ses projections : quelquefois l'un des pôles devient le réservoir des propriétés qui dans l'ordre normal sont dévolues au plateau opposé.
Cette considération organique se manifeste surtout lors de l'établissement des pôles, soit pelviens, soit thorachiques.

PROPOSITION 137.

L'excitation artificielle, développée sur le plateau
dont l'une des divisions est abouchée aux divisions
du pôle éréthisé, fréquemment déverse l'excitation
sur le plateau qui est devenu le siége de l'élection.

PROPOSITION 138.

Tandis que l'irritation éclate au poumon, elle peut
sévir simultanément aux mamelles; dans cette hypothèse l'attraction scapulaire doit être également
provoquée.

PROPOSITION 139.

La sur-activité des appareils abdominaux s'opposant à l'embranchement des propriétés vitales aux

divisions appendixales, on doit solliciter la puissance
attractive aux régions inguinales pelvi-appendixales.

La jeune Maire, âgée de trois ans, souffrait depuis le moment de sa naissance de la tête et du ventre. La mère, inquiète
de sa position, avait pris plusieurs consultations auprès des médecins qui jouissent dans cette ville de la considération publique.
Leurs diverses prescriptions n'avaient fait qu'aggraver sa position ;
le ventre se météorisa de plus en plus, les facultés intellectuelles
s'idiotisèrent. Après de tels insuccès, la mère avait pris la résolution de ne consulter aucun praticien. Tombée elle-même malade, Mme. Maire nous fit prier de nous rendre auprès d'elle.

En entrant, Mme. Maire nous dit : Voilà, monsieur, cette malheureuse enfant dont je vous ai parlé ; ayez donc la bonté de
l'examiner.

Ayant inspecté successivement chacune des divisions de chacun
des pôles des divers balanciers, je fus à même de signaler les centres d'irritation, ainsi que leurs rayonnemens.

Le ventre, principal point d'irritation, était balonné, comprimé légèrement sur les parties latérales ; l'oreille étant rap-
prochée, on entendait les gaz refluer, on apercevait des saillies
occasionées par le relief des matières pelotonnées. Afin de saisir
la corrélation des fonctions abdominales avec les fonctions appendixales correspondantes, je fis mettre l'enfant sur ses jambes.
A l'instant où les pieds abordèrent le sol, les jambes se fléchirent
sur les cuisses, les cuisses sur le ventre ; l'enfant cria beaucoup.

Persuadé que les accidens développés dans la cavité abdominale
était la conséquence de la sur-activité développée dans les appareils élaborateurs par suite de la répression expansive des propriétés aux appendices, je fis déshabiller la petite. Les jambes
étant à découvert, je fus frappé de leur maigreur ; la peau terne
était colée aux muscles : ceux-ci présentaient un plan uniforme à
leurs extrémités comme à leur centre. Après avoir exploré le balancier pelvi-appendixal, je dirigeai mon observation sur le médian. Le péritoine était extrêmement sensible ; le plus léger tact

faisait pousser à la malade des cris qui étaient accompagnés de
larmes. Les digestions étaient lentes, des résidus fréquens se décelaient par des gaz qui, en s'échappant par la bouche, faisaient
beaucoup souffrir la petite malade. Nous avons parlé de la nature
des matières : l'appétit diminuait beaucoup depuis quelques jours,
circonstance fonctionnelle qui se liait à l'enraiement des ressorts
élaborateurs ; les contractions du centre circulatoire étaient faibles et fréquentes ; cependant il n'existait point de frisson, point
de parouisme ; les molécules, soit sanguines, soit aériennes,
n'éprouvaient aucun obstacle à leur passage à travers des cellules
pulmonaires. La surface de la cage pectorale était cerclée, tant la
peau était adhérente au tissu sous-périphérique, tant les muscles
étaient affilés. Les appareils des sens présentaient les caractères
de l'anormalité ; les fonctions des départemens cérébraux étaient
engourdies : dans leurs traits se dessinait le caractère de l'idiotisme.

Afin de saisir les indications qu'offrait cette affection, nous
nous reportâmes au foyer primitif. Le balonnement abdominal,
la sensibilité péritonéale, la constipation succéda à la diarrhée ;
celle-ci à la constipation. La coïncidence de ces phénomènes,
émanés de l'excès de vitalité, coïncidant avec la paralysie des extrémités, nous crûmes bien comprendre la tendance de la nature
médicatrice, en établissant au pôle périphérique l'excitation destinée à contraindre les propriétés pelvi-appendixales à prendre
leur embranchement physiologique ; des centres attractifs furent
établis aux aines, après deux applications attracto-déplétives.
L'appétit le lendemain augmenta, le ventre se débalonna, les
fonctions intellectuelles s'éveillèrent, les contractions cordiales
augmentèrent d'intensité, diminuèrent de fréquence : la malade
se soutint quelques minutes. Le cinquième jour de leur action
et dixième des attracto-déplétifs, l'appétit continue d'être normal, la digestion parfaite ; l'enfant s'occupe des jeux de son âge ;
le ventre continue à diminuer, les matières moins bouletées, sont
plus fréquentes, les forces commencent à s'établir aux extrémités,
le volume des jambes s'accroît. Deux mois n'étaient pas écoulés,

que la petite Maire jouait avec les enfans de son âge ; ses jambes avaient acquis une telle force qu'elle descendait tous les escaliers (elle habitait au troisième) ; toutes les fonctions concouraient à l'équilibre parfait.

PROPOSITION 140.

Les glandes morbides, qu'elles soient pelviennes, qu'elles soient abdominales, rentrent dans l'ordre normal toutes les fois qu'elles sont soumises aux attractions correspondantes.

M.***, après avoir été deux mois en traitement à l'hôpital de Dijon, vint nous consulter pour une tumeur sus-pubienne qu'il portait depuis trois mois. Traité par les applications attracto-déplétives les plus rapprochées du foyer, c'est-à-dire d'après les principes de la médecine physiologique et les grands bains, M.*** ne s'étant aperçu d'aucune amélioration sensible, quitta l'hôpital pour venir nous consulter. A cette époque la tumeur faisait une saillie de la grosseur d'un œuf de pigeon. Le malade s'étant soumis aux attractions correspondantes, fut guéri radicalement en trois semaines.

PROPOSITION 141.

Les pertes utérines, si rebelles au procédé irrationnel du tamponnement, cèdent parfaitement aux attractions pelvi-appendixales.

Mme. ***, enceinte de son huitième enfant, éprouva du deuxième au troisième mois de sa grossesse une fausse couche (avortement), qui fut suivie d'une perte utérine extrêmement abondante, qui menaça les jours de la malade. Les attracto-déplétifs, les attractifs permanens arrêtèrent promptement les accidens.

Mme. ***, à l'extinction de la période menstruelle, eut une
perte muquoso-sanguinale, qui avait résisté à divers plans de traitement, lorsqu'elle fut soumise aux attractions correspondantes.
Six semaines de traitement, et Mme.*** était entièrement guérie.

PROPOSITION 142.

Les entorses, les plaies, les ulcères, les fractures
doivent également être soumises aux attractions correspondantes, favorisées par la compression directe.

Deux dames de Dijon qui portaient depuis fort long-temps des
entorses négligées (l'expression est reçue), éprouvèrent à l'instant de leur action comprimée un soulagement tellement remarquable, qu'après quinze jours de traitement la guérison fut complète.

PROPOSITION 143.

Les propriétés vitales étant, lors de l'excitation
périphérique, attirées, dirigées vers le pôle éliminateur, les fonctions des divers appareils intérieurs
doivent cesser leur fonction tout le temps que l'excitation éliminatrice tend à s'établir dans les parages de l'action périphérique des propriétés vitales.

De l'omission de ce principe fondamental en thérapeutique
s'élèvent tous les symptômes qui sont l'expression d'une fonction
avortée, tel que le balonnement stomacal; les gaz qui s'échappent d'autant plus douloureusement que les alimens ont été pris
à plus grande quantité, que l'appel périphérique a plus d'énergie.
Le retentissement de cet appareil de symptômes ne tarde pas
à soulever dans les départemens saisis par l'irritation un violent
orage qui va se réverbérer sur l'appareil digestif d'où part un
malaise affreux.

M.*** éprouvait une douleur rhumatismale extrémement aiguë au bras droit, qui avait son centre d'action aux attaches des
muscles qui composent la région anti-brachiale et l'apanevrose
occipito-temporale ; des sangsues placées à six heures du soir au
nombre de huit à l'attraction sus-claviculaire enlevèrent la douleur au moment de leur cramponnement : la main qui ne pouvait
atteindre les boutons de la culotte, après l'application des sangsues atteignait facilement la cravate.

Pressé par une faim violente qui s'était manifestée progressivement à la chute des accidens, l'appétit fut satisfait, le malade
mangea beaucoup, énormément, pour me servir de ses expressions. Un quart d'heure après l'ingestion le malade eut une envie
de vomir, des gaz s'échappèrent convulsivement, le ventre se ba-
lonna, l'irritation musculo-tendineuse sillonna et le bras et
l'avant-bras ; une agitation extrème brisa les forces du malade.
Le surlendemain cet orage n'était point encore calmé. Les attractifs permanens développés aux attractions pelviennes et scapulaires
ramenèrent le troisième jour l'équilibre.

PROPOSITION 144.

Les prédispositions aux torsions rachidiennes des
régions jugulaires pectorale, abdominale, pelvienne,
doivent être attaquées par les attractions scapulaires.

Un enfant de sept ans, né d'un père qui avait encore des traces
d'une affection écrouelleuse, qui s'était développée à la région
latérale droite du cou, était depuis sa naissance atteint de tumé-
factions qui apparaissaient dans le trajet des glandes lymphatiques, tantôt à la région latérale droite, tantôt à la région latérale gauche du cou. Cette ambulance se continua jusqu'à l'âge de
six ans, époque à laquelle il se plaignit constamment d'une douleur
qui occupait, d'après l'enfant, la direction de l'axe rachidien.

Dès l'instant que la douleur prit le caractère de fixité, les fonctions digestives présentèrent une altération notable, l'appétit se perdit, les alimens cessèrent d'être appelés. Apercevant l'irritation se cramponner, envahir de nouveaux départemens, sa mère le confia aux soins de MM. R........ et G......, qui établirent un cautère au bras doit, tandis qu'on employait à l'intérieur des anti-scorbutiques. Ce traitement, continué pendant trois mois, n'eut d'autres résultats que de détériorer les fonctions digestives; du moins c'est ce qui résulte de l'exposé qui nous a été présenté par sa mère. A l'époque où elle le soumit à notre investigation, la région temporale droite reposait sur l'épaule correspondante. Ayant saisi par son diamètre antéro-postérieur la tête, j'essayai de lui faire décrire un quart de cercle, afin de lui rendre sa direction naturelle. A l'instant où je l'ébranlai, l'enfant cria horriblement en portant ses mains sur les régions occipitales.

Interrogé sur les points souffrans, l'enfant nous accusa une douleur occipito-temporale qui s'expansait le long de la moëlle allongée; les départemens cérébraux antérieurs, ainsi que les organes des sens, offraient l'aspect de l'idiotisme; les appareils abdominaux fonctionnaient lentement, les excrétions étaient tardives, les extrémités chancelantes. Persuadé que les symptômes s'élevaient d'une affection de la moëlle, je dirigeai les attracto-déplétifs sur les attractions correspondantes, tout en conseillant au père de ramener sans cesse la tête dans la direction naturelle, de l'y maintenir le plus long-temps possible : après quatre applications de deux sangsues à chaque omoplate, nous substituâmes les attractifs permanens aux attracto-déplétifs qui détruisirent en un mois l'irritation rachidienne.

PROPOSITION 145.

C'est en s'élançant à son réveil sur les diverses divisions des pôles intérieurs que l'irritation appelle le flux vital général qui détermine le frisson ; c'est en déposant à l'instant du déploiement l'attraction sur les pôles correspondans aux pôles envahis, que la tourmente organique disparaît. Les bains généraux à haute température, favorisés des attracto-déplétifs, à l'instant de la cessation de leur action : tel est le texte de l'équilibre.

Une femme, âgée de 60 ans, fut conduite de Fontaine-Française à Dijon (sept lieues de distance) chez sa parente, par un froid extrême, atteinte d'une fièvre intermittente-tierce, qui fut traitée par le quinquina et ses préparations. J*** était à son arrivée expirante.

Le lendemain, étant appelé à lui donner des soins, je la trouvai enveloppée dans ses couvertures, sautant, cliquetant des dents. Tandis qu'elle employait tous ses efforts à se maintenir sur son séant (elle retombait toutes les fois qu'elle essayait de se soulever); elle me fit ainsi l'historique de son affection :

« Depuis long-temps j'éprouvais de l'altération, de la fadeur « à la bouche; à l'instant où je prenais quelques alimens, je « ressentais au creux de l'estomac une chaleur insupportable, du « balonnement, tant à l'estomac qu'aux intestins ; mes jambes me « soutenaient à peine. Un jour j'éprouvai, en me levant, un « étourdissement tellement violent, que je retombai sur mon lit. « Mon état s'étant empiré, je ressentis des frissons auxquels suc- « cédaient toujours une chaleur ardente qui cédait aux frissons; « l'appétit ayant cessé totalement, je pris la résolution de me « faire traiter par le médecin du village, qui essaya de me cou- « per ma fièvre par les bols. Ce traitement ne m'ayant pas sou- « lagé, j'obéis au désir de ma sœur. Le lendemain de l'accès, je « montai en voiture : le froid très-rigoureux m'avait transie, « malgré le grand nombre de couvertures dont j'étais enveloppée.»

Les fonctions étant explorées d'après l'ordre des relations morbides, je remontai à la source des phénomènes organiques, d'où j'inspectai les diverses fonctions.

Fonction stomacale. — L'appétit était éteint ; le jour des accès, lors de la réaction, une soif ardente dévorait la malade depuis son apparition jusqu'au frisson suivant qui durait plusieurs
heures. Le point pylorique constant acquérait de l'activité lors
de l'exacerbation.

La fonction hépatique, comme nous le verrons en parlant des
excrétoires, décelait dans ses produits la répulsion vitale, répulsion que nous fûmes également à même de signaler dans les
produits rénaux. Le cœur battait avec beaucoup de violence.
Les poumons s'engorgeaient rapidement ; un sentiment d'oppression s'élevait de toute la poitrine ; les appendices thorachiques,
comme les abdominales, étaient le siége d'un sentiment de contusion atroce. La bouche, fade dans sa totalité, offrait au centre
une plaque qui couvrait la base de la langue ; le pourtour était
rouge carbonné ; le rempart buccal, ainsi que le voile, était
desséché ; à l'union du bord supérieur des gencives aux dents,
on retrouvait l'enduit brunâtre que nous avons signalé. Les alimens, en traversant l'arrière-bouche, faisaient éprouver à la malade un sentiment extrêmement douloureux, qui était un peu
moins pénible lors de la rémittence. Les temporales, au moment
de la réaction, battaient avec violence, la tête commençait à
s'appesantir lors du frisson. La fonction des appareils des sens paraissait s'anéantir à chaque réveil irritatif.

Les indications ayant été comprises de la malade, je m'empressai de les lui tracer.

Le lendemain nous apprîmes que la malade avait été plongée
dans le bain à l'instant du flux, que dix minutes de son action
avaient suffi pour enrayer le frisson, que les sangsues placées sur
les attractions correspondantes aux foyers encéphalique, pulmo-
cordial et stomacal, s'étaient opposées à la réapparition des accès
précédens.

Encore trois bains et trois applications, et J*** était convalescente.

PROPOSITION 146.

L'excitation, long-temps ravivée dans les foyers, y domine tellement la trame, qu'elle ne peut plus réagir ; d'où résulte une désorganisation d'autant plus prompte qu'il existe davantage de foyers en érection. C'est ainsi que des fièvres lentes, succédant à des fièvres muqueuses, inflammatoires, etc. (nous n'approuvons point cette distinction), sont le prélude d'une désorganisation instante, désorganisation qui pourrait le plus fréquemment être enrayée si les thérapeutistes avaient recours aux attractifs.

Dans un village distant de deux lieues, nous avons été à même de mettre en activité ce grand principe. Le jeune Carrière portait depuis un an les fièvres. Traitées par le quinquina, elles étaient successivement passées du type intermittent au type continu ; du type continu au type intermittent, lorsqu'apparut tout-à-coup un épanchement dans tout le tissu sous-cutané. Soulevée, distendue dans ses diverses régions, la périphérie était transparente ; la face était déformée, les paupières œdémathisées s'opposaient à l'arrivée des rayons provocateurs de la fonction visuelle. L'enfant étant interrogé ne fit aucune réponse aux questions qui lui étaient adressées. Ses parens, l'ayant considéré comme mourant depuis deux jours, ne lui avaient donné aucun aliment.

L'état désespéré du malade me fit un peu réfléchir sur le parti que je devais prendre : tout bien considéré, je pris la résolution de réveiller l'excitation dans le plateau périphérique du balancier médian. La diminution aussi progressive que sensible des urines, des fèces, m'indiquait suffisamment que l'estomac, les glandes sécrétoires-rénales, hépathique, étaient enchaînées, et qu'il fallait en conséquence déterminer une violente détonation sur le pôle correspondant. Quatre centres attractifs étant établis avec la potasse, je me retirai en recommandant aux parens de le bien couvrir (il n'avait pour toute couverture qu'un mauvais drap, quoique le froid fût très-intense). Le lendemain j'appris à ma grande satisfaction qu'il s'était opéré un débord d'urines et de matières considérable pendant toute la nuit. Le malade ayant recouvré sa connaissance, je pus obtenir quelques réponses sur ses antécédens, qui me servirent à jalonner le plan de traitement qui lui fit atteindre la convalescence en trois semaines.

Voilà, MM. les homœopathes, l'un des nombreux résultats d'une méthode qui doit triompher de vos rêveries.

Un enfant de onze ans était au cinquième jour d'une fièvre ataxique, qui déjà était passée sur les limites adynamiques. Les facultés intellectuelles passaient alternativement d'un colapsus profond à une phrénésie violente, lorsque nous fûmes appelé. Le père, doué d'une grande intelligence, avait suivi avec une rare sagacité d'observation les progrès de l'affection, qui marchait rapidement à la désorganisation.

« Depuis long-temps mon enfant avait le ventre balonné ; dès « l'instant qu'il mangeait, il avait des renvois qui le fatiguaient « beaucoup ; ses matières étaient d'autant plus dures, qu'il « éprouvait davantage de fatigue aux cuisses ; l'appétit étant « tombé entièrement, il fut contraint d'abandonner le lit ; c'est « de ce moment qu'il a commencé à avoir une fièvre violente, « du délire.

« Quoique son état m'inquiétât beaucoup, j'ai toujours différé « de le faire voir, appréhendant qu'on ne lui donnât des bols ; « ils ont fait tant de mal dans ce village, que je ne les verrai em- « ployer qu'en tremblant. » Rassuré sur ses craintes, il me permit des applications de sangsues sur les attractions correspondantes aux foyers, applications dont l'indication se décelait au plateau antéro-crâno-jugulo-facial par l'excitation encéphalique, au plateau médian par la stomacale : celle du postéro-crâno-pectoro-appendixal étant considérée comme l'écho des précédentes , nous ne crûmes pas devoir nous en occuper. Le père , d'ailleurs , s'était prononcé sur la quantité de sangsues. Placées au réveil de l'excitation , les sangsues produisirent un tel changement, que le lendemain nous apprîmes que l'accès avait avorté. Les divisions qui étaient le siége du foyer primitif étaient cependant encore éréthisées; quelques rayons irritatifs étaient d'instant en instant projetés de la sphère ganglionique antéro-crâno-jugulo-faciale , tant aux appareils des sens qu'au cerveau. Les contractions du cœur étaient fortement déprimées; à peine le pouls était senti aux appendices tant abdominales que thorachiques. Les divisions du pôle médian avaient éprouvé une efficacité plus décidée, plus directe de l'action attractive. Le ventre, quoique encore balonné , était beaucoup moins saillant; le liquide épanché était moins considérable, les jambes étaient un peu moins tuméfiées ; les bourses présentaient davantage de volume , circonstance qui m'engagea à modifier le plan de traitement que j'avais adopté. Un nouveau département s'insurgeant sur une sphère ganglionique différente doit être combattu par une attraction nouvelle. Conséquent à ce précepte, je commandai des applications sur les attractions cérébrale antérieure, médiane et pelvi-appendixale. Les douleurs encéphaliques ayant cédé, je ne m'occupai plus que des stomaco-testiculaires, qui cédèrent aux attractifs permanens déployés sur les régions sus-inguinales.

PROPOSITION 147.

C'est en frappant les expansions nerveuses que les agens ambians éveillent le système érecteur; c'est par la transmission du moteur au système ganglionique que l'action est réfléchie au système artériel, de celui-ci au système nerveux.

L'action ambiante trop énergique, en volcani-

sant le système érecteur, détruit ses affinités ganglioniques; de là le tic douloureux. L'action ambiante, arrivée aux foyers ganglioniques, peut y
entretenir une incandescence, d'où apparaissent
les palpitations morbides développées au cœur ou
dans le trajet de ses embranchemens. Les varices
ne seraient-elles pas fréquemment la conséquence
d'une excitation enrayée dans la propagande organique.

PROPOSITION 148.

Il résulte des considérations pécédemment émises
que les tumeurs fongeuses, nées, développées au
sein des expansions artérielles, « tiennent à une
exubérance vitale », et toute exubérance vitale
étant le résultat d'une sur-excitation, et toute sur-
excitation tendant à dévier les fluides vitaux, on
doit, à l'instant du mouvement pulsatif, déposer
les attracto-déplétifs sur les attractions correspondantes au foyer.

Dans l'un des grands hôpitaux destinés à l'instruction, j'ai été
à même de suivre le développement d'une tumeur fongeuse, qui
avait pris naissance dans les muscles sus-claviculaires. Si nous
avions à donner nos soins à une telle affection, nous dévelop-
perions l'action attractive sur l'épaule opposée.

PROPOSITION 149.

L'origine des paralysies générales, des paralysies
partielles, est-elle analogique? Pourquoi les unes

cèdent-elles aux attractifs sus-claviculo-scapulaires ?
Pourquoi les autres réclament-elles les excitans directs les plus énergiques ?

La théorie des paralysies, comme tant d'autres affections, est encore dans l'enfance. Tant qu'on n'aura pas établi la corrélation de fonction entre le système cérébral et celui de la moëlle, on ne pourra avoir d'idée exacte sur le rôle qu'ils jouent dans le drame de la vie. D'innombrables productions ont été lancées dans le public depuis des siècles. Dans quelques-unes les auteurs se sont attachés à décrire les fonctions cérébrales, indépendamment des fonctions de la moëlle ; d'autres se sont occupés de la moëlle, négligeant le cerveau : enfin un troisième ordre d'investigateurs s'est créé une troisième voie d'observations (je veux parler des expérimenteurs modernes ; l'un d'eux a jeté un brillant éclat).

C'est par les faits qu'une théorie acquiert le caractère de la loi : toutes les fois qu'un agent a été employé un grand nombre de fois, et constamment avec succès, on en doit conclure que toutes les fois qu'ayant reçu une direction analogue, il sera employé dans des circonstances organiques identiques, il produira un pareil résultat.

Guénois, de Magny-Saint-Médard, était atteint d'une paralysie du bras droit, qui, depuis deux ans, était traitée par six médecins qui avaient tenté l'action d'agens très-divergens dans leur action. Dans l'impossibilité où Guénois se trouvait de se servir de son bras, il avait pris la résolution de garder un petit troupeau de la commune, occupation qui était insuffisante pour les besoins de sa famille. Voyant de jour en jour ses ressources diminuer, il fit de nouvelles tentatives auprès d'autres praticiens qui ne furent pas plus heureux. Dans mes tournées, ayant eu occasion de voir Guénois, je l'interrogeai sur les antécédens, tandis qu'il m'entretenait des chances d'un dixième traitement, que je lui assurai être favorable, et se rendit le lendemain pour être

soumis à une application moxale directe, qui fut suffisante
pour rendre la vigueur primitive au bras paralysé : tant il est
vrai que saisir l'indication est tout l'art du thérapeutiste.

PROPOSITION 150.

Les irritations générales, telles que la variole, la
rougeole, etc., après avoir végété pendant un certain temps, se concentrent sur une fraction très-
circonscrite de la périphérie ; et alors elles prennent
le caractère des touffes phlogistiques, désignées
sous les noms de fauroncle, d'autrac.

Lorsque l'irritation a été répercutée, ou qu'elle
ne s'est pas développée avec assez d'énergie pour être
éliminée, elle s'échappe de la périphérie pour fou-
droyer à l'instant de son apparition une ou plusieurs
des divisions du plateau correspondant. Dans le
premier comme dans le second cas, elle doit être
combattue par les attractifs dirigés sur les attractions
correspondantes.

Une jeune personne, âgée de sept ans, avait eu une petite vérole qui, dans son développement, avait été accompagnée d'accidens très-graves, qui paraissaient devoir compromettre son
existence, lorsqu'en disparaissant elle projetait simultanément
des stiles phlogistiques à la partie intérieure et supérieure de
la cuisse droite et à l'estomac, ainsi qu'aux départemens cérébraux antérieurs.

Les attractifs étant déployés sur les attractions correspondantes
au foyer pelvi-appendixal, médian et antéro-crâno-jugulo-facial,
triomphèrent en quinze jours des accidens.

Aujourd'hui nous avons été appelé à voir, à Chenôve, un enfant de cinq ans qui, à la suite de la disparition d'une petite vérole, a été atteinte de palpitations violentes qui ont été traitées à l'hôpital de Dijon par les vésicatoires dirigés sur le cœur, et le vin sucré.

PROPOSITION 151.

Une affection épouvantable dans sa marche, hideuse dans ses résultats, répand la terreur au sein des familles sur lesquelles elle implante ses suçoirs : tel est le caractère du chancre, qui ne s'éteint qu'avec la destruction de la trame, lorsqu'il n'est pas soumis aux attractions correspondantes.

M. Morisot éprouvait des douleurs atroces qui lui enlevaient le repos et le jour et la nuit, lorsqu'il vint nous consulter. Déjà la lèvre, qui en était le siège, était bleu-verdâtre parfois, lorsque nous commençâmes le traitement ; après six applications sus-claviculaires, M. Morisot n'éprouvait aucune douleur.

Depuis long-temps les observateurs ont remarqué sur la charpente organique l'influence de ces passions électriques qui, en se développant, attirent, absorbent l'aliment, le suc vital ; mais ce que l'on ignorait, ce que les travaux de l'illustre auteur de la crânologie ont dévoilé aux yeux étonnés, est le siège spécial de chaque fonction, dont l'action enfante les passions. Découverte brillante (1), dont son immortel génie a tiré des conséquences si importantes, qu'un préjugé aveugle, ennemi de cette philantropie qui a entraîné tous les savans de l'époque révolutionnaire vers un

_____

(1) De toutes les découvertes, celles qui honorent davantage le beau siècle qui vient de s'écouler sont incontestablement celles du docteur Gall. Pourquoi les gouvernemens du 19e siècle n'ont-ils pas interrogé cet oracle de la nature ? il leur aurait appris que ces malheureux, couverts de chaînes, languissant dans des demeures hideuses où des hôtes importuns viennent arracher la dernière des consolations qui est offerte à ces infortunés (celle d'oublier l'existence), sont victimes de leur organisation.

même but, celui de soulager l'humanité, pouvait seul en méconnaître les avantages.

La postérité le croira-t-elle? Des médecins, dont la sphère, à la
vérité étroite, dans laquelle circulent leurs idées, ne leur a pas
permis de s'élever à cette pensée d'où l'on découvre la vie s'en-
tretenant par l'harmonie des fonctions, s'éteignant par le défaut
d'équilibre, ont considéré ces résultats comme peu utiles à l'art
de guérir. Éloigné de leur pensée, nous les envisageons comme
un foyer où le thérapeutiste doit allumer son flambeau pour sortir
du labyrinthe de l'erreur.

Cette vérité va briller d'un nouvel éclat, par l'application que
nous allons faire à la cure des maladies; des idées heureuses,
bienfaisantes, du grand homme qui a osé lutter, triompher de
la tourbe de ces antagonistes de la vérité, qui puisent leurs alimens
à la source dégoûtante, infecte d'une misérable critique.

PROPOSITION 152.

En prenant en considération le résultat des fonctions cérébrales antérieures et postérieures en action,
l'émanation des expansions ganglioniques-artérielles
qui sillonnent leurs organes, on voit s'élever entre
elles une démarcation aussi importante en physiologie qu'en thérapeutique : démarcation qui permet
de les diviser en deux grandes catégories. Dans
la première se classent celles dont le développement
enfante ces actes qui font frémir d'effroi, attendris-
sent le cœur des ames sensibles; dans la seconde se
placent celles dont l'expérience conduit au bonheur.

L'avantage de cette distinction, loin d'être futile, comme
quelques praticiens superficiels semblent le penser, fournit d'importantes inductions thérapeutiques. Si les praticiens avaient di-

rigé davantage leur méditation sur ces considérations ; s'ils avaient parcouru d'un regard philosophique les recherches du docteur Gall, ces découvertes seraient devenues le patrimoine de la médecine ; que dis-je ? de l'humanité.

PROPOSITION 153.

En admettant que des diverses fonctions qui constituent le domaine intellectuel, les unes élèvent l'homme à la considération publique, tandis que les autres le déprécient, le plongent dans la condition la plus abjecte, on aperçoit de quelle importance il serait d'opérer une mutation qui transformât une tendance infortunée en une tendance de prospérité. C'est là précisément que commence la plus noble des obligations de l'art médical ; elle en est, en quelque sorte, la partie intellectuelle. Dégagée des erreurs de la métaphysique, elle en devient la philosophie.

La crânologie, considérée sous le rapport révulsif, n'a pas encore attiré suffisamment l'attention des praticiens, pour qu'on puisse prononcer sur quelle fonction on doit reporter l'excitation. La sympathie organique, en général, a besoin d'être recréée. Le génie de Bichat a trop accordé à celle des systèmes en particulier. Ce travail serait un des plus beaux, un des plus utiles qui aient jamais occupé l'esprit humain. En commençant par le cerveau, on considérerait l'influence de chacune de ces fonctions entre elles ; de celles-ci sur les viscérales : ces premières entre elles ; voilà la marche à suivre. C'était à l'homme de génie, qui a tout fait pour l'admirable crânologie, à remplir cette lacune. Hélas ! la parque ennemie a tranché le fil de ses jours éclatans de gloire ; pleurez, ô vous qu'un destin cruel a enchaînés dans leurs demeures affreuses dont ce philantrope éclairé vous eût arrachés.

Depuis long-temps, ayant dirigé notre méditation sur ce point important, nous avons été à même de recueillir plusieurs observations que nous allons soumettre à nos lecteurs, leur réservant la faculté d'en tirer les conséquences qu'il leur conviendra.

Déversement antérieur. — Le déversement des fonctions cérébrales postérieures s'exerçant sur les fonctions cérébrales antérieures, n'a été signalé par aucun praticien ; du moins, on n'en a pas encore publié le résultat. L'attention des praticiens a été peu impulsée dans cette direction ; on n'a jusqu'alors pensé qu'à la révulsion viscérale. C'est ainsi que l'histoire nous apprend que les philosophes qui se sont rendus fameux par leurs profondes méditations, tels que Cicéron, Voltaire, avaient une constitution sèche. Le témoignage de l'histoire vient également se prononcer pour l'influence des fonctions instinctives. En effet, elle nous apprend qu'en général les hommes qui ont été dévorés par l'ambition avaient les flancs très-concentrés. Cela se conçoit ; avant M. Gall on n'avait envisagé les fonctions cérébrales qu'*in globo.*

En nous occupant de la révulsion cérébrale d'après notre méthode, nous avons fait comprendre qu'il fallait reporter l'excitation sur les fonctions intellectuelles.

L'expérience justifie l'excellence de cette métode, comme nous allons le prouver par le fait intéressant que nous empruntons à une source respectable.

M. *** avait une demoiselle qui faisait son désespoir ; elle n'avait pas de jouissance plus vive, de bonheur plus grand que de tourmenter ce qui l'environnait. Long-temps elle exerça ses fureurs sur les domestiques, qui ne pouvaient supporter son abord. En leur absence, elle plumait les oiseaux vivans, et, semblable aux bourreaux de Régulus, elle les exposait à un brâsier ardent. Arrivée à cet âge heureux où la femme éprouve de nouveaux besoins, son atrocité s'exerça sur un théâtre plus vaste. Toujours à la trace des occasions qui pouvaient favoriser ses désirs, elle carressait les vœux de ses parens, dont la sollicitude active descendait à prévenir toutes ses volontés, pour obtenir la permission de sortir. Dans les rues, dans les promenades, elle

accordait un regard complaisant à tous les jeunes gens qui diri-
geaient leur attention sur elle. Son père, en qui elle avait beaucoup de confiance, s'étant aperçu qu'il y avait souvent autour de
sa maison des jeunes gens, manifesta sa surprise. Rassure-toi,
mon père, lui dit-elle, ta fille est vertueuse; je n'ai d'autre intention, en les attirant, que de les tourmenter.

M. *** joignait à une vaste érudition une aptitude rare à l'observation. S'étant aperçu que dans ses instans de calme sa demoiselle se livrait avec beaucoup d'assiduité à l'étude de l'histoire,
de la géographie, il lui parut qu'en favorisant ce goût, qu'en
éloignant d'elle tout ce qui pouvait rallumer sa malheureuse
passion, il la délivrerait de sa fâcheuse tendance. C'est à ce des-
sein que lui-même se proposa d'être son maître, de l'accompagner
dans toutes ses sorties, de la faire voyager. L'accomplissement
de ce projet réalisa ses plus chères espérances. Mademoiselle ***,
de retour de son voyage dans le Midi, éprouva un changement
tel, qu'on n'aperçut plus désormais dans sa conduite la plus
légère trace de ses égaremens.

Après avoir fait planer la révulsion sur les facultés intellectuelles, nous devons nous occuper de l'influence de celles-ci sur
les viscérales. Cette influence est-elle bien avérée? En nous prononçant pour l'affirmative, nous avons en notre faveur de nombreux faits. Les suivans sont relatifs à deux ordres de fonction.

Influence de la fonction nasale sur la faculté mémoratrice. —
Madame ***, actrice distinguée de la capitale, avait une faculté
mémoratrice tellement énergique, qu'elle ne faisait jamais que
deux fois la lecture de ses rôles, qu'elle récitait toujours avec
beaucoup d'assurance, comme, au mois de juin 1827, elle s'a-
perçut que sa mémoire avait perdu beaucoup de sa capacité. Cette
circonstance l'inquiéta beaucoup, attendu que, n'ayant pas eu le
bonheur d'être née de parens fortunés, elle n'avait d'autre perspective que sa profession. Tandis que je donnais des soins à son
mari, madame *** me fit part de ses alarmes. Je ne dissimulerai
point qu'à l'instant l'explication de ce phénomène me parut difficile. Cependant, persuadé dès-long-temps qu'il existait une

grande corrélation d'action entre les diverses fonctions cérébrales
et les fonctions, soit des sens, soit de la nutrition, soit de la reproduction, je devais utiliser cette circonstance pour en saisir les
rapports. Après avoir inspecté les fonctions stomacale, pulmonaire, reproductrices, je reconnus qu'elles s'exerçaient toutes
selon le phlegme normal : circonstance organique qui m'engagea à
diriger mon investigation sur celle des sens, persuadé que nous
retrouverions, dans l'accroissement de l'une d'elles, l'observation
de la fonction mémoratrice. Nous étant aperçu que madame ***
prenait beaucoup de tabac, nous nous informâmes de l'époque,
afin de savoir s'il n'existerait pas de coïncidence entre l'accroissement de l'activité de la muqueuse nasale et l'oblitération de la
fonction intellectuelle. Celle-ci nous ayant fourni une donnée
positive, nous n'hésitâmes pas d'obéir à l'indication qui fut bien
comprise de madame ***. Les fosses nasales étant privées de l'action attractive, nous engageâmes cette actrice à cultiver sa mémoire. Après un mois d'exercice, elle avait repris une partie de
son activité.

*Influence des fonctions instinctives sur les viscérales, et ré-
ciproquement.* — Celles-ci ont été notées par plusieurs physiologistes, et notamment par le divin Gall ; cependant nous éclai-
rerons les observations antérieurement recueillies par celles qui
nous sont propres.

J'ai donné mes soins à un jeune homme de vingt ans, d'une
constitution herculéenne, d'une idiosyncrasie hépatique, qui
avait eu antérieurement une inflammation de l'estomac, dont il
était entièrement rétabli. Etant rechuté fort long-temps après
(l'inflammation occupait le même organe), il me fit appeler.
Ayant trouvé la langue rouge à son extrémité, brune à son centre,
le pharynx ardent, la pression abdominale douloureuse, une
constipation opiniâtre (il y avait huit jours qu'il n'était allé sur la
selle), la respiration s'opérant par mouvement de totalité, les
facultés intellectuelles exaltées, je crus devoir insister sur un traitement très-actif. Un de mes amis qui avait été également consulté,
ne partageant pas mes opinions, alla de suite trouver un médecin

qui, de concert, pratiqua une saignée du bras qui ne produisit aucun soulagement. Sous l'influence de ce traitement l'inflammation s'expansa, la rougeur de la langue passa au rouge carboné ; la percussion, éclairée par l'auscultation, soit médiate, soit immédiate, fournit un son mat dans tout le côté droit ; le ventre se météorisa, et toujours pas de selles, les urines extrêmement troubles.

Cinquième visite. — Saignée attracto-déplétive aux jugulaires, léger soulagement peu durable.

Sixième visite. — M. *** étant arrivé le surlendemain au moment de l'exacerbation, engagea les amis du malade à prier madame sa mère de se rendre près de lui. Je m'y opposai fortement, ne doutant pas que la présence d'une mère qu'il adorait n'activât le travail inflammatoire. Le jour de l'arrivée de cette dame on fit venir un autre praticien qui, ayant vu le jeune homme, le trouva très-malade. Il conseilla sur la tête de l'eau à la glace, qui n'opéra aucun résultat. La présence de sa mère produisit un effet terrible ; l'état ataxique intermittent se changea en un état adynamique, intermittent, puis continu. Ce fut alors que se manifesta une tendance à obéir à l'action réfléchie du cervelet. Nous avons remarqué la même influence sur trois malades à la Charité, sous M. Lænnek.

FIN.

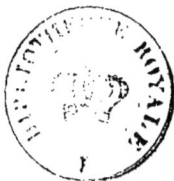

ERRATA.

Page 3, ligne 3, au lieu de : de fanal tout praticien, *lisez :* de fanal à tout praticien.

Page 8, ligne 13, au lieu de : végétaux ou animaux, *lisez :* des végétaux ou des animaux.

Page 18, ligne 17, au lieu de : ambulante, *lisez :* ambiante.

Page 19, ligne 34, au lieu de : lorsque l'ambiante, *lisez :* l'action ambiante.

Page 25, ligne 13, au lieu de : à ces ramifications, *lisez :* à ses ramifications.

Page 40, ligne 33, au lieu de : douleurs de dents. Comme, *lisez :* douleurs de dents comme.

Page 33, ligne 30, au lieu de : n'établissent-ils pas, *lisez :* n'établissent-elles pas.

Page 49, ligne 30, au lieu de : l'irritation de l'action des ramilles, *lisez :* de l'irritation des ramilles.

Page 51, ligne 19, au lieu de : les divisions inférieures, *lisez :* les divisions intérieures.

Page 64, ligne 16, au lieu de : s'exerçait normalement, *lisez :* s'exercer normalement.

Page 71, ligne 26, au lieu de : dans les appareils de rotation, *lisez :* de relation.

Page 77, ligne 13, au lieu de : qui lui sont propres, *lisez :* qui leur sont propres.

Page 86, ligne 18, au lieu de : suivent des élémentaires, *lisez :* suivent le trajet des fèces.

Page 98, ligne 13, au lieu de : l'oculaire palpébrale, *lisez :* l'oculo-palpébrale.

Page 99, ligne 9, au lieu de : et malaire, palatine, *lisez :* malaire et palatine.

Page 113, ligne 4, au lieu de : organe inflammatoire, *lisez :* orgasme inflammatoire.

Page 151, ligne 5, au lieu de : sans l'empire, *lisez :* sous l'empire.

Page 167, ligne 16, au lieu de : aux régions claviculaires, *lisez :* aux mentales.

Page 299, ligne 7, au lieu de : ayant été comptés, *lisez :* ayant été complets.

Page 300, ligne 24, au lieu de : l'empirisme, l'ignorance et sa sœur, *lisez :* l'empirisme et sa sœur l'ignorance.

Page 333, ligne 30. au lieu de : étant écarlates, *lisez :* étant écartées.

Page 354, ligne 9, au lieu de : aux jegumens, *lisez :* aux tégumens.

Page 369, ligne 2, au lieu de : des surfaces articulatoires, *lisez :* des surfaces articulaires.

Page 370, ligne 1, au lieu de : qui diminuait ses surfaces dorso-latérales au tiers de la jambe. Nous remarquâmes, *lisez :* qui diminuait sur les surfaces dorsales : au tiers inférieur de la jambe, nous remarquâmes.

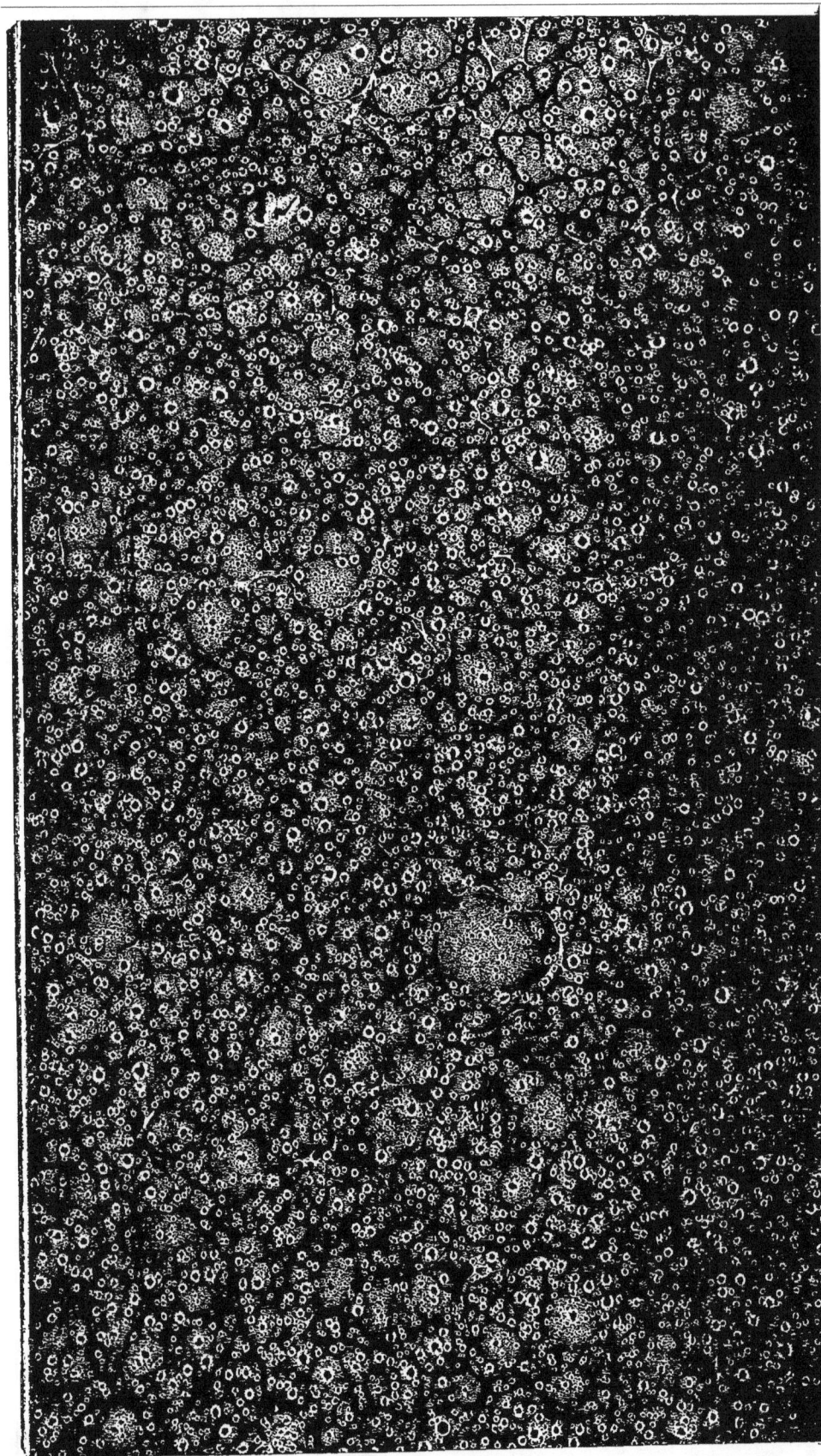

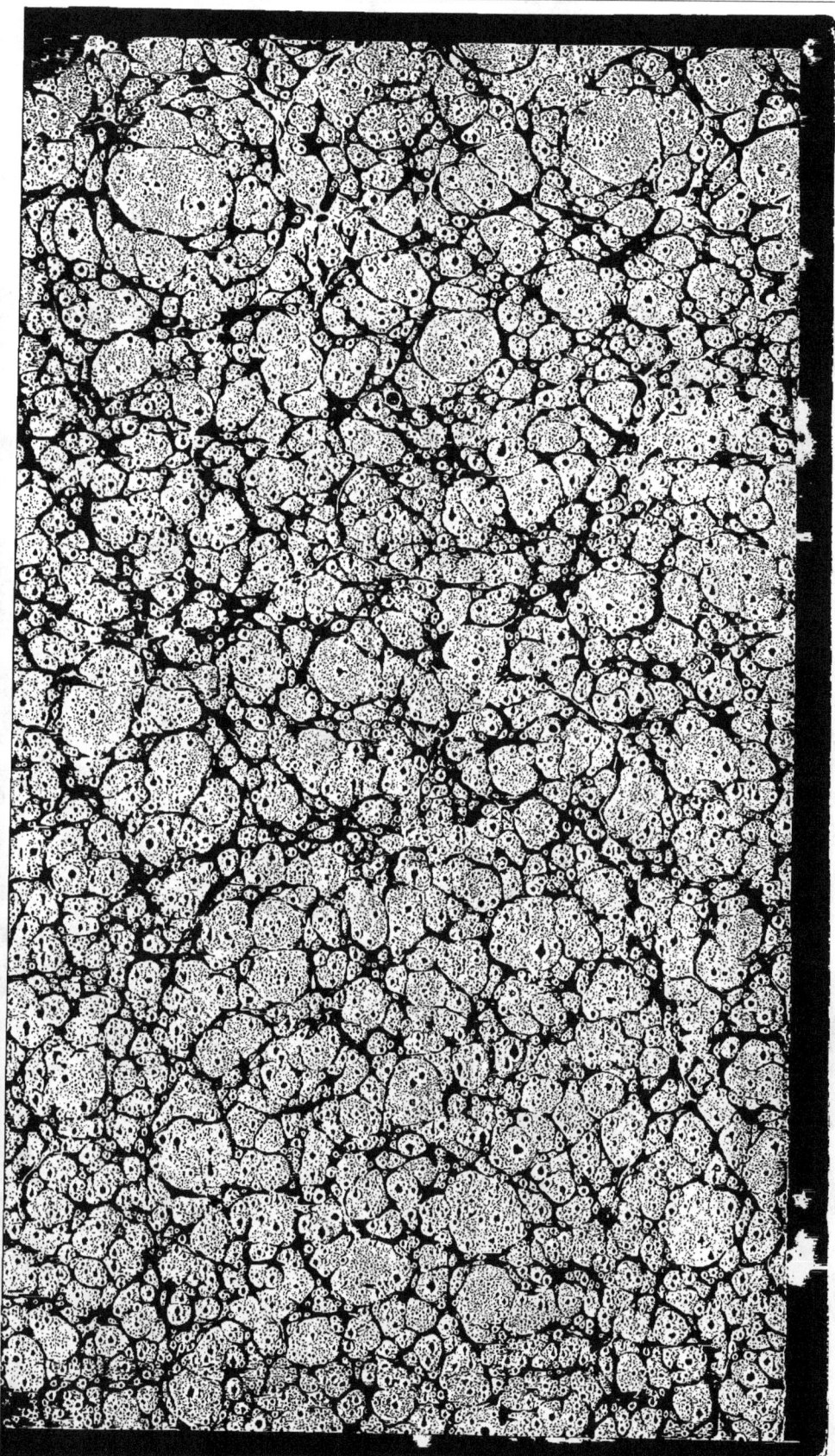

www.ingramcontent.com/pod-product-compliance
Lightning Source LLC
Chambersburg PA
CBHW060950220326
41599CB00023B/3665